现代神经内科疾病诊疗实践

XIANDAI SHENJING NEIKE JIBING ZHENLIAO SHIJIAN

主编 杨 芳 凌紫云 林勤郁

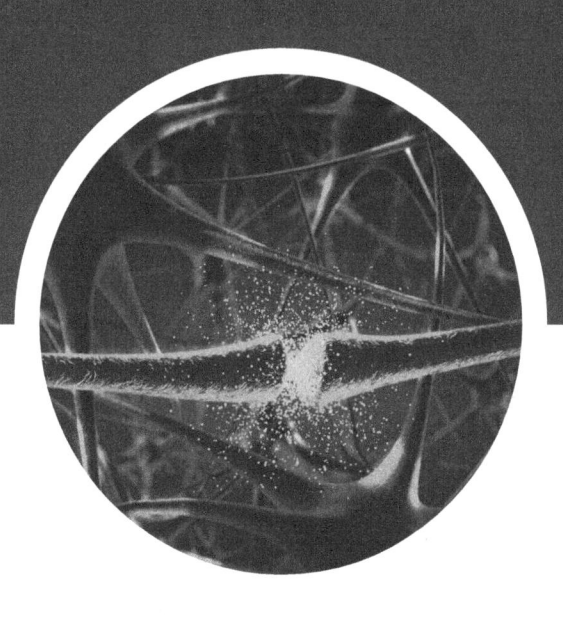

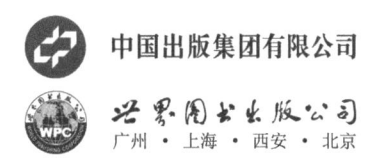

中国出版集团有限公司

世界图书出版公司
广州·上海·西安·北京

图书在版编目（CIP）数据

现代神经内科疾病诊疗实践 / 杨芳, 凌紫云, 林勤郁主编. -- 广州 : 世界图书出版广东有限公司, 2024. 8. -- ISBN 978-7-5232-1576-0

Ⅰ. R741

中国国家版本馆CIP数据核字第2024AX3973号

书　名	现代神经内科疾病诊疗实践
	XIANDAI SHENJING NEIKE JIBING ZHENLIAO SHIJIAN
主　编	杨　芳　凌紫云　林勤郁
责任编辑	刘　旭
责任技编	刘上锦
装帧设计	品雅传媒
出版发行	世界图书出版有限公司　世界图书出版广东有限公司
地　址	广州市海珠区新港西路大江冲25号
邮　编	510300
电　话	（020）84460408
网　址	http://www.gdst.com.cn
邮　箱	wpc_gdst@163.com
经　销	新华书店
印　刷	广州小明数码印刷有限公司
开　本	889 mm × 1 194 mm　1/16
印　张	14.5
字　数	420千字
版　次	2024年8月第1版　2024年8月第1次印刷
国际书号	ISBN 978-7-5232-1576-0
定　价	138.00元

版权所有　翻印必究

（如有印装错误，请与出版社联系）

咨询、投稿：（020）84460408　451765832@qq.com

前言

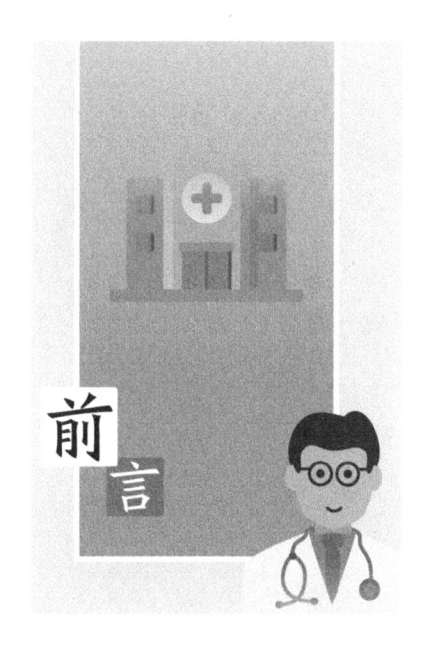

神经内科学是从内科学中派生的学科,是研究中枢神经系统及周围神经系统疾病的病因、发病机制、临床表现、诊断、治疗及预防的一门学科。神经内科疾病在临床多见各种疑难病症,发病率与现代社会的生活方式密切相关,并且对人体的健康危害极大,给患者带来很大痛苦与生活不便,是医学工作者应重点关注的疾病。近年来,随着医学的发展,各种诊疗手段不断丰富和进步,治疗药物不断涌现、更新,神经内科疾病治疗方法得到了极大的进步。为了适应当代医学发展突飞猛进的新形势,不断更新相关专业人员的理论知识和提高其诊疗水平,我们组织编写了本书。

本书内容强调临床实际应用,对神经内科常见病的病因、临床表现、辅助检查、诊断和治疗等内容进行了详细叙述,使读者能够对此类疾病有一个系统和全面的了解,同时又力求做到突出每种疾病的特点、培养诊断和治疗该类疾病的临床思维方法。本书共分10章,包含了神经内科疾病的检查、常见症状、神经系统变性疾病、脑血管疾病、神经系统感染性疾病、周围神经疾病、运动障碍性疾病、神经-肌肉接头和肌肉疾病、脊髓疾病以及中枢神经系统脱髓鞘疾病等内容。根据编者的擅长领域并结合相关临床经验及以往病例,每章选取了2~8种常见的神经内科疾病,从疾病的病理生理、病因、诊断及鉴别诊断到具体的治疗、预防方法等进行了详尽系统的论述。本书博采众长,内容专业性较强、重点突出、层次分明,对提高神经内科医师对疾病的诊治技术及培养其临床思维,可起到促进作用,可作神经内科医师进修和继续再教育的参考用书。

本书由多名临床一线专家共同编写,为使本书内容更加翔实、完善,编写时引用了国内外同仁的一些研究成果,在此表示感谢。书中若有疏漏之处,真诚地希望读者批评指正。

编 者

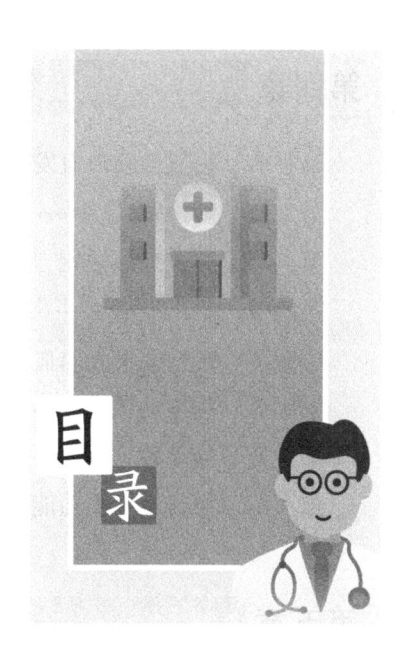

第一章 病史采集和体格检查

- 第一节 病史采集 1
- 第二节 体格检查 3

第二章 神经系统疾病的常见症状

- 第一节 眩晕 16
- 第二节 晕厥 19
- 第三节 耳鸣 21
- 第四节 瘫痪 22
- 第五节 共济失调 33
- 第六节 不自主运动 35
- 第七节 认知障碍 37
- 第八节 意识障碍 47

第三章 神经系统变性疾病

- 第一节 阿尔茨海默病 52
- 第二节 额颞叶痴呆 59
- 第三节 路易体病 64
- 第四节 多系统萎缩 67

I

第四章 脑血管疾病

- 第一节 短暂性脑缺血发作 …… 76
- 第二节 脑栓塞 …… 84
- 第三节 腔隙性脑梗死 …… 88
- 第四节 脑出血 …… 91
- 第五节 蛛网膜下腔出血 …… 100
- 第六节 颅内动脉瘤 …… 104
- 第七节 脑动静脉畸形 …… 106
- 第八节 血管性认知功能障碍 …… 108

第五章 神经系统感染性疾病

- 第一节 疱疹病毒性脑炎 …… 117
- 第二节 病毒性脑膜炎 …… 129
- 第三节 急性化脓性脑膜炎 …… 132
- 第四节 结核性脑膜炎 …… 136
- 第五节 中枢神经系统螺旋体感染性疾病 …… 141

第六章 周围神经疾病

- 第一节 脊神经疾病 …… 151
- 第二节 脑神经疾病 …… 168

第七章 运动障碍性疾病

- 第一节 帕金森病 …… 173
- 第二节 肝豆状核变性 …… 180
- 第三节 舞蹈症 …… 182

第八章 神经-肌肉接头和肌肉疾病

- 第一节 肌强直性肌病 …… 189
- 第二节 进行性肌营养不良 …… 191
- 第三节 重症肌无力 …… 195

第九章 脊髓疾病

第一节 急性脊髓炎 208
第二节 脊髓压迫症 210

第十章 中枢神经系统脱髓鞘疾病

第一节 多发性硬化 213
第二节 脑桥中央髓鞘溶解症 218

参考文献 222

第一章 病史采集和体格检查

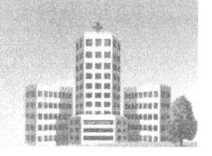

第一节 病史采集

一、意义和要求

(一) 意义

诊断疾病的基础是准确而完整地采集病史。起病情况、首发症状、病程经过和目前患者的临床状况等全面、完整的病情资料配合神经系统检查，基本上能初步判定病变性质和部位。进一步结合相关的辅助检查，运用学习的神经内科学知识能作出正确的诊断，并制订有效的治疗方案。

(二) 要求

遵循实事求是的原则，不能主观臆断、妄自揣度。要耐心、和蔼，避免暗示，注重启发。医生善于描述某些症状，分析其真正含义，如疼痛是否有麻木等。患者如有精神症状、意识障碍等不能叙述病史的情况，需知情者客观地提供详尽的病史。

二、现病史及重点询问内容

现病史是病史中最重要的部分，是对疾病进行临床分析和诊断的最重要途径。

(一) 现病史

1. 发病情况 如发病时间、起病急缓、病前明显致病因素和诱发因素。
2. 疾病过程 疾病过程即疾病进展和演变情况，如各种症状自出现到加重、恶化或缓解甚至消失的经过，症状加重或缓解的原因，症状出现的时间顺序、方式、性质，既往的诊治经过及疗效。
3. 起病急缓 起病急缓为病因诊断提供基本的信息，是定性诊断的重要线索，如急骤起病常提示血液循环障碍、急性中毒、急性炎症和外伤等；缓慢起病多为慢性炎症变性、肿瘤和发育异常性疾病等。
4. 疾病首发症状 疾病首发症状常提示病变的主要部位，为定位诊断提供了依据。
5. 疾病进展和演变情况 疾病进展和演变情况可提供正确治疗依据和判断预后。

(二) 重点询问内容

1. 头痛 头痛是指额部、顶部、颞部和枕部的疼痛，询问病史应注意的事项如下：
(1) 部位：全头痛或局部头痛。

— 1 —

（2）性质：如胀痛、隐痛、刺痛、跳痛、紧箍痛和割裂痛等。

（3）规律：发作性或持续性。

（4）持续时间和发作频率。

（5）发作诱因和缓解因素：与季节、气候、头位、体位、情绪、饮食、睡眠、疲劳等的关系。

（6）有无先兆：如恶心、呕吐等。

（7）有无伴发症状：如头晕、恶心、呕吐、面色潮红、苍白、视物不清、闪光、复视、畏光、耳鸣、失语、嗜睡、瘫痪、晕厥和昏迷等。

2. 疼痛　问询与头痛类似内容，注意疼痛与神经系统定位的关系，如放射性疼痛（如根痛）、局部性疼痛或扩散性疼痛（如牵涉痛）等。

3. 抽搐　问询患者的全部病程或询问了解抽搐发作全过程的目睹者。

（1）先兆或首发症状：发作前是否有如感觉异常、躯体麻木、视物模糊、闪光幻觉、耳鸣和怪味等，目击者是否确证患者有失神、瞪视、无意识言语或动作等。

（2）发作过程：局部性或全身性，阵挛性、强直性或不规则性，意识有无丧失，有无舌咬伤、口吐白沫及尿失禁等。

（3）发作后症状：有无睡眠障碍、头痛、情感变化、精神异常、全身酸痛和肢体瘫痪等，发作经过能否回忆。

（4）病程经过：如发病年龄，有无颅脑损伤、脑炎、脑膜炎、高热惊厥和寄生虫等病史；发作频率如何，发作前有无明显诱因，与饮食、情绪、疲劳、睡眠和月经等的关系；既往治疗经过及疗效等。

4. 瘫痪

（1）发生的急缓。

（2）瘫痪部位（单瘫、偏瘫、截瘫、四肢瘫或某些肌群）。

（3）性质（痉挛性或弛缓性）。

（4）进展情况（是否进展、速度及过程）。

（5）伴发症状（发热、疼痛、失语、感觉障碍、肌萎缩、抽搐或不自主运动）等。

5. 感觉障碍

（1）性质：痛觉、温度觉、触觉或深感觉缺失，完全性或分离性感觉缺失、感觉过敏、感觉过度等。

（2）范围：末梢性、后根性、脊髓横贯性、脊髓半离断性。

（3）发作过程。

（4）感觉异常：麻木、痒感、沉重感、针刺感、冷或热感、蚁走感、肿胀感、电击感和束带感等，其范围具有定位诊断价值。

6. 视力障碍

（1）视力减退程度或失明。

（2）视物不清是否有视野缺损、复视或眼球震颤；应询问复视的方向、实像与虚像的位置关系和距离。

7. 语言障碍　如发音障碍，言语表达、理解、阅读和书写能力降低或丧失等。

8. 睡眠障碍　如嗜睡、失眠（入睡困难、早醒、睡眠不实）和梦游等。

9. 脑神经障碍　如口眼歪斜、耳鸣、耳聋、眼震、眩晕、饮水呛咳、构音障碍等。

10. 精神障碍　如焦虑、抑郁、惊恐、紧张等神经症，偏执及其他精神异常等。

三、既往史

指患者既往的健康状况和疾病、外伤、手术、预防接种及过敏史等，神经系统疾病着重询问如下内容。

（一）感染

是否患过流行病、地方病或传染病，如脑膜炎、脑脓肿、脑炎、寄生虫病和上呼吸道感染、麻疹、腮腺炎或水痘等。

（二）外伤及手术

头部或脊柱有无外伤、手术史，有无骨折、抽搐、昏迷或瘫痪，有无后遗症状等。

（三）过敏及中毒

有无食物、药物过敏或中毒史，金属或化学毒物，如汞、苯、砷、锰、有机磷等接触或中毒史，有无放射性物质、工业粉尘接触或中毒史。

（四）内科疾病

有无高血压、糖尿病、动脉硬化、血液病、癌症、心脏病、大动脉炎和周围血管栓塞等病史。

四、个人史

详细了解患者的社会经历、职业及工作性质，个人的生长发育情况，母亲妊娠时的健康状况，生活习惯与嗜好（烟酒嗜好及用量、麻醉药的使用情况等），婚姻史，治疗史，饮食、睡眠的规律和质量，右利手、左利手或双利手等；妇女需询问月经史和生育史。

五、家族史

询问家族成员中有无患同样疾病，如进行性肌营养不良、癫痫、橄榄体脑桥小脑萎缩、遗传性共济失调、周期性瘫痪、肿瘤、偏头痛等。

（杨　芳）

第二节　体格检查

体格检查获得的体征是诊断疾病的重要临床依据。

一、一般检查

检查和评估患者的一般状况，如意识、精神状态、脑膜刺激征、头部、颈部、躯干和四肢等。

（一）意识状态

通常将意识障碍的清醒程度分为5级。

1. 嗜睡

（1）意识障碍：早期表现，较轻。

（2）临床特征：精神萎靡，表情淡漠，动作减少，持续地处于睡眠状态；能被大声唤醒、能正确回答简单问题及配合身体检查，但刺激停止后又进入睡眠。

2. 昏睡

（1）意识障碍：较嗜睡严重。

（2）临床特征：需较强烈疼痛刺激或高声喊叫方能唤醒，醒后表情茫然，虽能简单含混地回答问题，但不能配合身体检查，刺激一旦停止，旋即进入熟睡。

3. 浅昏迷

（1）意识障碍：抑制水平达到皮质，较昏睡严重。

（2）临床特征：患者意识丧失，对强烈疼痛刺激如压眶可有反应，但高声喊叫不能唤醒；无意识的自发动作较少；腹壁反射消失，但角膜反射、对光反射、咳嗽反射、吞咽反射、腱反射存在；生命体征无明显改变。

4. 中度昏迷

（1）意识障碍：抑制达到皮质下，较浅昏迷严重。

（2）临床特征：对强烈疼痛刺激无反应，四肢完全瘫痪；病理反射阳性，腱反射减弱，角膜反射、对光反射、咳嗽反射和吞咽反射减弱；呼吸和循环功能尚稳定。

5. 深昏迷

（1）意识障碍：抑制达到脑干，意识障碍程度最严重。

（2）临床特征：四肢弛缓性瘫痪；腱反射、病理反射均消失；眼球固定，瞳孔散大，角膜反射、对光反射、咳嗽反射和吞咽反射均消失；呼吸、循环和体温调节功能障碍。

（二）特殊意识障碍

（1）谵妄状态：此时不仅有意识障碍，而且有动作增加，患者定向力全部或部分丧失，思维零乱，对周围环境不能正确辨认。常有幻觉，多为视幻觉，亦可有前庭幻觉、听幻觉、触幻觉等。

（2）模糊状态：是一种特殊类型的意识障碍，临床表现较为复杂，主要表现为意识清晰度下降或意识范围缩小，有明显的精神运动性迟滞、反应迟钝等，多见于癫痫、器质性精神障碍（如颅脑损伤）或急性应激障碍等。

（三）精神状态

检查认知、意识、情感、行为等方面，如错觉、幻觉、妄想、情感淡漠和情绪不稳等；通过检查理解力、定向力、记忆力、判断力、计算力等，判定是否有智能障碍。

（四）脑膜刺激征

检查颈项强直、克尼格（Kernig）征、布鲁津斯基（Brudzinski）征等，脑膜刺激征常见于脑膜炎、脑炎、蛛网膜下腔出血、脑水肿及颅内压增高等情况，深昏迷时脑膜刺激征可消失。

检查方法包括以下几种：

1. 屈颈试验　不同程度的颈强表现、被动屈颈受限，应排除颈椎疾病方可确认为脑膜刺激征。

2. 克尼格征　仰卧位，检查者先将大腿与膝关节屈曲成直角，然后检查者由膝关节处试行伸直其小腿，若出现疼痛而伸直受限，大、小腿间夹角<135°，则称为克尼格征阳性。

颈项强直—克尼格征分离，即颈项强直阳性而克尼格征阴性，见于颅后窝占位性病变和小脑扁桃体疝。

3. 布鲁津斯基征　仰卧位，屈颈时出现双侧髋、膝部屈曲（颈部征）；叩击耻骨联合时双侧下肢屈曲和内收（耻骨联合征）；一侧下肢膝关节屈曲，检查者使该侧下肢向腹部屈曲，对侧下肢也发生屈曲（下肢征），皆为布鲁津斯基征阳性。

（五）头部

1. 头颅部

（1）视诊：观察头颅有无大头、小头畸形；外形是否对称，有无尖头、舟状头畸形，有无凹陷、肿块、手术切口、瘢痕等；透光试验对儿童脑积水常有诊断价值。

（2）触诊：头部有无压痛、触痛、隆起、凹陷，婴儿囟门是否饱满，颅缝有无分离等。

（3）叩诊：有无叩击痛，脑积水患儿弹击颅骨可有空瓮音（Macewen 征）。

（4）听诊：颅内血管畸形、血管瘤、大动脉部分阻塞时，在病灶上方可闻及血管杂音。

2. 面部　面部有无畸形、面肌萎缩或抽动、色素脱失或沉着等，脑面血管瘤病的面部可见血管色素斑痣，结节性硬化症的面部可见皮脂腺瘤。

3. 五官　眼部眼睑有无下垂，眼球有无外突或内陷，角膜有无溃疡，角膜缘有无黄绿色或棕黄色的色素沉积环（见于肝豆状核变性）等；口部有无唇裂、疱疹等；鼻部有无畸形、鼻窦区压痛等。

（六）颈部

双侧是否对称，有无颈项强直、疼痛、活动受限、姿态异常（如强迫头位、痉挛性斜颈）等；双侧颈动脉搏动是否对称。颅后窝肿瘤、颈椎病变可见强迫头位及颈部活动受限，颈项粗短，后发际低，颈部活动受限可见颅底凹陷症和颈椎融合症。

（七）躯干和四肢

检查脊柱、骨骼、四肢有无叩痛、压痛、畸形、强直等；肌肉有无萎缩、疼痛、握痛等。肌营养不良可见肌肉萎缩、翼状肩胛及腰椎前凸等；脊髓型共济失调和脊髓空洞症可见脊柱侧凸。

二、脑神经检查

（一）嗅神经（第Ⅰ对脑神经）

1. 有无主观嗅觉障碍　如嗅幻觉等。

2. 检查嗅觉障碍　患者闭目，闭塞一侧鼻孔，用牙膏或香烟等置于受检者的鼻孔，令其说出是何气味。醋酸、酒精和福尔马林等刺激三叉神经末梢，不能用于嗅觉检查；鼻腔如有炎症或阻塞时不做此检查。

3. 嗅觉减退或消失　嗅神经和鼻本身病变时出现嗅觉减退或消失。幻嗅见于嗅中枢病变。

（二）视神经（第Ⅱ对脑神经）

主要检查视力、视野和眼底。

1. 视力检查　分远视力和近视力，分别用国际远视力表或近视力表（读字片）进行检查。视力极其严重减退时，可用电筒检查光感，光感消失则为完全失明。

2. 视野检查　眼正视前方并固定不动时看到的空间范围称为视野。检查时分别测试双眼，正常人均可看到向内约 60°，向外 90°~100°，向上 50°~60°，向下 60°~75°，外下方视野最大。

视野检查法：可分为手动法和较为精确的视野计法。临床上常粗略地用手动法（对向法）加以测试，患者背光于检查者对面而坐，相距 60~100 cm。测试左眼时，患者以右手遮其右眼，以左眼注视检

— 5 —

查者的右眼，检查者以示指或其他视标在两人中间位置分别从上内、下内、上外和下外的周围向中央移动，直至患者看见为止，并与检查者本人的正常视野比较。

3. 眼底检查　无须散瞳，否则将影响瞳孔反射的观察。患者背光而坐，眼球正视前方。正常眼底的视神经盘呈圆形或椭圆形、边缘清楚、颜色淡红，生理凹陷清晰；动脉色鲜红，静脉色暗红，动静脉管径比例正常为2∶3。注意视盘的形态、大小、色泽、边缘等，视网膜血管有无动脉硬化、充血、狭窄、出血等，视网膜有无出血、渗出、色素沉着和剥离等。

（三）动眼神经、滑车神经和展神经（第Ⅲ、第Ⅳ、第Ⅵ对脑神经）

由于共同支配眼球运动，故可同时检查。

1. 外观检查　上眼睑是否下垂，睑裂是否对称，眼球是否前突或内陷，有无斜视、同向偏斜，以及有无眼球震颤。

2. 眼球运动　手动检查是最简便的眼球运动检查法，患者头面部不动，眼球随检查者的手指向各个方向移动；检查集合动作，注意眼球运动是否受限及受限的方向和程度，观察是否存在复视和眼球震颤。

3. 瞳孔检查　注意瞳孔的大小、形状、位置及是否对称。正常人瞳孔呈圆形、边缘整齐、位置居中，直径3~4 mm，直径<2 mm为瞳孔缩小，>5 mm为瞳孔扩大。

4. 瞳孔反射

（1）瞳孔对光反射：光线刺激瞳孔引起瞳孔收缩。直接对光反射是指光线刺激一侧瞳孔引起该侧瞳孔收缩；间接对光反射是指光线刺激一侧瞳孔引起该侧瞳孔收缩的同时，对侧瞳孔也收缩。如受检测的视神经损害，则直接及间接对光反射均迟钝或消失。

（2）调节反射：两眼注视远处物体时，突然注视近处物体引起两眼会聚、瞳孔缩小的反射。

（四）三叉神经（第Ⅴ对脑神经）

三叉神经属于混合神经。

1. 感觉功能　分别采用圆头针（痛觉）、棉签（触觉）及盛有冷热水（温觉）的试管检测面部三叉神经分布区域的皮肤，进行内外侧和左右两侧对比。面部呈葱皮样分离性感觉障碍为中枢性（节段性）病变；病变区各种感觉均缺失为周围性感觉障碍。

2. 运动功能　患者用力做咀嚼动作时，检查者以双手压紧颞肌、咬肌，感知其紧张程度，观察是否肌无力、萎缩及是否对称等。然后嘱患者张口，以上、下门齿中缝为标准判断其有无偏斜，如一侧翼肌瘫痪时，下颌则偏向患侧。

3. 反射

（1）角膜反射：将棉絮捻成细束，轻触角膜外缘，正常表现为双侧的瞬目动作。直接角膜反射是指受试侧的瞬目动作发生；间接角膜反射为受试对侧发生瞬目动作。

角膜反射径路：角膜→三叉神经眼支→三叉神经感觉主核→双侧面神经核→面神经→眼轮匝肌；如受试侧三叉神经麻痹，则双侧角膜反射消失，健侧受试仍可引起双侧角膜反射。

（2）下颌反射：患者略张口，叩诊锤轻轻叩击放在其下颌中央的检查者的拇指，引起下颌上提现象，脑干的上运动神经元病变时呈增强表现。

（五）面神经（第Ⅶ对脑神经）

面神经属于混合神经，主要支配面部表情肌的运动和舌前2/3的味觉。

1. 运动功能　注意额纹、眼裂、鼻唇沟和口角是否对称及有无瘫痪，嘱患者做皱额、皱眉、瞬目、示齿、鼓腮和吹哨等动作。一侧中枢性面神经瘫痪时引起对侧下半面部表情肌瘫痪；一侧周围性面神经麻痹则引起同侧面部的所有表情肌瘫痪。

2. 味觉检查　以棉签蘸取少量食盐、食糖等溶液，嘱患者伸舌，涂于舌前部的一侧，识别后用手指出事先写在纸上的甜、咸等字，其间不能讲话、不能缩舌、不能吞咽。每次试过1种溶液后，需用温水漱口，并分别检查舌的两侧以对照。

（六）前庭蜗神经（第Ⅷ对脑神经）

前庭蜗神经包括蜗神经和前庭神经。

1. 蜗神经　蜗神经是传导听觉的神经，损害时出现耳鸣和耳聋。使用表声或音叉进行检查，声音由远及近，测量患者单耳时（另侧塞住），辨别能够听到声音的距离；再同另一侧耳相比较，并和检查者比较。如使用电测听计进行检测可获得准确的资料。

传导性耳聋主要是指低频音的气导被损害，感音性耳聋主要是指高频音的气导和骨导均下降，通过音叉进行林纳（Rinne）试验和韦伯（Weber）试验鉴别传导性耳聋和感音性耳聋。

（1）Rinne试验（骨导、气导比较试验）：将震动音叉（128 Hz）置于患者一侧后乳突上测其骨导听力，当不能听到声音后记录下时间，然后将音叉置于该侧耳旁测其气导听力，直至患者听不到声音为止记录下时间，再测另一侧。正常时气导时间约为骨导的2倍，Rinne试验阳性即感音性耳聋时，气导时间长于骨导；Rinne试验阴性即传导性耳聋时，骨导时间长于气导。

（2）Weber试验（双侧骨导比较试验）：放置震动的音叉于患者的颅顶正中，正常时感觉音位于正中。Weber试验阳性即传导性耳聋时声响偏于病侧；Weber试验阴性即感音性耳聋时声响偏于健侧。传导性耳聋与感音性耳聋的音叉试验结果见表1-1。

表1-1　传导性耳聋与感音性耳聋的音叉试验结果

音叉试验	正常耳	传导性耳聋	感音性耳聋
Rinne试验	气导>骨导	骨导>气导	气导>骨导（两者均缩短或消失）
Weber试验	居中	偏患侧	偏健侧

2. 前庭神经　前庭神经损害时眩晕、眼球震颤、平衡障碍、呕吐等出现。

注意观察有无自发性症状，前庭功能还可通过诱发试验观察诱发的眼震加以判定，常用的诱发试验有以下2种。

（1）温度刺激试验：用热水或冷水灌注外耳道，引起两侧前庭神经核接受冲动的不平衡即产生眼球震颤。测试时患者仰卧，头部抬起30°，灌注冷水时眼球震颤的快相向对侧，热水时眼球震颤的快相向同侧；正常时眼球震颤持续1.5~2秒，前庭受损时该反应减弱或消失。

（2）转椅试验（加速刺激试验）：患者坐在旋转椅上，闭目，头前屈80°，快速向一侧旋转后突然停止，然后让患者睁眼注视远处。正常时快相与旋转方向一致的眼震，持续大约30秒，<15秒时提示有前庭功能障碍。

（七）舌咽神经、迷走神经（第Ⅸ、第Ⅹ对脑神经）

二者的解剖和功能关系密切，常同时受累，故常同时检查。

1. 运动功能检查　观察说话有无鼻音或声音嘶哑、失声，询问有无吞咽困难、饮水呛咳等，观察悬雍垂是否居中，双侧腭咽弓是否对称；嘱患者发"啊"音，观察双侧软腭抬举是否一致，悬雍垂是

— 7 —

否偏斜等。

一侧麻痹时，患侧腭咽弓低垂，软腭不能上提，悬雍垂偏向健侧；双侧麻痹时，悬雍垂仍居中，但双侧软腭抬举受限甚至完全不能抬举。

2. 感觉功能检查　用压舌板或棉签轻触两侧软腭或咽后壁，观察感觉情况。

3. 味觉检查　舌后 1/3 味觉由舌咽神经支配，检查方法同面神经味觉。

4. 反射检查

（1）咽反射：张口，用压舌板分别轻触两侧咽后壁，正常时咽部肌肉收缩和舌后缩出现，伴有恶心等反应。

（2）眼心反射：该反射由三叉神经眼支传入，迷走神经心神经支传出。迷走神经功能亢进者此反射加强（脉搏减少 12 次以上），迷走神经麻痹者此反射减退或缺失，交感神经亢进者脉搏不减慢甚至加快（称为倒错反应）。检查方法，检查者使用示指和中指对双侧眼球逐渐施加压力，20~30 秒，正常人脉搏减少 10~12 次/分。

（3）颈动脉窦反射：一侧颈总动脉分叉处被检查者以示指和中指按压可使心率减慢，此反射由舌咽神经传入，由迷走神经传出。按压部分患者如颈动脉窦过敏者时，引起心率过缓、血压降低、晕厥甚至昏迷，须谨慎行之。

（八）副神经（第Ⅺ对脑神经）

检查方法：检查者加以阻力让患者向两侧分别做转颈动作，比较两侧胸锁乳突肌收缩时的坚实程度和轮廓。斜方肌的功能是将枕部向同侧倾斜，抬肩和旋肩并协助臂部的上抬，双侧收缩时导致头部后仰，故检查时在耸肩或头部向一侧后仰时加以阻力。

损害一侧副神经时同侧胸锁乳突肌及斜方肌萎缩、垂肩和斜颈，患侧无力或不能耸肩及向健侧转颈。

（九）舌下神经（第Ⅻ对脑神经）

观察舌在口腔内的位置及形态；嘱患者伸舌，观察有无歪斜、舌肌萎缩和舌肌颤动。

一侧舌下神经麻痹时，伸舌向患侧偏斜；核下性损害时，患侧舌肌萎缩；核性损害见明显的肌束颤动，核上性损害则伸舌向健侧偏斜；双侧舌下神经麻痹时，伸舌受限或无法伸舌。

三、运动系统检查

运动系统检查包括肌营养、肌力、肌张力、不自主运动、共济运动、姿势及步态等。

（一）肌营养

观察和比较双侧对称部位的肌肉外形及体积，及时发现肌萎缩及假性肥大。下运动神经元损害及肌肉疾病时可发生肌萎缩；进行性肌营养不良的假肥大型时，腓肠肌和三角肌多见假性肥大即肌肉外观肥大，触之坚硬，力量减弱。

（二）肌张力

肌张力指在肌肉松弛状态下，做被动运动时检查者所遇到的阻力。

静止肌张力指患者静止状态下的肌肉力量。用手握其肌肉观察其紧张程度，肌肉柔软弛缓为肌张力低，肌肉较硬为肌张力高。用叩诊锤轻敲受检肌肉听其声音，声调低沉则肌张力低，声调高而脆则肌张力高。手持患者的肢体做被动屈伸运动并感受其阻力，阻力减低或消失、关节活动范围较大为肌张力降低；阻力增加、关节活动范围缩小则为肌张力增高。轻微的肌张力改变可用辅助方法如头部下坠试验、肢体下坠试验和下肢摆动试验等检查。

肌张力减低：见于下运动神经元病变、小脑病变及肌源性病变。

肌张力增高：见于锥体束病变和锥体外系病变。锥体束病变表现为痉挛性肌张力增高，即上肢屈肌及下肢的伸肌肌张力增高明显，开始做被动运动时阻力较大，然后迅速减小，称为折刀样肌张力增高。锥体外系病变表现为强直性肌张力增高，即伸肌和屈肌的肌张力均增高，做被动运动时向各个方向的阻力呈均匀一致，称为铅管样肌张力增高（不伴震颤），如伴有震颤则出现规律而断续的停顿，称为齿轮样肌张力增高。

（三）肌力

肌力是指肢体随意运动时肌肉收缩的力量。

1. 上运动神经元病变及多发性周围神经损害　瘫痪呈肌群性分布，可对肌群进行检查，以关节为中心检查肌群的屈、伸、外展、内收、旋前、旋后等。

2. 周围神经损害和脊髓前角病变　瘫痪呈节段性分布，分别检查单块肌肉。检查者施予阻力，肌肉做相应的收缩运动，或患者用力维持某一姿势，检查者用力使其改变，以判断肌力。

3. 肌力分级　神经内科学采用 0~5 级的 6 级记录法。

0 级：完全瘫痪。

1 级：肢体肌肉可收缩，但不能产生动作。

2 级：肢体能在床面上移动，但不能抬起，即不能抵抗自身重力。

3 级：肢体能离开床面，能抵抗重力。但不能抵抗阻力。

4 级：肢体能做抗阻力的动作，但未达到正常。

5 级：正常肌力。

4. 检查肌群的肌力　指关节、腕关节、肘关节、膝关节的屈、伸功能；肩关节的内收、外展功能；髋关节的屈、伸、内收、外展功能；趾关节、踝关节的背屈、跖屈功能；颈部的后仰、前屈功能；检查躯干的肌肉可嘱患者仰卧位抬头并抵抗检查者的阻力，观察其腹肌收缩力；或俯卧位抬头，检查其脊旁肌收缩力。

5. 主要肌肉的肌力检查

主要肌肉的肌力检查方法见表 1-2。

表 1-2　主要肌肉的肌力检查方法

肌肉	节段	神经	功能	检查方法
三角肌	$C_{5~6}$	腋	上臂外展	上臂水平外展位，检查者将肘部向下压
肱二头肌	$C_{5~6}$	肌皮	前臂屈曲、旋后	屈肘并使旋后，检查者加阻力
肱桡肌	$C_{5~6}$	桡	前臂屈曲、旋前	前臂旋前，之后屈肘，检查者加阻力
肱三头肌	$C_{7~8}$	桡	前臂伸直	肘部做伸直动作，检查者加阻力
腕伸肌	$C_{6~8}$	桡	腕背屈、外展、内收	检查者自手背桡侧或尺侧加阻力
腕屈肌	$C_7~T_1$	正中、尺	屈腕、外展、内收	检查者自手掌桡侧或尺侧加阻力
指总伸肌	$C_{6~8}$	桡	2~5 指掌指关节伸直	屈曲末指节和中指节后，检查者在近端指节处加压
拇伸肌	$C_{7~8}$	桡	拇指关节伸直	伸拇指，检查者加阻力

续 表

肌肉	节段	神经	功能	检查方法
拇屈肌	$C_7 \sim T_1$	正中、尺	拇指关节屈曲	屈拇指,检查者加阻力
指屈肌	$C_7 \sim T_1$	正中、尺	指关节屈曲	屈指,检查者于指节处上抬
桡侧腕屈肌	$C_{6\sim7}$	正中	腕骨屈曲和外展	指部松弛,腕部屈曲,检查者在手掌桡侧加压
尺侧腕屈肌	$C_7 \sim T_1$	尺	腕骨屈曲和内收	指部松弛,腕部屈曲,检查者在手掌尺侧加压
髂腰肌	$L_{2\sim4}$	腰丛、股	髋关节屈曲	屈髋屈膝,检查者加阻力
股四头肌	$L_{2\sim4}$	股	膝部伸直	伸膝,检查者加阻力
股内收肌	$L_{2\sim5}$	闭孔、坐骨	股部内收	仰卧,下肢伸直,两膝并拢,检查者分开之
股展肌	$L_4 \sim S_1$	臀上	股部外展并内旋	仰卧,下肢伸直,两膝外展,检查者加阻力
股二头肌	$L_4 \sim S_2$	坐骨	膝部屈曲	俯卧,维持膝部屈曲,检查者加阻力
臀大肌	$L_5 \sim S_2$	臀下	髋部伸直并外展	仰卧,膝部屈曲90°,将膝部抬起,检查者加阻力
胫前肌	$L_{4\sim5}$	腓深	足部背屈	足部背屈,检查者加阻力
腓肠肌	$L_5 \sim S_2$	胫	足部跖屈	膝部伸直,跖屈足部,检查者加阻力
姆伸肌	$L_4 \sim S_1$	腓深	姆趾伸直和足部背屈	姆趾背屈,检查者加阻力
姆屈肌	$L_5 \sim S_2$	胫	姆趾跖屈	姆趾跖屈,检查者加阻力
趾伸肌	$L_4 \sim S_1$	腓深	足2~5趾背屈	伸直足趾,检查者加阻力
趾屈肌	$L_5 \sim S_2$	胫	足趾跖屈	跖屈足趾,检查者加阻力

6.常用的轻瘫检查法

(1)上肢平伸试验:患者手心向下,平伸上肢,数分钟后轻瘫侧上肢逐渐下垂而低于健侧,同时轻瘫侧自然旋前,掌心向外,故也称手旋前试验。

(2)巴利(Barre)分指试验:患者两手相对,伸直五指并分开,数秒钟后轻瘫侧手指逐渐并拢和屈曲。

(3)轻偏瘫侧小指征:手心向下,双上肢平举,轻瘫侧小指轻度外展。

(4)Jackson征:患者仰卧,两腿伸直,轻瘫侧下肢呈外展外旋位。

(5)下肢轻瘫试验:患者仰卧,将两下肢膝、髋关节均屈曲成直角,数秒钟后轻瘫侧下肢逐渐下落。

(四)不自主运动

观察患者是否存在不自主的异常动作,如震颤(静止性、姿势性、动作性)、舞蹈样动作、肌束颤动、肌阵挛、颤搐、手足徐动等,注意出现的部位、范围、规律、程度,其与情绪、动作、饮酒、寒冷等的关系,注意询问家族史和遗传史。

(五)共济运动

观察日常活动,如吃饭、取物、书写、穿衣、系扣、讲话、站立及步态等,因瘫痪、不自主动作和肌张力增高也可导致随意动作障碍,故应先予排除然后检查。

1.指鼻试验 嘱患者上肢伸直,用示指指尖以不同速度和方向反复触及自己的鼻尖,比较睁眼闭眼,比较左右两侧。共济运动障碍时,动作笨拙,越接近目标时,动作越迟缓和(或)手指出现运动性震颤(意向性震颤),指鼻不准,常超过目标或未及目标即停止(辨距不良)。感觉性共济失调者睁眼做此试验时正常或仅有轻微障碍,闭眼时则明显异常。

2. 对指试验 患者上肢向前伸直，用示指指尖指向检查者伸出的示指，进行睁眼、闭眼对比，左右两侧对比。正常人睁眼、闭眼相差不超过 5 cm；小脑性共济失调者患侧上肢常向患侧偏斜；感觉性共济失调者睁眼时尚可，闭眼时偏斜较大，但无固定的偏斜方向；前庭性共济失调者两侧上肢均向患侧偏斜。

3. 轮替试验 嘱患者反复做快速的重复性动作，如前臂的内旋和外旋，或足趾反复叩击地面，或一侧手掌、手背快速交替连续拍打对侧手掌等。共济失调者动作不协调、笨拙、快慢不一，称为轮替运动不能。

4. 跟—膝—胫试验 分 3 个步骤完成该试验：仰卧，伸直抬起一侧下肢；然后将足跟置于对侧下肢的膝盖下方；接着足跟沿胫骨前缘直线下移。小脑性共济失调者抬腿触膝时出现辨距不良和意向性震颤，向下移时常摇晃不稳；感觉性共济失调者闭眼时常难以寻到膝盖。

5. 反跳试验 患者用力屈肘，检查者用力握其腕部使其伸直，然后突然松手。小脑性共济失调者因不能正常控制拮抗肌和主动肌的收缩时限和幅度，使拮抗肌的拮抗作用减弱，在突然松手时，屈曲的前臂可反击到自己的身体，称反跳试验阳性。

6. 闭目难立（Romberg）征 嘱患者双足并拢站立，双手向前平伸，然后闭目。共济失调者摇摆不稳或倾斜。

（1）后索病变：睁眼站立较稳，闭眼时不稳，即通常的 Romberg 征阳性。

（2）小脑病变：睁眼闭眼均不稳，闭眼更明显，蚓部病变时易向后倾倒，小脑半球病变向患侧倾倒。

（3）前庭迷路病变：闭眼后身体不立即摇晃或倾倒，经过一段时间后出现身体摇晃，身体多两侧倾倒，摇晃的程度逐渐加强。

7. 无撑坐起试验 嘱患者仰卧，不用手臂支撑而试行坐起时。正常人躯干屈曲同时下肢下压；小脑性共济失调者髋部和躯干同时屈曲，双下肢抬离床面，坐起困难，称为联合屈曲征。

（六）姿势及步态

1. 痉挛性偏瘫步态
（1）特征：患侧上肢旋前、内收，肘、腕、指关节屈曲，下肢伸直、外旋，足尖着地，行走时患侧上肢的协同摆动动作消失，患侧骨盆抬高，呈向外的划圈样步态。
（2）常见疾病：急性脑血管病后遗症。

2. 痉挛性截瘫步态
（1）特征：肌张力增高，引起双下肢强直内收，行走时呈交叉到对侧的剪刀样步态。
（2）常见疾病：双侧锥体束损害和脑性瘫痪等。

3. 慌张步态
（1）特征：行走时起步及止步困难，步伐小，双足擦地而行，碎步前冲，躯干僵硬前倾，双上肢协同摆动动作消失。
（2）常见疾病：帕金森综合征或帕金森病。

4. 醉酒步态
（1）特征：步态蹒跚，前后倾斜、摇晃，似乎随时失去平衡而跌倒。
（2）常见疾病：酒精中毒或巴比妥类药物中毒。醉酒步态与小脑性共济失调步态的区别，醉酒严重者行走时向许多不同方向摇晃，极少或根本不能通过视觉来纠正其蹒跚步态；小脑性或感觉性共济失调者可通过视觉来纠正其步态。醉酒者可在短距离的狭窄基底平面上行走并保持平衡。

5. 小脑性共济失调步态

（1）特征：行走时双腿分开较宽，走直线困难，左右摇晃，常向患侧方倾斜，状如醉汉，易与醉酒步态混淆，但绝非醉酒步态。

（2）常见疾病：小脑性共济失调步态多见于多发性硬化、小脑肿瘤（如成神经管细胞瘤累及蚓部的病变）、脑卒中及遗传性小脑性共济失调、橄榄体脑桥小脑萎缩、迟发性小脑皮质萎缩症等。

6. 感觉性共济失调步态

（1）特征：表现为踵步即下肢动作粗大沉重，高抬足而后突然抛出，足踵坚实地打在地面上，可听到踏地声，长短高低不规则的步伐，闭目时或黑夜里行走更明显，甚至依靠拐杖支撑着体重。

（2）常见疾病：见于累及脊髓后索的疾病，如脊髓亚急性联合变性、脊髓结核、多发性硬化、弗里德赖希（Friedreich）共济失调、脊髓压迫症（如脑脊膜瘤和强直性脊椎关节炎）等。

7. 跨阈步态

（1）特征：足下垂，行走时高抬患肢，如跨越门槛样，患者平衡不失调，但常被脚下的小物体绊倒。

（2）常见疾病：腓总神经麻痹、腓骨肌萎缩症、慢性获得性轴索神经病、进行性脊髓性肌萎缩和脊髓灰质炎等。

8. 肌病步态

（1）特征：行走时臀部左右摇摆，故称摇摆步态或鸭步。

（2）常见疾病：进行性肌营养不良因盆带肌无力而致脊柱前凸。

9. 癔症步态

（1）特征：奇形怪状的步态，下肢肌力正常，但步态蹒跚，或摇摆步态，似欲跌倒而罕有跌倒自伤者。

（2）常见疾病：心因性疾病如癔症等。

四、感觉系统检查

（一）浅感觉检查

1. 痛觉　使用叩诊锤的针尖或大头针轻刺皮肤，询问有无疼痛感觉。

2. 温度觉　使用玻璃试管分别装热水（40~50℃）和冷水（0~10℃），交替接触患者皮肤，让其辨出冷、热感觉。

3. 触觉　使用软纸片或棉签轻触皮肤，询问有无感觉。

（二）深感觉检查

1. 运动觉　嘱患者闭目，检查者的手指夹住患者手指或足趾两侧，上下活动，让患者辨别出移动的方向。

2. 位置觉　嘱患者闭目，检查者将其肢体摆成某一姿势，请患者描述该姿势或用对侧肢体模仿。

3. 振动觉　将振动的128 Hz音叉柄置于骨隆起处如手指、尺骨茎突、鹰嘴、锁骨、脊椎棘突、髂前上棘、内外踝、胫骨等处，询问有无振动感和持续时间，须两侧对比。

（三）复合感觉（皮质感觉）检查

1. 定位觉　嘱患者闭目，用手指或棉签轻触患者皮肤后，请患者指出受触的部位，正常误差手部小于 3.5 mm，躯干部小于 1 cm。

2. 两点辨别觉　嘱患者闭目，使用分开一定距离的叩诊锤的两尖端或钝角双角规接触其皮肤，如感觉为两点，则缩小其间距，直至感觉为一点为止、两点须用力相等，同时刺激；正常时指尖为 2~8 mm，手背为 2~3 cm，躯干为 6~7 cm。

3. 图形觉　嘱患者闭目，检查者用钝针在患者皮肤上画出圆形或三角形，或写出 1、2、3 等数字，请患者辨出，也应双侧对照进行。

4. 实体觉　嘱患者闭目，令其用单手触摸常用物品如钥匙、钢笔、纽扣、硬币等，说出物品形状和名称，也须两手比较。

五、反射检查

反射检查包括深反射、浅反射、阵挛和病理反射等。

（一）深反射

1. 肱二头肌反射
（1）神经支配：反射中心为 $C_{5~6}$，经肌皮神经传导。
（2）检查方法：患者肘部屈曲约成直角，检查者右手持叩诊锤叩击置于肘部肱二头肌肌腱上的左拇指甲或左中指指甲，出现因肱二头肌收缩引起的屈肘动作。

2. 肱三头肌反射
（1）神经支配：反射中心为 $C_{6~7}$，经桡神经传导。
（2）检查方法：患者上臂外展，肘部半屈，检查者用左手托持患者前臂，右手持叩诊锤叩击鹰嘴上方的肱三头肌肌腱，反射为肱三头肌收缩而致前臂伸直。

3. 桡反射
（1）神经支配：反射中心为 $C_{5~6}$，经桡神经传导。
（2）检查方法：患者肘部半屈，前臂半旋前，检查者持叩诊锤叩击其桡骨下端，反射为肱桡肌收缩引起肘部屈曲、前臂旋前。

4. 膝反射
（1）神经支配：反射中心为 $L_{2~4}$，经股神经传导。
（2）检查方法：患者坐位，小腿自然放松下垂与大腿成 90°；卧位检查时，检查者左手托起两膝关节使小腿与大腿成 120°，用叩诊锤叩击髌骨上的股四头肌肌腱，表现为股四头肌收缩引起膝关节伸直、小腿突然前伸。

5. 踝反射
（1）神经支配：反射中心为 $S_{1~2}$，经胫神经传导。
（2）检查方法：患者仰卧位或俯卧位时，膝部屈曲约 90°，检查者用左手使其足部背屈约 90°，用叩诊锤叩击跟腱；或让患者坐于床边，使足悬于床外，叩击跟腱，反射为腓肠肌和比目鱼肌收缩而致足跖屈。

6. 阵挛　腱反射极度亢进时出现阵挛。
（1）髌阵挛：检查方法，仰卧，下肢伸直，检查者用手指捏住患者髌骨上缘，突然和持续向下推动，引起髌骨连续交替性上下颤动。

（2）踝阵挛：检查方法，检查者用左手托住患者腘窝，以右手握其足前部，突然使足背屈并维持此状态，引起足跟腱发生节律性收缩，足部呈现交替性屈伸动作。

7. 霍夫曼征

（1）神经支配：反射中心为 $C_7 \sim T_1$，经正中神经传导。

（2）检查方法：患者手指微屈，检查者左手握患者腕部，右手示指和中指夹住其中指，以拇指快速地向下拨动其中指甲，阳性反应为拇指屈曲内收，其他指屈曲。

该征与罗索利莫（Rossolimo）征曾被认为是病理反射，目前也可认为是牵张反射，是腱反射亢进的表现，腱反射活跃的正常人可出现。

8. 罗索利莫征

（1）神经支配：反射中心为 $C_7 \sim T_1$，经正中神经传导。

（2）检查方法：患者手指微屈，检查者左手握患者腕部，用右手指快速向上弹拨其中间3个手指的指尖，阳性反应同霍夫曼征。

（二）浅反射

浅反射为刺激黏膜、皮肤、角膜引起肌肉快速收缩反应。咽反射、软腭反射和角膜反射参见"脑神经检查"。

1. 腹壁反射

（1）神经支配：反射中心为 $T_{7\sim12}$，传导神经是肋间神经。

（2）检查方法：患者仰卧，屈曲双下肢使腹肌松弛，使用竹签、钝针或叩诊锤尖端分别由外向内轻划两侧腹壁皮肤，引起一侧腹肌收缩，脐孔向该侧偏移，上腹壁反射（$T_{7\sim8}$）沿肋弓下缘、中腹壁反射（$T_{9\sim10}$）系沿脐孔水平、下腹壁反射（$T_{11\sim12}$）沿腹股沟上的平行方向轻划。肥胖患者或经产妇可引不出。

2. 提睾反射

（1）神经支配：反射中心为 $L_{1\sim2}$，传导神经是生殖股神经。

（2）检查方法：使用钝针自上向下轻划大腿内侧皮肤，正常时该侧提睾肌收缩，睾丸上提。年老或体衰者可消失。

3. 跖反射

（1）神经支配：反射中心为 $S_{1\sim2}$，传导神经是胫神经。

（2）检查方法：患者下肢伸直，检查者用钝器轻划足底外侧，由足跟向前至小趾根部足掌时转向内侧，此时各足趾屈。

4. 肛门反射

（1）神经支配：反射中心为 $S_{4\sim5}$，传导神经是肛尾神经。

（2）检查方法：用钝器轻划肛门附近皮肤，引起肛门外括约肌收缩。

（三）病理反射

1. 巴宾斯基（Babinski）征

（1）检查方法：同跖反射，阳性反应为踇趾背屈，有时可见其他足趾呈扇形展开。巴宾斯基征是最经典的病理反射。

（2）临床意义：锥体束损害。

2. 跨趾背屈体征的病理反射　阳性反应均为跨趾背屈体征的病理反射包括以下几个：

（1）查多克（Chaddock）征：由外踝下方向前划至足背外侧。

（2）奥本海姆（Oppenheim）征：用拇指和示指自上而下用力沿胫骨前缘下滑。

（3）戈登（Gordon）征：用手挤压腓肠肌。

（4）舍费尔（Schaeffer）征：用手挤压跟腱。

（5）贡达（Gonda）征：向下紧压第4、第5足趾，数分钟后突然放松。

（6）普谢（Pussep）征：轻划足背外侧缘。

3. 强握反射

（1）检查方法：检查者用手指触摸患者手掌时，患者立即强直性地握住检查者的手指。

（2）临床意义：新生儿为正常反射，成人为对侧额叶运动前区病变。

4. 脊髓自主反射　包括三短反射、总体反射。

（1）三短反射：当脊髓横贯性病变时，针刺病变平面以下的皮肤导致单侧或双侧髋、膝、踝部屈曲称为三短反射。

（2）总体反射：当脊髓横贯性病变时，针刺病变平面以下的皮肤引起双侧下肢屈曲并伴有腹肌收缩，膀胱和直肠排空，以及病变以下竖毛、出汗、皮肤发红等称为总体反射。

六、自主神经功能检查

（一）一般观察

1. 皮肤黏膜　色泽如潮红、苍白、发绀、有无色素沉着、红斑等，质地如脱屑、光滑、变硬、变薄、增厚、潮湿、干燥等，温度如发凉、发热，有无溃疡、水肿和压疮等。

2. 毛发和指甲　少毛、多毛、局部脱毛，指甲或趾甲变形松脆等。

3. 出汗　局部或全身出汗过少、过多和无汗等。

（二）内脏及括约肌功能

注意有无胃下垂，胃肠功能紊乱如便秘、腹胀等；排尿、排便障碍及其性质如排尿困难、尿急、尿频、尿失禁、尿潴留等，下腹部膀胱区膨胀程度。

（三）自主神经反射

1. 竖毛试验　搔划或寒冷刺激皮肤，引起交感神经支配的竖毛肌收缩，局部出现毛囊处隆起，状如鸡皮的竖毛反应，并向周围逐渐扩散，至脊髓横贯性损害平面处停止，刺激后7~10秒反射最明显，以后逐渐消失。

2. 皮肤划痕试验　在胸腹壁两侧皮肤上使用竹签适度加压划一条线，数秒钟后出现白线条，稍后变为红条纹，为正常反应；交感神经兴奋性增高则划线后白线条持续较久；副交感神经兴奋性增高或交感神经麻痹则红条纹持续较久且明显增宽，甚至隆起。

3. 卧立位实验　分别数直立位和平卧位的1分钟脉搏，如平卧至直立位每分钟脉率加快超过10次，或直立变为卧位每分钟脉率减少超过10次，提示自主神经兴奋性增高。

4. 发汗试验（碘淀粉法）　较少使用。

5. 眼心反射及颈动脉窦反射　参见"脑神经检查"。

（杨　芳）

第二章 神经系统疾病的常见症状

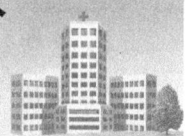

第一节 眩晕

眩晕这种症状是机体对空间关系的感觉障碍或平衡感觉障碍。临床上可将其分为2种：①前庭系统性眩晕（亦称真性眩晕），是由前庭神经系统病变（包括前庭末梢器、前庭神经及其中枢）所引起，表现为有运动幻觉的眩晕，例如有旋转、摇晃、移动感。②非前庭性眩晕（亦称一般性眩晕），常由心血管疾病或全身性疾病所引起，表现为头昏、头胀、头重脚轻、眼花等，无外环境或自身旋转的运动觉。

前庭系统性眩晕中，通常又将内耳前庭至前庭神经脑外段之间病变所引起的眩晕，称周围性眩晕。前庭神经脑内段、前庭神经核及其联系纤维、小脑、大脑等的病变所引起的眩晕，称为中枢性眩晕。

周围性眩晕表现特征为眩晕呈旋转性或向上、下、左、右晃动的感觉，典型的真性眩晕为感到周围景物向一定方向旋转，即他动性旋转性眩晕，眩晕一般持续数分钟或数日，很少超过数周。眩晕程度多较重，以至于不能起身或睁眼。眼球震颤明显，呈水平性或旋转性，有快、慢相，常伴有耳鸣、听力减退和迷走神经激惹的症状，如恶心、呕吐、脸色苍白、出冷汗、血压下降，躯体多向眼震慢相侧倾倒。前庭功能检查呈无反应或反应减弱。前庭周围性眩晕常见疾病有：内耳眩晕症，良性发作性位置性眩晕，中耳炎所致的迷路炎，前庭神经元炎等。

中枢性眩晕临床表现特征为眩晕呈旋转性或摇摆感、倾斜感、地动感，眩晕持续时间较长，可在数月以上。眩晕程度较轻，眼震呈水平、旋转、垂直或混合性，可无快慢相，眼震可持续数月至数年。眩晕程度与眼震不一致，可伴轻度耳鸣及听力减退，迷走神经激惹症状亦较轻，躯体发生倾倒方向不定。前庭功能检查多呈正常反应，前庭功能各项检查之间表现为反应分离。中枢性眩晕常见于脑干炎症、脑血管病、多发性硬化及颅内肿瘤等。

一、内耳眩晕症

内耳眩晕症，又称梅尼埃综合征，为内耳迷路的膜迷路积水所引起。其发病原因可能为血循环障碍、自主神经功能紊乱、代谢障碍、变态反应、病毒感染等。大多数患者初次发病都在50岁以前，以发生于青壮年为多，男性多于女性。发病率占眩晕患者的9.7%~30%。本病临床特征为发作性眩晕，波动性、渐进性、感音性听力减退，耳鸣、耳聋，发作时常伴头痛、恶心、呕吐、腹泻、面色苍白、脉搏慢而弱及血压降低等。眩晕发作时患者往往卧床，不敢睁眼、翻身和转头，每次眩晕发作历时1~2天，即逐渐减轻而自行缓解。发作间歇长短不一，间歇期内一般无症状。

内耳眩晕症的原因至今未明确。治疗方法分为内科治疗与手术治疗2大类。

（一）内科治疗

1. 一般治疗　卧床休息，饮食以半流质为宜，酌情给予静脉输液以维持营养，尽可能避开外界环境的各种刺激。

2. 镇静剂及安定剂　应用目的在于清除患者焦虑不安情绪，抑制前庭敏感度，以减轻眩晕，另外尚有止吐作用。常用药物有巴比妥 0.03 g，每日 3 次；地西泮 2.5 mg，每日 3 次；异丙嗪 25 mg，氯丙嗪 12.5~25 mg 或奋乃静 2 mg，每日 2~3 次。

3. 影响内淋巴电解质平衡

（1）限制水和盐分摄入：部分患者可以有效地控制发作或减轻发作强度，24 小时液体摄入不超过 1 500 mL，禁止吃含盐较多的食物，有人建议每日盐限制在 0.8~1.0 g。

（2）利尿剂：是利尿脱水的一种有效方法。研究表明，耳蜗血管及蜗旋韧带和内淋巴管的细胞与肾小管的细胞结构相似，利尿剂可同时影响耳蜗与肾脏的离子交换。常用氢氯噻嗪 25 mg，每日 3 次，螺内酯 20 mg，每日 3 次，或呋塞米 20 mg，每日 1~2 次。乙酰唑胺为碳酸酐酶抑制剂，致使钠钾及重碳酸盐类易于排出，故有减低内淋巴渗透压及利尿作用。于治疗前 3 天控制患者饮水及氯化钠摄入量，首剂为空腹一次服 500 mg，以后每次 250 mg，每日 3~4 次，10 天为一个疗程。服药后第 8 天，可逐渐增加食物内的氯化钠含量。除口服法外，亦可用 500 mg 乙酰唑胺溶于 250 mL 的 10%葡萄糖液中做静脉滴注，每 6 小时 1 次，根据病情可连续应用 3~4 次，然后改用口服法。Jackson 等认为对内耳有毒性作用的利尿药如呋塞米、依他尼酸等不宜应用，眩晕急性发作期间可用肾上腺皮质激素地塞米松 10 mg 静脉滴注，每日 1 次，可迅速缓解症状。

4. 影响耳蜗血管壁的渗透性　根据交感神经兴奋性过高导致耳蜗血管纹毛细血管收缩缺氧，继而渗透性增高的学说，可采用血管扩张药，以改善耳蜗血循环，降低毛细血管渗透性。常用地巴唑、罂粟碱、烟酸、倍他司汀、山莨菪碱以及中药毛冬青、葛根等。

5. 钙离子通道拮抗剂　它具有选择性阻断病变细胞膜的钙离子通道，且有改善内耳循环的作用。常用：盐酸氟桂利嗪 5 mg，每晚 1 次，口服；或尼莫地平等静脉滴注。

6. 影响终末感觉器官和中枢神经系统活动性

（1）抗胆碱能药物：作用于自主神经系统，对控制前庭症状效果较明显。东莨菪碱 0.3 mg，溴丙胺太林（普鲁本辛）15 mg，阿托品 0.5 mg，口服，每日 3 次；山莨菪碱 5~10 mg，肌内注射，每日 1 次。其中以东莨菪碱抗眩晕作用最强，不良反应小，可列为首选药。

（2）抗组胺药物：控制前庭症状最好。其抗眩晕机制可能系通过对中枢和周围神经系统乙酰胆碱的拮抗作用。常用药物有苯海拉明每次 25~50 mg，异丙嗪每次 12.5 mg，茶苯海明片，本品含氨茶碱苯海拉明 50 mg/片，每次 1~2 片，每日 3 次，小儿酌减。盐酸氯苯丁嗪（安其敏）每次 25~50 mg，每日 2~3 次，作用时间长而持久，具有镇吐作用。除以上常用药物外，曾有人试用桂利嗪和地芬尼多，桂利嗪对前庭功能有显著抑制作用，对外周性病因引起的眩晕效果好，每次 15~30 mg，每日 3 次，尚具有镇静作用；地芬尼多抑制前庭神经核的兴奋性，每次 25~50 mg，每日 3 次。硫乙拉嗪止吐作用强，口服成人每次 10 mg，服用 3~4 天后可完全控制恶心、头晕等症状。

（3）麻醉类药物：利多卡因对控制自主神经症状、眩晕耳鸣效果明显。急性期应用可明显缓解症状，用法为 1 mg/kg，配成 0.5%~1%溶液，缓慢静推（注入 5~6 mg/min），或 40~80 mg 溶于 500 mL 的 5%葡萄糖液中静脉滴注。

7. 中医治疗　中医学论述眩晕病因以肝风、痰湿、虚损三者为主，治疗方面概括如下：

(1) 由于脏腑失和，痰火上扰，治宜和胆清火，除痰止眩，方剂为温胆汤加减。

(2) 由于脾失健运，水浊中阻，治宜运脾引水，化湿除病，方剂为半夏天麻白术汤加减。

(3) 肝炎应以泻肝胆，清热为治，如龙胆泻肝汤。

(4) 肾阴不足应滋肾壮水，用六味地黄丸。

8. 间歇期治疗　应注意休息，避免过度疲劳和情绪激动，低盐饮食，对发作频繁者，应继续应用上述药物治疗，以巩固疗效、减少发作次数。

(二) 手术治疗

对反复发作的眩晕，或无间歇期已长期不能工作者，或听力丧失至少在 30 dB 以上，语言辨别率<50%，用药物等保守治疗半年以上无效者，应采用手术治疗。治疗原则为破坏迷路的前庭部分，尽可能保留听力。Fish 把内耳眩晕症的手术治疗归纳为 3 种。

1. 保守性　内淋巴囊分流、减压与切开。

2. 半破坏性　前庭神经和前庭神经节切断术。该法可防止眩晕进一步发作而不影响其尚存的听力，用于两侧病变或一侧病变而希望保留其听力者。

3. 破坏性　迷路切除术和耳蜗前庭神经切除术，该法能持久地缓解眩晕症状，但因可导致手术侧耳聋，仅适用于单侧病变，且听力已严重而持久地受损者，双侧病变则不宜采用。

二、良性发作性位置性眩晕

在一个特定头位或头位变换时产生的眩晕称之为位置性眩晕，可分为 2 类，一类由中枢神经系统疾患引起，另一类由前庭外周性病变引起，称为良性发作性位置性眩晕。

良性发作性位置性眩晕常发生于 50~60 岁，女性多于男性。在眩晕患者中占 18%，在睁眼作体位试验所见到的位置性眼球震颤中，有 80% 是本病。眩晕具有周围性、位置性的特点，让患者采取能诱发出眩晕的体位，一般在 3~6 秒后即出现眼球震颤，为旋转性或水平旋转性和易疲劳性。有些患者体位试验或在某种头位时可出现短暂的眩晕。本病呈良性、自限性病程，一般为数周或数月，但可复发。治疗原则如下：

1. 一般药物治疗　如扩张血管剂及镇静药物，如地西泮、茶苯海拉明等。

2. 眩晕体操　定时做转头或卧于致晕侧，反复、逐渐进行，可以减轻症状。

3. 手术治疗　如眩晕发作较重，影响工作和生活，可以考虑做患侧半规管前神经切断术。

三、前庭神经元炎

该病为前庭神经元病毒感染所致，发病部位在前庭神经节或其上方前庭径路的向心部分，多发于青壮年，发病年龄一般较内耳眩晕症患者为早。43%患者在发生眩晕之前有上呼吸道感染史，有时两者可同时发生。临床症状表现为眩晕、恶心、呕吐，患者不敢睁眼，闭目卧床，动则症状加重。检查可见持续性眼球震颤，前庭功能变温试验不正常，以病侧前庭功能减低明显。治疗要针对眩晕及感染因素。眩晕的治疗可用镇静剂。若有病毒或细菌感染，可用抗病毒及抗生素治疗，可给予血管扩张剂及激素治疗，预后良好，症状多在 3~4 周内缓解。

四、药物中毒性眩晕

由全身或耳局部应用耳毒性药物引起的眩晕，与药物直接损害前庭末梢感觉细胞有关，耳蜗也可同时受累。常见药物有：降低心输出量药物，降血压药尤其是交感神经节阻滞剂，造成视物或听声失真而引起幻觉的药物，镇静剂中有吩噻嗪、三环类和苯二氮䓬类，催眠类药物以及含乙醇饮料等，均可影响前庭神经系统及运动协调功能。

然而，多数引起眩晕的药物，其诱发眩晕的机制均系其对迷路的毒性作用。常见的有氨基糖苷类抗生素（链霉素、庆大霉素和卡那霉素、新霉素）、利尿剂、水杨酸类和奎宁等。

（凌紫云）

第二节 晕厥

晕厥是一组由于一过性大脑半球及脑干血液供应减少而导致的伴有姿势张力消失的短暂发作性意识丧失综合征，是临床较常见的症状之一。

一、病因及分类

临床上根据晕厥的病因及发病机制不同分为4类（表2-1）。

表2-1 晕厥的病因及分类

分类	常见引起晕厥的病因及疾病	
反射性晕厥	1. 血管迷走性晕厥（单纯性晕厥）	5. 排尿性晕厥
	2. 直立性低血压性晕厥	6. 吞咽性晕厥
	3. 特发性直立性低血压性晕厥（Shy-Drager综合征）	7. 咳嗽性晕厥
		8. 舌咽神经痛性晕厥
	4. 颈动脉窦性晕厥	
心源性晕厥	1. 心律失常	5. 先天性心脏病
	2. 心瓣膜病	6. 左房黏液瘤及巨大血栓形成
	3. 心绞痛与心肌梗死	7. 心包填塞
	4. 原发性心肌病	8. 肺动脉高压
脑源性晕厥	1. 各种严重脑血管闭塞性疾病	4. 高血压性脑病
	2. 主动脉弓综合征	5. 基底动脉性偏头痛
	3. 短暂性脑缺血发作	6. 脑干病变
其他晕厥	1. 哭泣性晕厥	3. 低血糖性晕厥
	2. 过度换气综合征	4. 严重贫血性晕厥

二、临床特点

（一）典型晕厥的临床特点

晕厥发作的临床表现及程度不尽相同，这主要取决于发病机制及发作时的背景情况，晕厥一般具有突然发病、持续短暂、自发且不需任何特殊治疗即可完全恢复的特点。典型晕厥可分为3期。

1. 发作前期　可出现短暂而明显的自主神经症状和脑功能低下症状，如头晕、眩晕、面色苍白、出汗、恶心、神志恍惚、视物模糊、耳鸣、全身无力、打哈欠、上腹部不适等。此先兆持续数秒至数十秒。此时如患者取头低位躺卧姿势可防止发作。

2. 发作期　患者感觉眼前发黑、站立不稳，出现短暂的意识丧失而倒地。意识丧失数秒至数十秒，超过15~20秒可发生阵挛动作，而后迅速恢复。发作时可伴有血压下降、脉缓而细弱、瞳孔散大、肌张力减低等，可有流涎、尿失禁等，但神经系统检查无阳性体征。此期一般持续1~2分钟。

3. 恢复期　患者意识转清，可仍有面色苍白、恶心、出汗、周身无力等，甚至头痛、呕吐及括约肌失禁等。此期持续时间取决于晕厥发作的程度，轻者仅延续数秒钟，重者可长达数十分钟。晕厥发作后不遗留任何后遗症。

（二）常见晕厥的临床表现

1. 血管迷走性晕厥　是各类晕厥中最常见的类型，较多见于年轻体弱的女性。常有明显的诱因，如情绪紧张、恐惧、疼痛、注射、看到流血、闷热、疲劳、站立过久等。可有长短不一的前驱症状，继之出现意识丧失、跌倒，血压迅速下降，脉弱缓，患者很快恢复意识，如在10~30分钟试图让患者坐起或站立，可导致晕厥再次发生。

2. 心源性晕厥　此类晕厥是心脏停搏、严重心律失常、心肌缺血、心脏排出受阻等原因引起血流动力学紊乱，导致一过性脑血供减少。患者多无前驱症状，发生特别迅速，与直立体位无关，有相应的心脏疾病症状和体征。

（三）晕厥与痫性发作的鉴别

晕厥与痫性发作的临床表现存在一定的相似之处，有时容易混淆，但两者有着完全不同的病因及发病机制，相应的治疗差别很大，因此对它们的鉴别尤为重要。晕厥与痫性发作的鉴别要点见表2-2。

表2-2　晕厥与痫性发作临床特点比较

临床特征	晕厥	痫性发作
先兆症状	较长，可数十秒	短，数秒
发作与体位关系	多站立时发作	无关
发作时间	白天较多	白天黑夜均可，睡眠时较多
发作时皮肤颜色	苍白	青紫或正常
抽搐	少见	常见
尿失禁	少见	常见
舌咬伤	几乎无	常见
发作后意识模糊	少见	常见，可历时较长
发作后头痛	无	常见
神经系统定位体征	无	可有
心血管异常	常有	无
发作间期脑电图异常	罕见	常有

（凌紫云）

第三节　耳鸣

一、概述

耳鸣是神经科和耳科临床上常见的症状之一，是指外界并无任何音响刺激而患者却有持续音响感觉而言。造成耳鸣的病因很多，发病机制尚不清楚，耳鸣多属主观症状，客观检查较为困难。耳鸣与幻听不同，幻听虽在早期也有以耳鸣为首发症状的，但经历一定时间后就可以有具体的声响出现，如谈话声、流水声、钟表声等。在听觉传导通路上任何部位的刺激性病变均可出现耳鸣。耳鸣可分为低音性和高音性两类。低音性耳鸣表现为嗡嗡之声，与神经系统疾患关系不大，多为外耳道、中耳部病变所致；而高音性耳鸣表现为吹口哨音或蝉鸣，多见于神经系统疾病的早期。神经系统疾病中以小脑脑桥角病变最为常见，如听神经瘤、蛛网膜炎等。当颅内压增高时，尤其是颅后窝病变，常有耳鸣，多为双侧性，严重程度与颅内压增高的症状平行，当颅内压缓解时，耳鸣也可消失。在面神经麻痹的恢复期，由于镫骨肌发生异常收缩，也可出现耳鸣，为低音调。此外，神经症和精神病也常有耳鸣症状。耳部疾患，特别是内耳眩晕症、耵聍栓塞、中耳炎、鼓膜凹陷等常可伴耳鸣症状，同时常伴耳聋。奎宁、水杨酸和链霉素等药物中毒时所致的耳鸣多为双侧性，高音调，常伴耳聋，且进行性加重。颈部疾病，如颈动脉瘤、颈动脉受压或狭窄、颈静脉球体瘤、颈椎病等所致的耳鸣称为颈性耳鸣，常位于同侧，多为低音调，可与心脏搏动一致，又称搏动性耳鸣，有时在颈部可听到血管性杂音，这种杂音可由于压迫颈动脉而暂时消失。椎-基底动脉供血不足，特别是影响到内听动脉时常可引起耳鸣，常伴有眩晕、耳聋等。此外，噪声也是耳鸣的常见诱因。

二、治疗

（一）手术治疗

对于颅后窝占位性病变，特别是小脑脑桥角肿瘤所致的耳鸣，应进行手术治疗，切除肿瘤。对颈部的动脉瘤或静脉瘤所致的搏动性耳鸣，也应手术治疗，对用药物治疗无效的严重的内耳眩晕症所致的顽固性耳鸣、眩晕也可采用内淋巴囊减压术或前庭神经切断术等予以治疗。

（二）药物治疗

1. 双氯麦角碱　又称海特琴。日本报道用双氯麦角碱治疗各种原因所致的内耳性耳鸣获得良好效果。双氯麦角碱能改善或增加内耳血流而使症状改善，每次给予双氯麦角碱 2 mg，每日 3 次，饭后服用，连用 2~8 周，无明显不良反应。

2. 利多卡因　能改善内耳的微循环而使症状缓解或消失。用量 1~3 mg/kg，稀释于 20~40 mL 的 25%葡萄糖中，以每分钟≤20 mg 的速度静脉注射。注完后卧床，每日 1 次，5 天为一个疗程，2 个疗程之间隔 2 天。Schmidt 报道用利多卡因静脉点滴（4 mg/kg），每日 1 次，连用 5 天，共治疗 108 例耳鸣患者，其中持续耳鸣超过 3 个月的慢性耳鸣 78 例，急性耳鸣 30 例，结果 84 例耳鸣减轻，痛苦感严重的耳鸣患者从 60 例减少到 32 例。

3. 乙酰胆碱　除具有扩张末梢血管外，尚有抑制内耳毛细胞的作用，从橄榄核发出的橄榄耳蜗束的大部分末梢终止于毛细胞，毛细胞能分辨最微细的声波频率差异，因此，它对耳鸣很敏感。乙酰胆碱能抑制由橄榄核传出的异常冲动,故用于治疗耳鸣。剂量为 1~2 mL,皮下注射,每日 1 次。

4. 卡马西平　该药对中枢神经和周围神经均有阻滞作用,可用来降低中枢神经系统兴奋性因而能治疗耳鸣。余增福报道用卡马西平治疗耳鸣 50 例(其中链霉素中毒 4 例、庆大霉素中毒 6 例)。剂量为 60 岁以下的患者每次 100 mg,每日 2 次;60 岁以上的患者每次 100 mg,每日 1 次。若耳鸣较重,可于当晚睡前加服 50 mg,1 个月为一个疗程。总有效率为 80%。在治疗过程中可出现轻微的头晕、恶心、呕吐、上腹部不适、手麻、白细胞减少、嗜睡等不良反应。1~2 天可消失,若 3~5 天后仍不消失,则应减量或停药。

5. 弥可保　该药为维生素 B_{12} 的一种新制剂,含有甲基 B_{12},日本左藤报道用弥可保治疗 25 例耳鸣患者,发现与精神安定剂并用疗效较好。

6. 胞磷胆碱（CDP-胆碱）　所谓神经性耳聋包括老年性耳聋、暴发性耳聋、听神经损伤、头部外伤后耳聋、药物中毒以及内耳眩晕症等所致的耳聋。神经性耳聋常伴有耳鸣、眩晕等症状。Makishima 等报道用 CDP-胆碱治疗 41 例神经性耳聋患者,剂量为 CDP-胆碱 300 mg 加入 25% 葡萄糖 20 mL,静脉注射,每日 1 次,连用 12 天为一疗程。总有效率达 67.6%,好转率中耳聋占 27%,耳鸣占 71.7%,眩晕占 100%。可见 CDP-胆碱对耳鸣和眩晕的效果更好。

7. 其他药物　文献报道,用来治疗耳鸣的药物还有血管扩张剂,如尼莫地平每次 30 mg,每日 3 次;盐酸倍他啶每次 4~8 mg,每日 3 次;桂利嗪每次 25 mg,每日 3 次;镇静剂,如丙氯拉嗪每次 5~10 mg,每日 3 次;地西泮每次 2.5~5 mg,每日 3 次;止吐剂可用甲氧氯普胺每次 10 mg,每日 3 次;也可用三环抗抑郁剂,如阿米替林每次 25 mg,每日 3 次或盐酸丙米嗪每次 25 mg,每日 3 次。

(林勤郁)

第四节　瘫痪

瘫痪是神经系统障碍的主要症状,是神经科临床最常见的器质性疾病的早期症状。它表现为随意运动的障碍,是由上、下运动神经元损害引起的。表现为肢体力弱的瘫痪称为轻瘫或不完全性瘫痪,随意运动完全丧失称为完全性瘫痪。

瘫痪的程度按肌力来分类,临床上常用的是五度六级分类法。其判定方法:让患者尽力去活动其肢体,观察患者各关节伸屈等动作时肌肉收缩情况及关节的活动和克服阻力的情况。

各种刺激所造成的反射性活动,不能作为判断肌力的标准。各度肌力的表现为如下:

0 度——完全性瘫痪,无任何动作。

Ⅰ度——可见或仅在触摸中感到肌肉轻微的收缩,但不能牵动关节产生肢体运动。

Ⅱ度——肢体仅能在床上移动,不能抬离床面,即只能克服摩擦力,不能克服地心引力。

Ⅲ度——肢体能够抬离床面做主动运动,但不能克服阻力,即只能克服重力。

Ⅳ度——肢体能够克服一定的阻力进行活动,但较正常时差。

Ⅴ度——正常肌力,可因人而异,体力劳动者肌力较强,妇女、老人肌力相应较差,所以判定有无肌力减退应与平时情况对照,应与健侧肢体对照。

上、下运动神经元病变均可引起其支配区的肌肉瘫痪,但临床特点截然不同,二者的鉴别在临床上具有重要的意义,应特别提及的是,在上运动神经元损害时,如为急性病变,常有"神经休克"现象存在。此时表现为类似下运动神经元瘫痪的症状,如肌张力减退、腱反射减弱或消失,病理征不能引出。这些表现一般经2~4周逐渐形成上动神经元瘫痪的特点。此现象临床很常见，所以对于表现为瘫痪症状的急性患者，应结合运动系统的受累部位及其他系统症状综合判断，才能做出比较准确的定位。比如遇到急性两下肢瘫痪的患者，尽管其肌张力低、腱反射消失及无病理反射，也应首先想到是否因脊髓的横贯性损害累及双侧锥体束所致，因为下运动神经元疾病同时累及双侧时的情况较少见，当同时确认脊髓的感觉平面存在以膀胱症状为主的自主神经障碍，则定位可以明确。

瘫痪要与疼痛或骨关节病变而引起的肢体活动受限相区别，与锥体外系引起的肢体活动不灵相区别。紧张症的精神患者呈不食、不动的木僵状态，癔症患者的随意运动丧失等均不是真正的瘫痪，应予鉴别。

一、偏瘫

（一）临床表现

偏瘫是由大脑运动区皮质、皮质下白质及内囊损害引起的，包括同侧头面部瘫痪在内的一侧上、下肢瘫。它是临床上最常见的一种偏瘫，在头面部出现病灶对侧的中枢性面瘫和中枢性舌瘫，在躯干和肢体出现病灶对侧的上运动神经元性的上、下肢瘫。

常表现为肌张力增高，腱反射亢进，病理征阳性，常以肢体远端瘫痪更重。由于其邻近结构的损害，常伴有同部位的感觉障碍，如痛、温觉的减退或丧失，深感觉障碍及皮层觉的障碍；有侧视麻痹，表现为双眼偏向病灶侧；主侧半球病变时可伴有运动性或感觉性语言障碍。

临床上一些瘫痪很轻，一般检查方法不易确定时，可采用轻瘫试验来证实。上肢检查时，嘱患者双上肢平伸，掌心向下，短时间持续后可见偏瘫侧小指轻度外展，或者见偏瘫侧肢体轻度下落。下肢检查时，让患者仰卧于检查台上，双髋、膝关节屈曲，下肢悬空可见瘫痪侧肢体轻度下垂。对昏迷患者可观察其体位，偏瘫侧的足有外旋；做坠落试验时，可见偏瘫侧肢体呈自由落体运动，即同时放开抬起的两侧肢体，正常侧肢体下落有一个似放下的过程，而偏瘫侧则无阻力的落下。另外，痛刺激时也可根据肢体反应情况来判断偏瘫侧。

（二）症状鉴别

1. 交叉瘫　由脑干病变引起，表现为一侧肢体的偏瘫，同时出现另一侧头面部运动障碍，所以称为交叉瘫，此症状另题讨论。

2. 脊髓半侧病变　又称为脊髓半切征或布朗-塞卡（Brown-Sequard）综合征。由于脊髓一侧的各种传导束损害，临床表现为损害平面以下同侧的上运动神经元性瘫痪，同侧的深感觉障碍及对侧的痛、温觉缺失。颈髓的病变可出现病灶同侧的上下肢偏瘫；胸髓以下病变出现病灶同侧的下肢瘫。该症状与截瘫同为脊髓病变的症状，所以把它与截瘫一起讨论。

（三）定位诊断

1. 内囊　该处神经纤维集中，除锥体束的下行纤维外，还有感觉系统的上行纤维、视觉传导纤维通过，所以病变时出现典型的"三偏综合征"，即病灶对侧的偏瘫、对侧的偏身感觉障碍和两侧对侧偏盲。有意识障碍的患者偏盲和偏身感觉障碍不能被发现时，仅表现为偏瘫。内囊区比较小的病灶，如腔隙性脑梗死、多发性硬化也可仅累及运动纤维造成单纯的偏瘫，可不伴感觉和视野障碍。

2. 皮质及皮质下白质　在额叶后部中央前回的运动中枢占有从大脑内侧面旁中央小叶至大脑背外侧部外侧裂处的一个很长的区域，因此病变时常不能同时受损，临床上表现为头面部、上肢、下肢的瘫痪程度不一致，或表现为某一肢体为主的瘫痪，也称为单瘫。皮质及皮质下病变导致的瘫痪常伴有瘫痪区域的感觉障碍。

（四）定性诊断

1. 急性偏瘫

（1）脑出血：系指非外伤性脑实质内出血。内囊是最常见的出血部位，所以大多数患者都表现为偏瘫。该病发病年龄在50~70岁，多有高血压史，寒冷季节发病较多。起病常突然而无预感，多在体力活动或精神激动时发病，大多数在数分钟或数小时内发展至高峰。急性期以颅内压增高而致的头痛、呕吐、头晕、意识障碍等全脑症状为主，常伴有血压明显增高，脑膜刺激征阳性，甚至有脑疝形成。局灶症状与出血部位相关。CT可见高密度出血影。

（2）脑血栓形成：是急性脑血管病中最常见的类型。常以偏瘫为主要表现。它是在颅内外血管壁病变的基础上形成血栓，阻塞血流而致。本病多见于50~60岁以上患有动脉粥样硬化者，多伴有高血脂、冠心病或糖尿病。常于睡眠中或安静休息时发病，多数病例在1~3天内达到高峰，患者通常意识清晰，头痛、呕吐不明显，由于梗死血管不同，症状各异。

脑血栓形成根据其病程和累及范围又分以下几类。①完全性脑卒中：系指起病6小时内病情即达高峰，病情一般较重，可有昏迷。②进展性脑卒中：指局限性脑缺血逐渐进展，数天内呈阶梯式加重。③缓慢进展型脑卒中：在起病2周以后症状仍逐渐进展，常与全身或局部因素所致的脑灌流减少侧支循环代偿欠佳及血栓向心性逐渐扩展等有关。④可逆性缺血性神经功能缺失型脑卒中：患者症状体征持续超过24小时，但在2~3周内完全恢复，不留后遗症。⑤大块梗死型脑卒中：由于较大动脉或广泛性脑梗死引起，往往伴有明显的脑水肿，颅内压增高，可发生出血性梗死。患者意识丧失，病情严重，常难与脑出血鉴别。⑥腔隙性梗死：是由直径为100~400 pm的深穿支血管闭塞而产生的微梗死，而致脑部形成小的囊腔，一般腔隙的直径多在10 mm以下。多发性的腔隙则称为腔隙状态。因其损害部位较小，临床症状比较单一，一般较轻，甚至无临床症状。脑部CT对本病的确诊有帮助。

（3）脑栓塞：指栓子经血液循环进入脑血管而致动脉阻塞引起的脑功能障碍。栓子来源主要为心源性的，如风湿性心脏病、细菌性心内膜炎、心房颤动等，所以患者常伴心力衰竭、心律不齐等心脏症状。另外动脉粥样硬化的斑块、脓栓、脂肪栓、气栓、癌性栓子等均可致病。

其临床表现同脑血栓形成，但突然起病是其主要特征，在数秒或数分钟内症状发展到高峰，另外可见原发病的相应症状。

2. 急性一过性偏瘫　常见于短暂性脑缺血发作（TIA），是指某一区域脑组织因血液供应不足导致其功能发生短暂的障碍，表现为突然发作的局灶性症状和体征，大多持续数分钟至数小时，在24小时内完全恢复，可反复发作。如累及的是颈内动脉系统，常见的症状为单瘫或不完全性偏瘫，感觉障碍多为感觉异常或减退，也可表现为失语、偏盲。椎-基底动脉系统症状常为眩晕，视力、视野症状常为双侧性，可出现复视、共济失调、平衡障碍、口吃、吞咽困难等，也可出现交叉性的运动和感觉障碍。

3. 亚急性偏瘫伴有发热症状　颅内感染的各类脑炎、脑脓肿都可累及一侧半球，出现偏瘫体征，常为几天时间的急性起病，有感染史或发热，有头痛、呕吐、意识障碍等全脑症状，由于病灶常较弥散，各类症状都可出现，如癫痫发作、感觉障碍、失语、颅神经麻痹、共济失调、精神症状等。脑脊液常表现为压力不同程度的增高、蛋白细胞增高，如为细菌性感染还有糖和氯化物的降低。CT可协助诊断。

4. 逐渐加重的偏瘫　常见于颅内占位性病变，包括脑肿瘤、囊肿、肉芽肿、硬膜下或硬膜外血肿等占位性病，它们如累及了一侧半球的中央前回或其纤维，即可导致偏瘫，临床常有头痛、呕吐、头晕、视力障碍等颅内压高的症状，血肿常伴有外伤史，而炎性肉芽肿常有感染病史。头颅 CT 是确诊的依据。

二、交叉瘫

（一）临床表现

交叉瘫是由一侧脑干病变引起，既累及本侧该平面的颅神经运动核，又累及尚未交叉至对侧的皮质脊髓束及皮质延髓束，出现交叉性瘫，表现为病变平面的同侧下运动神经元颅神经瘫痪及对侧身体的上运动神经元瘫痪。如脑桥病变时，它累及同侧的面神经核及纤维形成同侧周围性面瘫，又引起对侧舌瘫及上下肢的上运动神经元瘫痪。

（二）症状鉴别

在延髓下段由于锥体交叉处的病变引起上下肢的交叉性瘫，均为上运动神经元瘫痪。它由于延髓下段一侧病变时损坏了交叉后支配上肢的纤维及未交叉的支配下肢的纤维，所以出现同侧上肢中枢性瘫和对侧下肢中枢性瘫。

（三）定位诊断

根据脑干不同颅神经的损害可判断脑干病变的位置，颅神经核、脑干内纤维及相邻结构的损害可构成许多综合征。

1. 中脑

（1）中脑腹侧部综合征（Weber 综合征）：位于大脑脚底的内侧，表现为同侧动眼神经麻痹和对侧中枢性面瘫、舌瘫和上下肢瘫。

（2）中脑背侧部综合征（Claude 综合征）：病变位于红核，表现为同侧动眼神经麻痹和对侧的肢体共济失调。

（3）中脑顶盖综合征（Parinaud 综合征）：病变位于四叠体，早期症状主要为两眼不能协同向上仰视或伴两眼会聚麻痹。

2. 脑桥

（1）脑桥外侧部综合征（Millard-Gubler 综合征）：病变位于脑桥的腹外侧部，表现为同侧的外展神经麻痹和周围性面瘫、对侧的中枢性舌瘫和上下肢体瘫痪。

（2）脑桥内部综合征（Foville 综合征）：病变位于一侧脑桥近中线处，表现为同侧外展神经麻痹和对侧上下肢中枢性瘫。

（3）脑桥背盖部综合征（Raymond-Cestan 综合征）：病变位于脑桥背盖部的背侧部。邻近第四脑室底部，表现为同侧外展神经麻痹、周围性面瘫。病变稍高时出现同侧小脑性共济失调，还表现为对侧肢体本体感觉障碍，也可因损害内侧纵束而产生双眼水平协同运动麻痹。

3. 延髓

（1）延髓背外侧综合征（Wallenberg 综合征）：是延髓中最常见的一种综合征，病变位于延髓背外侧部。主要临床表现为眩晕、呕吐、眼球震颤、饮水呛咳、吞咽困难、声音嘶哑、同侧咽反射消失、同侧共济失调、交叉性感觉障碍及同侧霍纳征。

（2）延髓前部综合征：病变位于延髓前部橄榄体内侧，表现为同侧的周围性舌瘫和对侧上下肢的偏瘫。

（3）延髓后部综合征：病变位于延髓后部一侧近中线处，近第四脑室底部，此处为后组颅神经核所在区，可发生部分颅神经麻痹，病变扩展至脊丘束时，可伴对侧半身痛、温觉障碍。

（4）延髓半侧损害综合征（Babinski Nageotte 综合征）：为延髓半侧比较广泛的损害。表现为病灶对侧偏瘫与分离性偏身感觉障碍、血管运动障碍，病灶的同侧有面部感觉障碍，小脑性共济失调，霍纳征，软腭、咽及舌肌麻痹。

4. 脑干内外损害的鉴别

（1）由脑干内病变所引起的交叉性瘫，一般其颅神经与肢体瘫痪的发生先后及程度往往差别不远，而脑干外病变，颅神经损害症状往往发生早且较明显，对侧偏瘫往往发生较迟而程度较轻。

（2）脑干内病变的颅神经损害多呈核性损害症状，而脑干外病变呈核下性症状。

（3）脑干内病变常有脑干内结构损害表现，如内侧纵束损害引起的核间性眼肌麻痹，交感神经损害引起的霍纳征等。脑干外病变一般无此类症状。

（4）根据颅神经在脑干内外不同的组合来鉴别，比如第5、第7、第8颅神经核在脑干内分布比较散，不易同时受累，而在脑桥小脑角处却比较集中，可同时受损。

（四）定性诊断

1. 急性症状

（1）闭塞性脑血管病：以延髓多见，中脑的侧支循环较丰富，所以闭塞性血管病少见。小脑后下动脉血栓形成延髓背外侧综合征，为脑血栓形成的一个类型，多数系由椎动脉闭塞引起，部分由椎动脉和小脑后下动脉的合并闭塞所致，少数由小脑后下动脉的单独闭塞引起。其临床表现常为晨起时发现的眩晕、站立不稳、饮水呛咳及吞咽困难、声音嘶哑，检查可发现比较典型的延髓背外侧综合征的症状，临床常见。

（2）脑桥出血：脑干的出血以脑桥最多见，是脑出血的一个类型，常于动态下突然起病。轻症者早期检查时可发现单侧脑桥损害的特征，如出血侧的面和展神经麻痹及对侧肢体弛缓性偏瘫，头和双眼凝视瘫痪侧，出血量常在 5 mL 以下，预后较好。重症脑桥出血多很快波及对侧，患者迅速进入昏迷，四肢瘫痪，大多呈弛缓性，少数呈去大脑强直，双侧病理征阳性，双侧瞳孔极度缩小呈"针尖样"，持续高热，明显呼吸障碍，病情迅速恶化，多数在 24~48 小时死亡。

（3）脑桥中央髓鞘溶解症：病变为脑桥基底部有一个大而对称的脱髓鞘病灶，而轴突、神经细胞和血管相对较完整。因主要损害锥体束，故临床表现为迅速进行的假性延髓性麻痹及四肢弛缓性瘫痪，其病因不明，一般认为由乙醇中毒及营养不良所引起。

2. 亚急性症状 常见于脑干炎症即脑干炎，与大脑的炎症同时存在即称脑干脑炎。大多数起病较急，可有发热或上呼吸道感染等前驱症状。病变易侵犯脑干背侧位的旁正中区，发生动眼神经及外展神经麻痹，也可引起背外侧区的前庭核损害，腹外侧区的三叉神经感觉及运动核损害，以及面神经和迷走神经的运动核损害。常同时或相继损害 2 个或 2 个以上的颅神经核，病变常局限于一侧脑干或两侧均受损。颅神经损害常为脑干炎的主要表现，传导束也可受累，但较颅神经损害轻，其中以锥体束及前庭小脑束受损而发生偏瘫和共济失调较多见。本病常见于青壮年，起病为急性或亚急性，多个症状同时加重，达一定程度后开始好转，常在数周或数月内恢复，早期脑脊液可有白细胞和蛋白的轻度增加。

3. 慢性症状

（1）常见于脑干肿瘤：小儿多见，病情呈进行性发展，脑桥部位较多，其次为中脑及延髓。起病时可局限于一侧，常表现为单一的颅神经麻痹，因脑干肿瘤多呈浸润性生长的神经胶质细胞瘤，随着肿瘤生长更多的症状相继出现，它们提示了肿瘤生长的速度和方向。症状可累及双侧，而且可以侵犯脑干的任何部位，病情比较严重时常表现为双侧外展神经麻痹、侧视麻痹和双侧锥体束征。大部分病例无视盘水肿，少数至晚期才出现视盘水肿。CT对确诊有帮助。

（2）神经系统变性病：较其他系统多见。其特点为起病及进展均缓慢，有好发年龄，常选择性地侵犯神经组织某一系统如运动神经元病，它只侵犯上、下运动神经元，而与之相邻的结构毫不受损。①运动神经元病，它的延髓麻痹型表现为第9、第10、第12颅神经受损，患者表现为言语障碍及吞咽困难，包括讲话不清、带鼻音或声音嘶哑、饮水呛咳不能进食。检查可见舌肌麻痹、萎缩及肌束颤动，软腭声带麻痹，咽反射迟钝或消失。延髓以上双侧锥体束病变时可出现假性延髓性麻痹，也可累及眼外肌与面肌。②延髓空洞症，为脊髓空洞症侵入脑干的病变引起，是一种慢性进行性的变性病，病因未明。延髓病变常损害疑核、舌下神经核及三叉神经脊束核，因此常有一侧或双侧的舌肌麻痹和萎缩，软腭、咽喉及声带麻痹。面部的感觉障碍常自近颈段的节段开始，而鼻尖及口唇部最后才受损。由于前庭核受损，常出现眼球震颤。

三、截瘫

（一）临床表现

从广义上看四肢瘫或两下肢瘫都叫截瘫，一般所谓截瘫多指两下肢瘫。截瘫按病变部位分为脑性截瘫、脊髓性截瘫、周围神经性截瘫。此处重点讨论脊髓性截瘫。脊髓横贯性损害时累及各传导束，表现为典型的截瘫，即损害平面以下双侧上运动神经元性瘫，肌张力增高，腱反射亢进，病理征阳性。如为急性损害可表现为"脊髓休克"。脊髓横贯性损害还表现为损害平面以下的各种感觉减退或丧失，伴以膀胱功能障碍为主的自主神经障碍。病损还会累及一段灰质，所以前角受损时表现为截瘫平面的上端有一段下运动神经元瘫痪的症状，表现为肌束颤动、肌肉萎缩和无力。慢性脊髓病变致痉挛性截瘫，除表现为上运动神经元性瘫外，还出现行走时两腿交叉，即剪刀步态。典型的脊髓半侧损害表现为一侧的肢体瘫痪。但临床上典型症状很少，多为双侧肢体受累，症状与截瘫类似，因为都是脊髓病，所以在此一起讨论。脊髓半侧损害也称脊髓半切征或称为布朗-塞卡（Brown-Sequard）综合征。它表现为病灶损害平面以下同侧肢体的上运动神经元瘫和深感觉障碍，对侧的痛、温觉障碍，在损害平面的上端同侧可有节段性的根性疼痛及感觉过敏带。不典型的病例虽为双侧症状，但常有两侧肢体受累的先后不同、受累的程度不同等特点，与脊髓横贯性损害有一定的区别。

（二）症状鉴别

1. **脑性截瘫** 由双侧大脑半球病变引起。旁中央小叶病变双侧旁中央小叶相距极近，容易同时受累，表现为双下肢远端的瘫痪、感觉障碍、排尿障碍，与脊髓截瘫相似，但其病变的上界一般不明显，尤其是感觉障碍无明确平面，再加伴有脑部的其他症状，如头痛、头晕等，可以鉴别。常见病因有大脑镰的肿瘤、大脑前动脉闭塞、上矢状窦血栓等。CT常可帮助明确诊断。

2. **周围神经性截瘫** 由双侧对称的脊神经损害引起。

（1）马尾病变：它为椎管内脊神经根的病变，症状也表现为两下肢瘫痪，但为下运动神经元性瘫，与圆锥病变相似，但它起病常从单侧下肢开始，有神经根的刺激性症状，如发作性的会阴部、股部或小腿部的疼痛，排便障碍常不明显。主要病因为椎管内的肿瘤、囊肿和脊蛛网膜粘连。

(2) 周围神经病变：如吉兰-巴雷综合征、多神经炎、糖尿病性神经炎等，它们也可表现为两下肢或四肢弛缓型瘫，但无传导束型感觉障碍，而是末梢型或神经干型的感觉障碍，一般无排便障碍。

3. 肌肉疾病 各种肌肉疾病常累及的是四肢，但多以下肢近端的肌肉为主，在疾病早期最被注重的往往是下肢无力，所以也类似截瘫，但不伴感觉障碍和自主神经障碍，应仔细检查鉴别。

(三) 定位诊断

1. 脊髓各节段损害症状

(1) 高颈髓（颈1~4）：出现损害平面以下各种感觉缺失，四肢呈上运动神经元性瘫痪，括约肌障碍，四肢和躯干多无汗。常伴有枕部疼痛及头部活动受限。颈3~5节段受损，将出现膈肌瘫痪，腹式呼吸减弱或消失。此外，如三叉神经脊束核受损则出现同侧面部外侧痛、温觉障碍，如副神经核受累，可见同侧胸锁乳突肌及斜方肌无力和萎缩。病变如向上累及延髓及小脑时，可出现吞咽困难、饮水呛咳、共济失调、眼球震颤，甚至呼吸循环衰竭而死亡。

(2) 颈膨大（颈5~胸2）：双上肢呈下运动神经元性瘫痪，双下肢呈上运动神经元性瘫痪，损害平面以下各种感觉缺失及括约肌障碍。可伴有双肩部及双上肢的神经根性疼痛。颈8、胸1受损时常出现霍纳征。上肢腱反射的改变有助于受损节段的定位。

(3) 胸髓（胸3~12）：胸4~5水平是血供较差最易发病的部位。损害时，平面以下各种感觉缺失，双下肢呈上运动神经元性瘫痪，有括约肌障碍；受损节段常伴有束带感。

(4) 腰膨大（腰1~骶2）：受损时出现双下肢下运动神经元性瘫痪，双下肢及会阴部各种感觉缺失，括约肌障碍；如损害平面在腰2~4则膝反射往往消失；在腰3~骶1则跟腱反射消失；如骶1~3受损则出现阳痿。

(5) 脊髓圆锥（骶3~5和尾节）：损害时出现会阴部及肛门周围感觉缺失，髓内病变可出现分离性感觉障碍，肛门反射消失和性功能障碍。脊髓圆锥为括约肌功能的副交感中枢，该处病变可出现充盈性尿失禁，还可出现阳痿。

2. 脊髓的横位定位

(1) 髓内病变：神经根刺激性症状相对少见，症状多为双侧。感觉障碍通常呈下行性进展，常出现分离性感觉障碍，受压节段支配的肌肉萎缩明显，括约肌功能障碍较早出现且程度严重。腰穿时椎管梗阻程度较轻，脑脊液蛋白含量增高不明显。

(2) 髓外硬脊膜内病变：神经根刺激或压迫症状发生率高，可能在较长的时间内是唯一的症状。脊髓损害常自一侧开始，早期多表现为脊髓半侧损害症状。感觉障碍呈上行性进展，受压节段肌肉萎缩相对不明显，括约肌功能障碍出现较晚，椎管梗阻程度较重，脑脊液蛋白含量增高明显，一般病程进展较慢。

(3) 硬脊膜外病变：可有神经根刺激征，但更多伴随局部脊膜刺激症状。脊髓损害的症状较晚发生，常出现在椎管已有明显或完全梗阻之后，感觉障碍亦呈上行发展，受压节段肌肉萎缩不明显，括约肌功能障碍出现较晚，脑脊液蛋白含量增高不显著。

（四）定性诊断

1. 急性起病

（1）脊髓炎性疾病

1）急性脊髓炎：是脊髓的非特异性炎症，以急性横贯性脊髓损害为特征。病前常有感染史，起病较急，于几小时至几天达高峰。病灶常位于胸段，表现为两下肢瘫，也可为颈段，出现四肢瘫并累及呼吸，也见于腰骶段。早期的截瘫常表现为脊髓休克状态，有明确的传导束型深浅感觉障碍，在损害平面有束带感。损害平面以下有自主神经损害症状，膀胱功能障碍较明显，早期常表现为尿潴留，随着脊髓休克的度过，逐渐形成尿失禁，椎管内一般无梗阻，蛋白和白细胞可以正常或轻度增高。经几个月时间大部分患者可基本痊愈，少部分会留有严重的后遗症。

2）急性硬膜外脓肿：由于其他部位的化脓性病灶通过血行而引起硬膜外脓肿。起病较急，伴高热和全身中毒症状，病灶相应部位的脊柱剧烈疼痛，且有明显压痛和叩击痛。神经系统早期症状常为剧烈的根性疼痛，继而出现截瘫。脑脊液蛋白含量增高，椎管梗阻明显。

3）急性化脓性脊髓炎：为脊髓化脓性炎症，容易形成脊髓脓肿。多继发于附近组织的化脓性感染、血源性感染和淋巴系统感染。病变多位于胸段，发病时先出现高热、寒战等全身感染中毒症状，继而出现脊髓的横贯性症状，早期为脊髓休克表现。脑脊液呈化脓样改变。

（2）脊髓前动脉闭塞：为急性起病，也可在数小时或数天内逐渐起病。其症状与急性脊髓炎类似，表现为截瘫，偶为单侧性，括约肌功能障碍，痛、温觉障碍常较轻。由于脊髓后索是脊髓后动脉血，所以深感觉保留，这种分离性感觉障碍是该病的特征。

（3）椎管内出血：根据出血的部位，椎管内出血可分为硬膜外、硬膜下、蛛网膜下隙及脊髓内出血。其原因为血管畸形、外伤、出血性疾病、抗凝血治疗的并发症等。硬膜外及硬膜下出血以外伤多见，临床表现为急、慢性的脊髓压迫症表现。脊髓蛛网膜下隙出血表现为突然的剧烈背痛，可有撕裂样神经根痛及暂时的轻瘫，脑脊液呈血性。脊髓内出血起病突然，发生剧烈的背痛，随之数分钟或数小时内出现病变水平以下的瘫痪、感觉丧失及大小便障碍，早期呈现脊髓休克，脑脊液呈血性。

2. 慢性起病

（1）脊髓压迫症：脊髓本身或周围组织的病变压迫脊髓所致脊髓横贯性损害者，称为脊髓压迫症。其临床表现的主要特点是进行性脊髓横贯性损害和椎管梗阻。引起脊髓压迫症的常见病因为脊椎病变，其中以脊柱结核最多见，其次是脊椎肿瘤，大多属转移性，其他为脊柱外伤，如脊椎骨折、脱位或椎间盘脱出；脊髓肿瘤系指椎管内的各种肿瘤。

（2）脊髓蛛网膜粘连：也称脊蛛网膜炎，因各种感染和理化刺激所引起。多为慢性病程，病变多累及脊髓数个节段或全长的蛛网膜。其囊肿型构成脊髓压迫症。粘连型累及神经根，出现下运动神经元瘫和多节段性感觉障碍。脑脊液常有梗阻现象和蛋白的明显增高，椎管造影可明确诊断。

（3）多发性硬化：是一个神经白质脱髓鞘性的自身免疫疾病，起病常在成年早期，具有一种迁延的、不规则的、有时是每况愈下的病程，常为缓解复发的病史。起病形式可急可缓，表现为多个神经部位的症状。视神经和脊髓联合病变在国内最常见，构成了视神经脊髓炎，临床表现为视力障碍，视神经萎缩和急性脊髓炎的表现。其诊断主要依据临床的多病灶和缓解复发的病史。

（4）运动神经元病：它是一组主要侵犯上、下两级运动神经元的慢性变性病，感觉系统不受侵犯。该病多于中年后起病，男多于女，主要临床表现为肌萎缩、肌力弱和锥体束征的不同组合而出现的不同的临床类型。肌萎缩性侧索硬化为最常见的一个类型，首发症状常在上肢远端，逐渐向近端发展，表现为上肢的肌肉萎缩和无力，但肌张力虽低，腱反射往往增高，并可引出霍夫曼征。在肌肉萎缩区可出现粗大的肌束颤动，患者自述为肉跳。双下肢常为上运动神经元损害征。可出现延髓麻痹。

（5）脊髓亚急性联合变性：它是由维生素 B_{12} 缺乏而引起的神经系统变性，主要病变在脊髓的后索、侧索，临床表现以深感觉缺失、感觉性共济失调及痉挛性截瘫为主，常伴有周围性感觉障碍。

（6）遗传性痉挛性截瘫：多呈常染色体显性遗传，大多在儿童期起病，主要表现为逐渐进展的下肢痉挛性瘫痪，呈剪刀步态，多数有弓形足，无感觉障碍。该疾病缓慢进展，晚期上肢和延髓也会受累。

3. 其他脊髓病

（1）放射性脊髓病：是由于应用放射线治疗恶性肿瘤时引起的脊髓病变，常有一段潜伏期（1个月~6年），起病可急可缓，常先表现为肢体的疼痛和麻木，症状持续进展，则出现受累平面以下的痛、温觉障碍和截瘫，深感觉常无改变。受累的脊髓节段可有前角受累的症状，表现为肌肉萎缩、反射减弱、肌束震颤等。放射治疗后出现脊髓受累的症状体征，为该病诊断的主要依据。

（2）肝性脊髓病：指肝硬化患者继门腔静脉吻合、脾肾静脉吻合术后或自然吻合后出现的脊髓病。多见于30~50岁男性，先表现为肝硬化的症状和体征，而后表现为反复发作的一过性意识障碍和精神症状（肝性脑病），最后出现脊髓受累。脊髓病变主要表现为锥体束障碍的症状和体征，即下肢出现不同程度的上运动神经元瘫痪。一般无感觉障碍和括约肌障碍。

（3）枕大孔区畸形：它为先天畸形病，常于成年起病，表现为双侧锥体束征、肢体感觉障碍、小脑性共济失调及后组颅神经症状。

四、四肢瘫

（一）临床表现

四肢瘫表现为两侧肢体的瘫，但两侧或上、下肢瘫痪程度可不一致。可由脑部的双侧病变、高颈髓的病变致四肢瘫，而多发性周围神经病和肌肉肌病也可致肢瘫，此处主要讨论后两类的四肢瘫。多发性周围神经病导致的瘫痪多为两侧对称，表现为下运动神经元损害、肌张力减低、腱反射减弱或消失和肌肉萎缩，尤其在慢性周围神经病变时肌萎缩特别明显。它常伴末梢型感觉障碍，表现为手套、袜子样的痛觉减退；还伴有自主神经损害，表现为皮肤、毛发和泌汗的障碍。肌肉疾病所累及的四肢瘫常以近端为主，往往伴有明显的躯干肌肉无力，如颈肌不能支撑头部。它也表现为肌张力的减低，也可因肌无力表现为腱反射减弱，肌肉可出现萎缩，也可表现为假性肥大。它不伴客观的感觉障碍和自主神经障碍，可以有肌肉压痛。

（二）症状鉴别

1. 双侧脑部病变　由双侧大脑半球或脑干病变引起，实际上是双侧偏瘫或双侧的交叉瘫，所以四肢都受累，表现为上运动神经元性瘫痪，但临床常表现为两侧病变起病先后不同，症状轻重不同，伴有假性延髓性麻痹症状，患者还常有意识障碍、精神障碍或痴呆等脑的症状。一般认为由各种脑部的血管病、炎症、变性病或肿瘤引起。

2. 颈髓病变　它可累及四肢，两侧症状常为对称。脊髓病变常有明确的感觉平面和以膀胱功能障碍为主的自主神经功能障碍，已在截瘫中论述，这是与其他部位病变造成四肢瘫痪的主要区别。

(三) 定位诊断

1. 末梢型神经损伤　表现为四肢远端对称性的运动、感觉和自主神经障碍，以手套、袜子样的痛、温觉障碍为其特点，伴有深感觉障碍、下运动神经元性的瘫痪及皮肤、泌汗改变。

2. 脊神经根型　为两侧不对称性下运动神经元瘫痪，常伴有根性痛，拉塞克征阳性，感觉障碍呈节段型的或末梢型的，常伴自主神经障碍，大小便障碍较少。

3. 肌肉病变　表现为弛缓性瘫痪，腱反射常减弱，无病理反射，无感觉障碍和自主神经障碍。瘫痪常以四肢近端及躯干为主，可以有肌肉萎缩，假性肥大是肌营养不良的特征性表现。

(四) 定性诊断

1. 急性起病

(1) 急性感染性脱髓鞘性多发性神经根神经病 (AIDP)：也称吉兰-巴雷综合征。它是由免疫异常引起的周围神经脱髓鞘性疾病。该病在青年和儿童多见，四季都可发生，以夏、秋两季较多。病前常有感染史，呈急性起病，1~2周达高峰，其突出表现为四肢对称性下运动神经元性瘫痪，常由下肢开始，起病后可很快累及呼吸肌而危及生命。感觉障碍常较轻，以手套、袜子样的痛觉减退和神经根的刺激性症状为主。半数以上病例出现颅神经障碍，多为双侧，各颅神经均可受累，以面神经和舌咽迷走神经最多见，导致面瘫和吞咽障碍，自主神经可受累，出现多汗或少汗，皮肤营养障碍，偶有大小便障碍。它可影响心脏，引起心动过速。脑脊液有蛋白细胞分离现象。

(2) 周期性瘫痪：也称为低钾性麻痹，它主要由于血清钾的降低而引起骨骼肌麻痹。本病呈反复发作，每次可持续几小时至几天，主要表现为四肢近端为主的瘫痪，一般不累及头面部肌肉，无感觉障碍，发作时血清钾的明显降低为本病特征。该病可由遗传引起，也可为甲状腺功能亢进、醛固酮增多症、肾小管酸中毒、利尿等引起。

2. 亚急性起病

(1) 多发性神经炎：也称末梢神经炎。表现为肢体远端的运动、感觉和自主神经障碍。其病因很多，如感染、代谢、中毒、变态反应、肿瘤等。

(2) 脊髓灰质炎：也称小儿麻痹它为脊髓前角细胞病毒感染所致的下运动神经元性瘫痪，有时表现为四肢瘫，但常为单瘫或不对称性的瘫痪。

3. 亚急性起病伴反复发作　重症肌无力，它是神经肌肉传递障碍的获得性自身免疫性疾病。其临床特征为横纹肌的病态疲劳，表现为晨轻晚重，劳累后加重，休息后减轻。眼外肌受累是最常见的一个类型，表现为单侧或双侧眼睑下垂、眼球活动障碍，咽肌、咀嚼肌也可受累，全身型表现为四肢无力，重症者可出现呼吸肌麻痹。临床诊断除典型表现外，可经疲劳试验或药物试验确诊。注射新斯的明或依酚氯铵症状可明显缓解，肌电图的衰减改变为客观指标。

4. 慢性起病

(1) 脊髓性脊肌萎缩症：它为运动神经元病的一个类型，表现为肢体对称性的下运动神经元性瘫痪，有典型的肌束震颤为该病的特征。

(2) 多发性肌炎：本病是以骨骼肌的间质性炎症和肌纤维的变性为特征的疾病。一部分伴有皮肤病变，即称为皮肌炎。本病可能与自身免疫有关，也可由肿瘤和结缔组织病引起。该病女性多见，起病隐袭，常伴有低热和关节痛。表现为以肢体近端和躯干肌瘫痪为主的症状，肌肉压痛明显，肌肉萎缩出现较晚。急性期可见血清肌酸磷酸激酶和免疫球蛋白增高，尿中肌蛋白出现，肌酸增加。肌电图和肌肉活检有助于诊断。

(3) 肌营养不良症：是一组由遗传因素所致的肌肉变性病，表现为不同分布、程度和进行速度的骨骼肌无力和萎缩，也可涉及心肌。分多个型：①假肥大型（Duchenne 型），为儿童中最常见的一类肌病，属性连锁隐性遗传，均影响男孩，常于 3~4 岁起病，表现为缓慢进展的下肢无力，行走缓慢，不能奔跑，易绊倒，行走时呈"鸭步"；②肢带型，呈常染色体隐性遗传，各年龄均可发病，但以 10~30 岁多见，临床主要表现为骨盆带和肩胛带肌肉萎缩和无力，进展较慢，通常至中年时才出现运动的严重障碍；③面肩肱型，性别无差异，为成年人中最常见的肌营养不良症，通常在青春期起病，首先影响面部和肩胛带肌肉，呈现特殊的"肌病面容"；④眼肌型，表现为持续性、缓慢进展的眼外肌麻痹。

五、单瘫与多肢瘫

（一）临床表现

一个肢体的瘫痪称为单瘫。单瘫可由大脑皮质病变引起，也可由脊髓半侧损害所致，更多地为脊髓的前角、周围神经病所引起的下运动神经元性瘫痪。后者为此处重点讨论的内容。由于周围神经为混合性神经，所以常伴有相应区域的感觉障碍。多个不对称的肢体瘫痪称为多肢瘫，它常由几个单瘫的肢体组合而成，一般均为下运动神经元性瘫痪。

（二）症状鉴别

1. **皮质性单瘫** 支配上、下肢及头面部的运动中枢在中央前回的皮质有个较广泛的区域，因此各种病变常累及其一段，表现为上运动神经元性瘫痪，比如中央前回中段的病变表现为对侧上肢的运动障碍。其临床症状往往是以某一肢体为主的偏瘫，早期常有局灶性癫痫的症状，常伴瘫痪部位的感觉障碍，它的界限不明确，甚至累及整个半身。皮质性单瘫可由大脑半球的血管病、肿瘤、炎症、外伤等引起。

2. **脊髓半侧损害** 胸段的脊髓半侧损害可出现同侧下肢的上运动神经元性损害，常伴同侧的深感觉障碍和对侧下肢的痛、温觉障碍，即布朗-塞卡征。临床症状一般不典型，常为不对称性的两下肢症状，其病因为脊髓的各种原因病变，可参阅截瘫内容。

3. **骨、关节病变** 如肩周炎、髋关节结核、膝关节病变等，均可影响肢体的运动。但它们并不表现为肌肉的无力，而是由于疼痛、关节活动障碍所致的运动障碍，应给予鉴别。

（三）定位诊断

1. **脊髓前角** 表现为下运动神经元性瘫痪，可累及单个肢体或多个肢体，慢性病变可出现肌束震颤，表现为肌肉中少数肌纤维的非节律性不自主收缩，患者感觉该处有肌肉跳动感。前角病变一般不伴根性痛，无感觉障碍。

2. **前根** 呈节段性分布，偶有肌束颤动。前根损害的病因大多继发于脊髓被膜或脊椎骨质的病变，因此后根也常同时受损，出现根性疼痛或节段性感觉障碍。

3. **神经丛** 神经丛是运动和感觉的混合神经，因此损害后瘫痪与相应的神经丛相关，常为单肢瘫，表现为肌张力低、腱反射减弱及肌肉萎缩，伴相同区域的感觉障碍。臂丛损害出现上肢的瘫痪，腰丛主要支配股肌和大腿肌群，而骶丛支配小腿肌群和臀部肌群。

4. **神经干** 为混合神经，损伤后常表现为肌群的瘫痪，如桡神经支配腕伸肌群，损伤后出现腕关节下垂，同时伴有该神经支配的皮肤感觉障碍。神经干损伤多为外伤性，本身病变以神经炎为多。

(四) 定性诊断

1. 急性起病

（1）脊髓灰质炎：为脊髓前角的病毒感染性疾病。患者多为儿童，故又称小儿麻痹。临床表现为早期出现一般感染症状，如发热、头痛等，经1~3天病毒侵入神经系统后再度出现感染症状和脊髓前角细胞受累症状。肢体呈弛缓性瘫，多发生在下肢；在一侧时，各肌组受累的程度不一致；双侧时，可能不对称。若累及三肢、四肢，程度也不完全一致，感觉和排便正常。早期脑脊液表现为蛋白细胞的轻度增高。

（2）臂丛神经麻痹：外伤是其主要病因，炎症也可累及，表现为肩关节下垂、上臂呈内收内旋、前臂伸而旋前的姿势，伴上肢桡侧皮肤感觉减退。

（3）周围神经麻痹：指上、下肢单发的周围神经瘫痪，最常见的原因是外伤和血液循环障碍，有的原因不明。表现为与该神经相关的肌群瘫痪和斑片样的感觉障碍。其神经的定位可根据损伤的肌群与神经的关系及皮肤感觉障碍区与神经的关系判断为某神经的损伤。

2. 亚急性或慢性起病

（1）脊柱疾病颈椎病：腰椎间盘突出、脊柱裂和脊椎骨质增生、脊柱的肿瘤与结核均可压迫神经根，出现单个肢体瘫痪。

（2）前斜角肌和颈肋综合征：也称胸出口综合征，由臂丛下干和锁骨下动脉被前或中斜角肌、颈肋等压迫所致的症状，主要表现为由肩胛向下放射到手的尺侧和上肢的疼痛，手肌萎缩。也因锁骨下动脉和静脉的压迫出现脉搏的改变、远端发绀、水肿、苍白、静脉怒张等症状。

（3）其他椎管内病变：①脊髓蛛网膜炎，也称脊髓蛛网膜粘连，可累及神经根造成根性的瘫痪节段感觉障碍。②脊髓空洞症，最常累及的是后角细胞，造成节段性感觉障碍，也可累及前角细胞，出现下运动神经元瘫痪。

（4）运动神经元病：常为四肢瘫，但其早期也可为单肢开始，表现为单瘫的症状。

瘫痪的治疗主要靠病因治疗和自然恢复，另外可加康复治疗促进恢复。

（林勤郁）

第五节　共济失调

一、概念

因小脑、本体感觉和前庭功能障碍引起的运动不协调和笨拙称共济失调。特点为患者肌力正常，但四肢、躯干及咽喉肌运动不协调，引起姿势、步态和语言障碍。

共济运动依靠小脑、深感觉、前庭和锥体外系统的参与完成。损害小脑、深感觉、前庭和锥体外系均可出现共济失调。

小脑主要参与完成精巧动作。当大脑皮质每发出一次随意运动的指令时，小脑同时发出制动性冲动，协调大脑完成准确的运动或动作。临床上共济失调分为小脑性、大脑性、感觉性和前庭性。

二、分类和表现

（一）小脑性共济失调

小脑是皮质下重要的运动调节中枢，与大脑皮质、前庭、脊髓联系密切。古小脑（绒球小结→前庭神经核→前庭小脑）维持躯体平衡及眼球运动；旧小脑（蚓部→脊髓→脊髓小脑）维持躯体平衡；新小脑（半球→大脑皮质→皮质小脑）维持肢体协调运动。小脑不能直接产生运动性冲动，起到调节下行运动系统的作用。

1. 病变部位　包括原始小脑、小脑核团、新小脑。

2. 临床表现

（1）姿势和步态的异常：主要见于躯干性共济失调（姿势性共济失调），小脑蚓部病变。即站立不稳、步态蹒跚、两足远离叉开、左右摇晃不定，并举起上肢以维持平衡。损害上蚓部易向前倾倒，损害下蚓部易向后倾倒，损害小脑半球时行走向患侧倾斜。严重躯干共济失调者难以坐稳。

（2）协调运动障碍：①随意运动的协调性障碍，上肢较下肢重，远端比近端重，完成精细动作较粗大动作困难。在动作的初始和终止时明显表现出运动的速度、节律、幅度和力量不平衡。②辨距不良，两点间的距离辨别不清。③意向性震颤，手或手指运动指向目标时震颤明显。④协同不能，不能协调地完成复杂的精细动作。⑤轮替运动异常。⑥书写障碍，笔画不匀，字愈写愈大。以上运动异常组成典型的小脑笨拙综合征。

（3）言语障碍：因发音器官的唇、舌、喉肌共济失调所致。①吟诗样语言，说话缓慢，含糊不清，声音断续、顿挫。②爆发性语言，声音呈爆发性。

（4）眼运动障碍：①眼球运动肌的共济运动失调引起粗大的共济失调性眼球震颤。损害与前庭的联系时，可产生双眼来回摆动。②下跳性眼震，偶见。③反弹性眼震，偶见。

（5）肌张力减低：①不能维持姿势或体位，较小的力量可使肢体移动，运动幅度增大，行走时上肢摆动的幅度增大，腱反射呈钟摆样。②常见疾病，急性小脑病变。③回弹现象，患者前臂在抵抗外力收缩时，如果外力突然撤去，患者前臂不能立即放松，出现不能控制的打击动作。

（二）大脑性共济失调

额桥束和颞枕桥束联系大脑的额、颞、枕叶和小脑半球，损害时出现共济失调，但大脑性共济失调不如小脑性共济失调症状明显，较少出现眼球震颤。

1. 额叶性共济失调

（1）病变部位：额叶或额桥小脑束。

（2）临床表现：同小脑性共济失调，如步态不稳、向后或向一侧倾倒、体位性平衡障碍；对侧肢体共济失调，腱反射亢进、肌张力增高、病理反射阳性，或额叶损害的精神症状、强握反射和强直性跖反射等。

2. 顶叶性共济失调

（1）病变部位：顶叶。

（2）临床表现：对侧患肢共济失调，闭眼时症状明显，深感觉障碍呈一过性或不严重；损害两侧旁中央小叶后部时双下肢感觉性共济失调及大小便障碍。

3. 颞叶性共济失调　较轻，早期不易发现，可一过性平衡障碍。

（三）感觉性共济失调

1. 病变部位　脊髓后索损害引起深感觉障碍，不能辨别肢体的位置及运动方向，重要的反射冲动丧失。

2. 临床表现

（1）站立不稳。

（2）迈步不知远近，落脚不知深浅。常目视地面，黑暗处步行更加不稳。

（3）特点：通过视觉辅助症状可减轻，睁眼时共济失调不明显，闭眼时明显。闭目难立征阳性，当闭眼时身体立即向前后左右各方向摇晃，幅度较大，甚至倾倒；检查音叉震动觉及关节位置觉缺失。

（四）前庭性共济失调

1. 病变部位　损害前庭引起身体空间定向功能丧失所致。

2. 临床表现

（1）平衡障碍为主，当站立或步行时躯体易向病侧倾斜，摇晃不稳，沿直线行走时更为明显，头位改变则加重症状。

（2）四肢共济运动：多正常。

（3）特点：眩晕、呕吐、眼球震颤明显，双上肢自发性指误。

（4）前庭功能检查：内耳变温（冷热水）试验或旋转试验反应减退或消失。

（5）病变越接近内耳迷路，共济失调症状越明显。

（黄丹翙）

第六节　不自主运动

一、概念

意识清醒的状态下，出现不能自行控制的骨骼肌异常运动称不自主运动。睡眠时停止，情绪激动时增强。

二、病变部位

病变部位在锥体外系。锥体系以外与协调运动相关的结构和下行通路，包括基底节、小脑及脑干中诸多核团均为锥体外系。

三、解剖与生理

（一）神经环路

基底节调节运动功能的主要结构基础是纹状体与运动皮质之间的神经环路。包括：

1. 皮质→新纹状体→苍白球（内）→丘脑→皮质回路。
2. 皮质→新纹状体→苍白球（内）→丘脑底核→苍白球（内）→丘脑→皮质回路。
3. 皮质→新纹状体→黑质→丘脑→皮质回路。

（二）神经递质

各种神经递质如谷氨酸、多巴胺和γ-氨基丁酸等共同实现其间的联系与功能平衡。

四、临床症状

（一）静止性震颤

1. 概念　指静止时主动肌与拮抗肌交替收缩引起的节律性颤动，多见于帕金森病。
2. 颤动频率　4~6次/秒。
3. 特征性体征　静止时出现，紧张时加重，随意运动时减轻，睡眠时消失，手指震颤如搓丸状；发生部位：手指、四肢、下颌、唇、颈部等。

（二）肌强直

肌强直或称强直性肌张力增高。帕金森患者的伸肌和屈肌张力均增高，出现铅管样强直，即向各方向被动运动遇到的阻力相同；齿轮样强直震颤时，被动运动遇到的阻力断续相间。

（三）舞蹈症

1. 概念　肢体及头面部出现迅速、无节律、不规则、粗大的不能随意控制的动作称为舞蹈症。
2. 临床表现　出现转颈、耸肩、挤牛奶样抓握（手指间断性屈伸）、摆手和伸臂等舞蹈样动作。可有扮鬼脸动作，上肢较重；肢体张力低，步态不稳且不规则。重者舞蹈样步态即从一侧向另一侧快速粗大的跳动。
3. 加重或缓解因素　随意运动或情绪激动时加重，安静时减轻，睡眠时消失。
4. 常见疾病　小舞蹈病、亨廷顿（Huntington）舞蹈病、神经安定剂（吩噻嗪类、氟哌啶醇）等药物诱发的舞蹈症。偏侧舞蹈症是局限于身体一侧的舞蹈症，在脑卒中、肿瘤等患者中常见。

（四）手足徐动症

1. 概念　指出现肢体远端游走性的肌张力增高或减低的手足徐动动作。
2. 临床表现　手足缓慢如蚯蚓爬行的扭转样蠕动，手指缓慢逐个相继屈曲；伴有肢体远端过度伸张如腕过屈、手指过伸，奇怪的姿势和动作；可伴有异常舌运动的怪相、发音不清等。
3. 常见疾病　神经系统变性疾病中最常见，如 Huntington 舞蹈病、威尔逊氏症、苍白球-黑质色素变性（Hallervorden-Spatz）病等；偏侧手足徐动症多见于脑卒中疾病。

（五）偏身投掷运动

1. 临床特征　粗大的无规律的跨越和投掷样运动。
2. 病变部位　对侧丘脑底核及与其联系的苍白球外侧部急性损害，如梗死或小量出血。

（六）肌张力障碍

1. 概念　由于异常肌收缩引起缓慢扭转样不自主运动或姿势异常。
2. 常见疾病　Huntington 舞蹈病、威尔逊氏症、帕金森综合征、Hallervorden-Spatz 病、吩噻嗪等药物中毒。

（七）扭转痉挛

1. 概念　扭转痉挛又称扭转性肌张力障碍，因身体同时收缩某一部位主动肌和拮抗肌，导致姿势固定，特点为躯干和肢体近端扭曲。
2. 临床表现　手过伸或过屈、头侧屈或后伸、足内翻、躯干屈曲扭转、眼睛紧闭及固定的怪异表情，依靠支撑站立和行走。

3. 常见疾病　原发性遗传性疾病，如早期 Huntington 舞蹈病、Hallervorden-Spatz 病等，或继发于产伤、脑炎、核黄疸等。

（八）痉挛性斜颈

痉挛性斜颈或称局限性肌张力障碍，是扭转性肌张力障碍变异型。由于颈部肌肉痉挛性收缩，头部不自主地缓慢转动和弯曲。

（九）抽动秽语综合征

1. 发病年龄　儿童多见。
2. 临床表现　面部肌肉突发性快速无目的重复性抽动，逐渐耸肩、扭颈等；伴有不自主发声（发音肌抽搐），或伴有秽语，频繁者一日十几次至数百次抽动，症状的程度呈波动性变化。

（黄丹翎）

第七节　认知障碍

认知（cognition）是理解和认识的技能，是作出判断和决定的能力，它包括记忆力、定向力、创造力、计划和组织能力、解决问题的能力、抽象思维能力和灵活性。脑的损害可出现认知功能的障碍（cognitive disturbance）。认知障碍的内容非常广泛，本节仅介绍轻度认知损害（mild cognitive impairment，MCI）和痴呆（dementia）。

一、轻度认知损害

轻度认知损害是1982年 Reisberg 等在编制认知功能障碍分级量表即总体衰退量表（global deterioration scale，CDS）时首次使用的，他们将认知功能和社会职业功能有轻度损害，但日常生活无明显影响的老年人归为 MCI 患者。也可认为 MCI 是正常衰老与痴呆间之间的过渡状态。

针对老年人痴呆前状态的认知障碍，曾经有很多术语，如年龄相关记忆损害（age associated memory impairment，AAMI）、年龄相关记忆减退（age related memory decline，ARMD）、年龄相关认知减退（age related cognitive decline，ARCD）、良性老年遗忘（benign senescent forgetfulness，BSF）、非痴呆认知损害（cognitive impairment no dementia，CIND）、轻度认知障碍（mild cognitive disorder，MCD）、轻度神经认知障碍（mild neurocognitive disorder，MND）、可疑痴呆（questionable dementia，QD）、亚临床认知损害（subclinical cognitive impairment，SCD）等。现基本统一为 MCI。

（一）诊断

Petersen 等（1999）首先提出 MCI 临床诊断标准，包括："有记忆减退的主诉，有记忆减退的客观证据，总体认知功能未受影响，日常活动能力正常和非痴呆"5个方面。其作为遗忘型 MCI 的诊断标准，目前仍然得到广泛应用。Petersen 于2004年对 MCI 诊断标准作了修订并进一步提出 MCI 可以区分为四个亚型。同年 MCI 国际工作组提出了 MCI 广义诊断标准及诊断流程，诊断标准包括：①认知功能障碍，但未达到痴呆的诊断标准（不符合DSM-Ⅳ和ICD-10的痴呆诊断标准）；②认知功能衰退：患者和（或）知情人报告且客观检查证实存在认知损害，和（或）间隔一段时间检查发现有认知功能减退的证据；③基本日常生活能力保持正常，复杂的工具性能力可有轻微受损。该标准不再强调记忆损害作为 MCI 的诊断必备条件，并提出复杂工具性能力在 MCI 患者中的变化。值得注意的是它提到了随访的重要性。欧洲阿尔茨海默病协会（EADC）MCI 工作小组确立的 MCI 概念及诊断程序与上述标准相似。

最近的研究认为阿尔茨海默病（AD）诊断可以划分为三个阶段，第一阶段是"临床前 AD（preclinical AD）"，患者已经有生物学指标改变，是最早期的信号，在这个阶段，还没有临床诊断标准；第二阶段是"AD 型 MCI 或预期发展为 AD 的 MCI（MCI due to AD）"，患者的记忆和思维能力的轻度改变，能够被观察到，被评估，但是，日常生活和功能没有损害；第三阶段是"AD 型痴呆（Dementia due to AD）"，患者的记忆、思维和行为症状已经损害患者的日常生活和功能。

2011 年出版的美国国立衰老与阿尔茨海默病协会推荐的 MCI 诊断标准，将 MCI 诊断标准区分为核心临床标准（core clinical criteria）和临床研究用标准（clinical research criteria），后者结合了生物学指标，仅用于发病机制和药物临床试验的研究中。由于生物学指标不是每个单位都容易获得，因此临床研究用标准还不能推广普及。

临床研究用 MCI 标准将 MCI 分为 3 种类型：

1. 很可能发展为 AD 的 MCI　符合 MCI 核心临床标准，同时，分子生物学指标和神经损伤指标均呈阳性，该患者发展为 AD 有"最高的可能性"，因此，这部分患者称为"很可能发展为 AD 的 MCI"诊断。

2. 有可能发展为 AD 的 MCI　符合 MCI 核心临床标准，反映 Aβ 沉积的指标阳性而未检测到神经损伤，或者相反，神经损伤指标阳性而反映 Aβ 沉积的指标未检测到。由于生物学指标检测不全，随着时间推移发展为 AD 的可能性是中等的，因此这部分患者被称为"有可能发展为 AD 的 MCI"。

3. 不发展为 AD 的 MCI　反映 Aβ 沉积和神经损伤的指标均为阴性，未来发展为 AD 的可能性最低，但是，这种 MCI 患者仍然有患 AD 的可能性，其病因值得进一步研究。

（二）检查与随访

MCI 的核心问题是能否衍变为老年痴呆，因此临床检查与各种辅助检查均十分必要。

1. 认知检查　在神经心理检查中，情景记忆的延迟记忆（而不是即刻记忆或长时记忆）损害是最具 AD 预测价值的指标，是 AD 前驱期核心症状。目前用来评估情景记忆的常用方法有：听觉词语学习测验（auditory verbal learning test，AVLT）、逻辑记忆测验（logical memory，LM）、Rey-Osterrieth 复杂图形测验（complex figure test，CFT）、词语配对联想学习测验、韦氏记忆测验修订版（Wechsler Memory Scale Revised，WMS-R）等。根据这些量表的检查结果，各国和各作者报道的 MCI 发生率和转化率均有不同。例如，60 岁以上的 MCI 发生率为 5.3%~24.3%，年转化为老年痴呆的发生率为 3.0%~15.3%。

2. 神经影像学检查

（1）皮层厚度测量可精确反映全脑皮层厚度的变化，随着 MCI 向 AD 的进展，脑皮层厚度越来越薄，在颞叶区的变化最为显著，健康老年人>MCI>AD 患者。使用皮层厚度测量方法获得的皮层萎缩的定量指数为 AD 的诊治提供了重要的衡量指标。研究显示，与年龄相关的灰质丢失主要发生在前额叶、颞叶中部和纹状体皮层等。横向和纵向像素形态分析方法（voxel based morphometry，VBM）显示正常衰老过程中，额叶和顶叶灰质的年丢失率分别为 0.38% 和 0.55%，颞叶和枕叶灰质的年丢失率分别为 0.31% 和 0.09%。Chetelat 等报告，MCI 患者全脑灰质年丢失率处于正常老年（<1%）和 AD 患者（5.3±2.3%）之间。Karas 等应用 VBM 对 MCI 患者进行随访，发现 3 年后有 46% 的患者发展为 AD，颞中叶

萎缩是转化为 AD 患者的特点，左侧颞叶及左侧顶叶皮层萎缩是预测转化的独立因素。在 MCI 阶段若出现扣带后回、海马体尾部、颞顶叶、楔前叶等部位皮层萎缩，提示该 MCI 患者易转化为 AD。因此，应用 VBM 可以早期预测哪些 MCI 患者能向 AD 转化，早期进行干预，从而能抑制 AD 的发生。

（2）功能性磁共振成像（fMRI）：与正常相比，MCI 患者完成任务时主要激活了海马、后扣带回、后侧颞顶区域等，这与 AD 的典型病理改变一致。类似的结果也在 AD 高危基因 ApoEε4 携带者中发现。因此，海马及其他与 AD 发病相关的脑区激活模式的改变，可能是预测老年人认知状态连续变化的指标。

（3）磁共振波谱（MRS）：MRS 可对活体组织进行准确、无创的检查，可用于研究脑的生化及代谢方面变化，从而提高对 MCI 病理生理的认识。AD 及 MCI 中代谢的主要评价指标是 N-乙酰天冬氨酸（NAA）、肌醇（MI）、胆碱类化合物和肌酸。一般认为，灰质 NAA 水平反映了神经元缺失和代谢状态的改变，白质内 NAA 浓度减低反映轴索损伤。NAA 浓度改变也可用于反映不同疾病状态下神经元数量的变化，在神经元受损伤的疾病中均可出现 NAA 浓度的降低。因此，NAA 下降在 MCI 的诊断中有重要的价值。MI 主要存于神经胶质细胞中，是维持神经胶质细胞渗透压的物质，并被认为是神经胶质细胞的标志。大多数研究发现 MCI 患者的大脑半球脑组织存在广泛的 NAA 含量减少，MI 含量增加，与正常老年组相比差异具有统计学意义。

（4）扩散张量成像（DTI）：能够用三维空间描述组织的各向异性特点，精确地显示白质纤维走行方向、纤维束的密度以及髓鞘的厚度。在认知病变的早期，DTI 有望为临床早期发现病灶以及病程监测和疗效评估等提供新的依据。在正常脑老化者，DTI 的异常出现于额叶特别是额叶白质、扣带前回和胼胝体膝部，而对于 AD 患者，DTI 的异常则集中表现在海马旁回、颞叶白质、胼胝体压部和扣带后回等后部区域，MCI 的 DTI 异常表现与 AD 的类似，均在后部区域显示异常信号。

（5）单光子发射计算机体层摄影（SPECT）：有研究显示，顶叶、后扣带回低灌注是 MCI 进展为 AD 的危险因素，并认为进展型轻度认知功能损害（PMCI）与稳定型轻度认知功能损害（SMCD）在 SPECT 显像中存在不同的灌注缺损模式，这一发现可能有助于 AD 的早期诊断。

（6）正电子发射体层摄影（PET）：PET 是一种借助于扫描放射性示踪剂在人体内的活动，获取细胞活动或代谢的信息，并用以成像的核医学手段。应用分子影像技术，以 β 淀粉样蛋白标记观察 AD 和 MCI 的变化是近年的热点。

3. 事件相关电位（ERP）　ERP 指人注意到某客体并对其进行高级认知加工（如思维、情感、记忆、判断）时记录下来的认知脑电位。研究表明，MCI 和正常老年人的听觉 ERP，包括刺激前准备电位（RP）、刺激后诱发电位（P50、N100、P200、N200 和 P300）和反应时间，以及对刺激反应的准确程度均相当，尽管 MCI 组反应时间有增加趋势，但两者差异无统计学意义；MCI 组 P50、P300 潜伏期都比对照组明显延长，P50 的波幅也增加，表明 MCI 老年人部分脑诱发电位（RP、N100、N200 和 P200）有健康老年人的特点，其他改变（P300 潜伏期延长，反应时间变慢）则类似于 AD 患者。

4. 生物学指标检测　MCI 的血液学检查的目的是识别可逆性病因，一般认为痴呆病因中 8% 部分可逆，3% 完全可逆。生物学指标检测包括脑脊液 Tau、Aβ、Aβ 前体蛋白和胆碱乙酰转移酶活性等。

综上各种用于 MCI 的检查方法，各有优缺点和实用价值，现比较如表 2-3。

表 2-3 各种 MCI 检查方法的优点和缺点

类别	指标	优点	缺点
认知测验	情景记忆如词语延迟回忆、故事延迟回忆、联想学习；语义记忆如语义流畅性、名人面孔识别；执行功能如心理加工速度	易接受、易获得	临床前患者不够敏感
结构影像学	MRI 容积测量；颞叶内侧视觉评估量表；脑萎缩程度；弥散加权 MRI	易接受、较高敏感性	特异性偏低
功能影像学	SPECT 扣带回和左额叶区血流量、PET 颞顶叶区葡萄糖代谢、fMRI、功能网络分析	易接受、较高敏感性	特异性偏低
分子影像学	PIB-PET 等	敏感性和特异性高	费用高，设备依赖
电生理学检查	EEG 反映的 θ、α、β 活动，事件相关电位	易接受、易获得	敏感性和特异性偏低
脑脊液检查	Aβ 与 tau 蛋白检测	敏感性和特异性高	创伤性，接受差

（三）治疗

MCI 的治疗分为药物治疗和非药物治疗。增加 MCI 患者的脑力劳动和体力活动，均能够有效地降低患 AD 的危险性。俄勒冈州老年病研究所一项 5 年随访研究发现，不管是加强智能训练还是体能训练，MCI 患者进展为痴呆的危险性均下降。所以，临床治疗与家庭康复都应将两者有机结合。

有大量的临床试验研究是将一些用于治疗 AD 的药物也用于 MCI 治疗。这些药物包括乙酰胆碱酯酶抑制剂（AChEI）、抗谷氨酸能药物、益智药、抗氧化剂、抗炎药物、中医治疗和理疗等。荟萃分析 AChEI 治疗 MCI 的 4 项经典研究，发现药物治疗组的转化率为 15.4%，安慰剂对照的转化率为 20.4%，两组之间有显著差异。常用的药物有石杉碱甲、银杏叶片、多奈哌齐（安理申）、卡巴拉汀、加兰他敏等。

二、痴呆

痴呆（dementia）是一种综合征，代表在意识清醒状态下的持续性全面的智能，包括记忆、语言、视空、人格异常、认知能力的降低，常伴行为和感知异常，表现为判断力、分析能力、综合能力和解决问题能力的全面衰退和社会交往、日常生活能力减退甚至是不能。

痴呆的发病率随人口的老龄化而逐步增高，在整个人群中，痴呆的发病率为 4%~5%。我国资料显示，55 岁以上人群患病率为 2.67%~4.6%，65 岁以上为 4.3%~7.3%。80 岁以上的老年人中痴呆的患病率高达 20%~25%。95 岁以上的人群中几乎 50% 为痴呆，因此早期认识、诊断和治疗痴呆，开展积极的防治十分重要。

（一）分类

痴呆是复杂的临床综合征，分类方法很多，现就病变部位、病因、可治性程度及伴或不伴其他体征进行分类。

1. 按引起痴呆的部位分类

（1）皮质性痴呆：①阿尔茨海默病；②额颞叶痴呆。

（2）皮质下痴呆：①帕金森病、进行性核上性麻痹（Steel-Richardson-Olzewsi 综合征）、弥漫性 Lewy 体病、肝豆状核变性、脊髓小脑变性、原发性基底节变性等；②间脑肿瘤、正常压力性脑积水；③脑白质病变，如多发性硬化、海洛因脑病、中毒性脑病（CO 中毒、鱼胆中毒）、HIV 脑病等；④皮质下血管病，如腔隙状态，皮质下动脉硬化性脑病，海马、丘脑或额叶底部等特殊部位脑梗死。

（3）混合型痴呆：①多发性脑梗死性痴呆；②蛋白粒子病，包括克雅二氏病、库鲁病等；③麻痹性痴呆；④脑脓肿、脑寄生虫病等；⑤中毒和代谢性脑病，包括药物、工业中毒，全身性疾病，维生素B_{12}缺乏，席汉病，桥本脑病等。

（4）其他：脑外伤后综合征、脑肿瘤，以及抑郁症所致之假性痴呆综合征。

2. 按病因分类

（1）变性性疾病：包括：①阿尔茨海默病；②额颞叶痴呆、皮克氏病；③路易体病；④关岛型帕金森病-肌萎缩侧索硬化-痴呆综合征；⑤进行性核上性麻痹；⑥运动神经元病；⑦亨廷顿病；⑧苍白球黑质变性；⑨成人型家庭黑蒙痴呆综合征（Kuf disease）；⑩异染性脑白质营养不良；⑪原发性丘脑变性；⑫原发性基底节钙化。

（2）血管性疾病：①多发梗死性痴呆（MID）；②大面积脑梗死性痴呆；③腔隙状态；④皮质下白质脑病（BD）；⑤脑淀粉样血管病；⑥结节性多动脉炎；⑦颞动脉炎；⑧复合型血管性痴呆（≥2种上述病因）。

（3）神经系统损伤：①拳击性痴呆；②闭合或开放性脑外伤；③脑缺氧；④蛛网膜下隙出血；⑤一氧化碳中毒。

（4）感染：①艾滋病并发痴呆；②克-雅病；③单纯疱疹性脑炎；④细菌或霉菌性脑膜炎/脑炎后遗症；⑤神经梅毒；⑥进行性多灶性白质脑病。

（5）中毒：①酒依赖性痴呆；②重金属中毒；③有机溶液中毒。

（6）占位病变：①慢性硬膜下血肿；②脑内原发或转移脑瘤。

（7）代谢/内分泌因素：①维生素B_{12}缺乏；②叶酸缺乏。

（8）其他原因：①正常颅压脑积水；②癫痫；③惠普尔病（Whipple disease）；④白塞综合征（Behcet syndrome）；⑤系统性红斑狼疮；⑥脑结节病；⑦混合性痴呆；⑧血管性痴呆并存AD或AD伴脑血管病。

3. 按可治与难治性分类

（1）难治性痴呆：①阿尔茨海默病；②额颞痴呆、皮克氏病；③多发梗死性痴呆；④大面积脑梗死性痴呆；⑤局限性脑叶萎缩（额颞叶痴呆）；⑥帕金森病；⑦弥漫性皮质路易体病；⑧亨廷顿病。

（2）可治性痴呆：①抑郁性假性痴呆；②良性肿瘤，尤其额叶下脑膜瘤；③正常压力脑积水；④硬膜下出血；⑤维生素B_1、维生素B_{12}、维生素B_6缺乏；⑥内分泌疾病，如甲状腺功能减退、库欣病（肾上腺皮质功能亢进，垂体嗜碱性细胞增生）、艾迪生病（肾上腺腺皮质功能不全）；⑦感染，如AIDS痴呆综合征、梅毒；⑧酒精中毒性痴呆；⑨肝豆状核变性。

（3）其他少见或不可治的疾病：①进行性核上性麻痹，纹状体退行性变等；②非转移癌综合征；③皮质下动脉硬化性脑病；④伴皮质下梗死和脑白质炎的脑常染色体显性动脉病（CADASIL）。

4. 按伴或不伴其他体征分类

（1）纯神经精神表现型痴呆：①阿尔茨海默病；②额颞痴呆、皮克氏病；③进展性失语综合征。

（2）伴神经系统其他疾病的痴呆：①亨廷顿舞蹈症、舞蹈手足徐动症；②多发性硬化、希尔德病、肾上腺白质营养不良和相关的脱髓鞘病；③脂质沉积病（lipidostorage disorders）、小脑性共济失调；④肌阵挛性癫痫；⑤大脑-基底神经节变性（失用-强直症）；⑥伴有痉挛性截瘫的痴呆；⑦进行性核上性麻痹、帕金森病、肌萎缩侧索硬化（ALS）和ALS-帕金森复合性痴呆；⑧其他罕见的遗传性、代谢性疾病。

（3）伴某些神经体征的痴呆：①多发性脑梗死、皮质下动脉硬化性脑病；②脑转移瘤、脑脓肿；③脑外伤；④具帕金森病症状的路易体病；⑤正压性脑积水；⑥多灶性白质脑病；⑦病毒脑炎；⑧脑内肉芽肿，脑血管病。

（4）内科病相关性痴呆：如艾滋病（AIDS）、内分泌性障碍、维生素缺乏、梅毒、肝豆变性、药物中毒、酒精中毒、重金属中毒、边缘叶脑炎、透析性痴呆等。

（二）病因及病理

痴呆的病因复杂，血管、遗传、炎症、代谢、中毒、营养等诸多因素均可为引起痴呆的原因。最为常见的老年痴呆（AD）的病因和发病机制尚不清楚，是当前研究的重点和方向。

主要病理改变是弥漫性脑萎缩，皮层变薄，脑沟变深、宽，脑回变窄，尤以额、颞、顶叶为突出。切片中可见广泛存在于大脑半球新皮层中的老年斑（senile plaque）、神经纤维缠结（neurofibrillary tangle，NFT）、神经元数减少及空泡变性和淀粉样血管病性改变。老年斑内含有淀粉样蛋白（β-amyloid，Aβ）。该蛋白在神经元中的沉积引起神经细胞死亡，病变越重神经元死亡越多。神经纤维缠结有成对的细丝状的微管蛋白（tau protein）组成，这种神经缠结的多寡亦与疾病的严重程度呈正相关。老年斑和神经缠结均分布于正常人脑的新皮层中。在 AD 患者中为什么增多尚不完全清楚。慢性炎症学说解释老年斑中 Aβ 的沉积，认为抗原-抗体免疫复合物的形成是 Aβ 在神经元中沉积的核心，Aβ 主动免疫治疗使老年斑减少，应用抗 Aβ 治疗也取得有效的实验效果。此外，Aβ 的代谢异常，特别是 β 分泌酶（β-secretase）的缺乏是促使 Aβ 不能溶解和在细胞沉积的原因，然而近年结果仍然否定了此种理论。

神经递质的异常改变是 AD 临床相关的重要证据，Mevnet 基底核内的胆碱能神经元缺失，使之投射到中枢新皮层的乙酰胆碱（Acetylcholine，Ach）含量降低，胆碱合成相关的胆碱乙酰转移酶，乙酰胆碱酯酶的活性也降低。临床应用胆碱酯酶抑制性药物多奈哌齐、加兰他敏、石杉碱甲等改善症状均为此证据。

（三）临床表现

痴呆的临床表现较为杂乱，不同原因的痴呆表现和临床过程有所不同。一般认为，变性性痴呆均为进展型，没有明显的波动，血管源性痴呆病程波动，时好时坏，并与血管事件密切相关。就痴呆的总体症状而言，可归纳为记忆障碍、认知障碍和精神行为障碍三大范围。

1. 记忆障碍　记忆可分为工作记忆（working memory），情景记忆（episodic memory）和语义记忆（semantic memory）。在 AD 患者中情景记忆损害常为最早表现，特别是近事遗忘尤为突出，工作记忆亦受损害，因此患者无法学习和记忆新的知识，表现工作能力减退，进而出现语义记忆困难，对熟悉的地理名称、内容无法理解。记忆障碍的发展与新皮质结构的损害，特别是颞叶海马的结构破坏有关。

2. 认知障碍　表现为失语、失用和视空障碍。在 AD 患者中，常有说话口齿不清，词汇减少，找词困难，命名困难，表达词不达意，错语和理解障碍。多数患者阅读尚可保留，但理解困难。计算错误常常出现，表现为购物时付账错误，重则一般的日常生活处理均困难。视空障碍表现为地理方位认识困难，出门后常常找不到自己的家；穿衣服穿裤子穿错；简单的几何图形不认识，迷宫图形无法走出，照镜时不认识自己的脸孔，等等。失语、失用和视空障碍常与新皮质的顶颞区后半球皮层萎缩有关。

3. 精神行为障碍　患者往往极度过敏，在早期出现猜疑、妄想、幻觉、易激惹、人格改变等。

80%的AD患者均有不同程度上述症状。抑郁亦是AD患者的常见表现，但不伴其他精神症状（记忆障碍，视空障碍和行为障碍）者，应考虑单纯抑郁症。抑郁而伴其他精神症状的AD常常终日忙碌，事无头绪，整天吵闹不休或寡言少语，也有不言不食或贪食等表现。

上述三组症状中，AD患者的表现较为完整，尤以记忆和精神症状为突出。血管性痴呆患者的认知障碍较为突出，亦可以为临床鉴别诊断提供参考。

痴呆的实验室检查，除头颅MRI可见脑萎缩或特异性脑血管损害的证据外，尚无特异的可供诊断的实验室检查。功能MRI可为脑区功能分布，胆碱能神经元、Aβ蛋白分布等提供皮层功能状况，为痴呆研究提供参考。

（四）诊断和鉴别诊断

痴呆的诊断要解决三个问题：①是否痴呆；②哪个部位的痴呆；③什么原因的痴呆。因此，首先应将痴呆与假性痴呆进行鉴别，其次是对皮质性痴呆和皮质下痴呆，前皮质与后皮质痴呆进行鉴别，然后将可治性痴呆与难治性痴呆进行鉴别。痴呆患者应与抑郁症、反应性精神状态、甲状腺功能低下、维生素B_{12}缺乏等相鉴别。皮质性与皮质下的痴呆应借助是否伴其他神经精神体征予以鉴别。

根据下列标准对各种痴呆予以诊断。常见的痴呆类型有：

1. 阿尔茨海默病的诊断　目前应用的诊断标准有：①WHO的ICD-10；②美国精神病协会的DSM-Ⅳ；③NIH的NINCDS-ADRDA；④我国精神疾病诊断方案与诊断标准（CCMD-3）。本文仅将NIH及我国的诊断标准予以介绍。NIH的诊断标准如表2-5。

表2-5　NINCDS-ADRDA阿尔茨海默病诊断标准

1. 可能AD诊断标准
（1）通过临床检查、痴呆量表和神经心理测验证实为痴呆
（2）至少有两方面的认知功能缺损
（3）记忆和其他认知功能进行性恶化
（4）无意识障碍
（5）40~90岁之间发病，65岁后常见
（6）无引起记忆和认知功能进行性缺损的其他系统疾病或大脑疾病
2. 支持可能AD诊断的临床特点
（1）进行性的认知功能，如语言（失语）、运动技能（失用）和感知能力（失认）缺损
（2）日常生活能力和行为方式改变
（3）有类似的家族史，尤其是经病理证实的家族史
（4）实验室常规脑脊液检查正常，EEG正常/无特异性改变，CT有脑萎缩的证据
3. 排除其他痴呆原因后，支持可能AD诊断的其他临床特点
（1）在进展型病程中出现平台期
（2）有些晚期患者出现神经系统体征，如肌张力增加、肌阵挛或步态异常
（3）疾病晚期出现癫痫
（4）CT正常（与年龄相符）
4. 不肯定或不可能AD诊断的临床特点
（1）突然起病
（2）局灶性神经系统体征如偏瘫、感觉丧失、视野缺损在病程的早期出现
（3）癫痫发作或步态异常在发病时或疾病早期出现

续 表

5. 可考虑 AD 的诊断标准
(1) 在痴呆症状群的基础上，无足以导致痴呆的神经、精神或系统性疾病，起病方式、临床表现或病程表现多样
(2) 存在足以导致痴呆的继发性系统性或脑部疾病，但认为患者的痴呆不是这些疾病所致
(3) 个别被确定为严重进行性认知功能缺损而又找不到其他原因时可考虑使用此标准
6. 肯定的 AD 诊断标准
(1) 符合可能的 AD 诊断标准
(2) 有活检或尸检的病理证据

我国制定的 AD 诊断标准如表 2-6。

表 2-6 CCMD-3 阿尔兹海默病诊断标准

1. 阿尔茨海默病（老年性痴呆）症状标准
(1) 符合器质性精神障碍的诊断标准
(2) 全面性智能损害
(3) 无突然的卒中样发作，疾病早期无局灶性神经系统损害的体征
(4) 无临床或特殊检查提示智能损害是由其他躯体或脑的疾病所致
(5) 下列特征可支持诊断，但不是必备条件：①高级皮层功能受损，可有失语、失认或失用；②淡漠、缺乏主动性活动，或易激惹和社交行为失控；③晚期重症病例可出现帕金森症状和癫痫发作；④躯体、神经系统，或实验室检查证明有脑萎缩
(6) 尸解或神经病理学检查有助于确诊
严重标准：日常生活和社会功能明显受损
病程标准：起病缓慢，病情发展虽可暂停，但难以逆转
排除标准：排除脑血管病等其他脑器质性病变所致智能损害、抑郁症等精神障碍所致的假性痴呆、精神发育迟滞，或老年人良性健忘症
2. 老年前期型诊断标准
(1) 符合阿尔茨海默病的诊断标准，发病年龄小于65岁
(2) 有颞叶、顶叶，或额叶受损的证据，除记忆损害外，可较早产生失语（遗忘性或感觉性）、失写、失读，或失用等症状
(3) 发病较急，呈进行性发展
3. 老年型诊断标准
(1) 符合阿尔茨海默病的诊断标准，发病在65岁以后
(2) 以记忆损害为主的全面智能损害
(3) 潜隐起病，呈非常缓慢的进行性发展
4. 非典型或混合型诊断标准
(1) 符合阿尔茨海默病的诊断标准
(2) 临床表现不典型，如65岁以后起病却具有老年前期型临床特征或同时符合脑血管病所致痴呆的诊断标准，但又难以作出并列诊断者
5. 其他或待分类的
阿尔茨海默病无法确定为哪一型时

2. 血管性痴呆的诊断　目前应用的诊断标准有：NIH 血管性痴呆诊断标准与我国制定的血管性痴呆诊断标准（表 2-7，表 2-8）。

表 2-7 NINDS-AIREN 血管性痴呆诊断标准

1. 可能的血管性痴呆诊断标准
(1) 痴呆
(2) 脑血管性疾病：神经系统检查有局灶性体征

续 表

脑影像学检查有脑血管疾病的依据，包括以下至少一项：
1) 多发性大血管梗死
2) 单一的关键部位梗死
3) 多发性基底节和白质腔隙性梗死
4) 广泛性白质病损
有以下两点中之一点可判定痴呆与脑血管病有关：
1) 痴呆在一次可辨认的卒中后3个月内发病
2) 认知功能突然恶化或认知功能缺陷呈波动性、阶梯进展
2. 支持可能的血管性痴呆的临床表现
(1) 早期存在步态不稳
(2) 走路不稳和频繁的无原因跌倒病史
(3) 早期出现小便频繁和失禁
(4) 假性球麻痹
(5) 人格和情感改变

表2-8 CCMD-3血管性痴呆诊断标准

1. 脑血管病所致精神障碍（血管性痴呆）
在脑血管壁病变基础上，加上血液成分或血流动力学改变，造成脑出血或缺血，导致精神障碍。一般进展较缓慢，病程波动，常因卒中引起病情急骤加重，代偿良好时症状可缓解，因此临床表现多种多样，但最终常发展为痴呆
诊断标准：
(1) 符合器质性精神障碍的诊断标准
(2) 认知缺陷分布不均，某些认知功能受损明显，另一些相对保留，如记忆受损明显，而判断、推理及信息处理可只受轻微损害，自知力可保持较好
(3) 人格相对完整，但有些患者的人格改变明显，如自我中心、偏执、缺乏控制力、淡漠，或易激惹
(4) 至少有局灶性脑损伤的证据，脑卒中史，单侧肢体痉挛性瘫痪，伸跖反射阳性，或假性球麻痹中的一项
(5) 病史、检查或化验有脑血管病证据
(6) 尸检或大脑神经病理学检查有助确诊
严重标准：日常生活和社会功能明显受损
病程标准：精神障碍的发生、发展及病程与脑血管疾病相关
排除标准：排除其他原因所致意识障碍、其他原因所致智能损害（如阿尔茨海默病）、情感性精神障碍、精神发育迟滞、硬脑膜下出血
2. 急性脑血管病所致精神障碍（急性血管性痴呆）
通常是在多次卒中后迅速发生的精神障碍，偶可由1次大脑脑出血所致，此后记忆和思维损害突出。典型病例有短暂脑缺血发作史，并有短暂意识障碍、一过性轻度瘫痪或视觉丧失。多在晚年起病
诊断标准：
(1) 符合脑血管病所致精神障碍的诊断标准
(2) 通常在多次脑卒中之后或偶尔在1次大量出血后迅速发展为智能损害
(3) 通常在1个月内发展为痴呆（一般不超过3个月）
3. 皮层性血管性所致精神障碍（多发脑梗死性血管性痴呆）
最终发展为全面痴呆。脑组织常有多个较小的腔隙梗死灶
诊断标准：
(1) 符合脑血管病所致精神障碍的诊断标准

(2) 有脑血管病的证据，如多次缺血性卒中发作，局限性神经系统损害及脑影像学检查，如 CT、MRI 检查有阳性所见

(3) 在数次脑实质的小缺血发作后，逐渐发生智能损害。早期为局限性智能损害，人格相对完整，晚期有人格改变并发展为全面性痴呆

(4) 起病缓慢，病程波动或呈阶梯性，可有临床改善期，通常在 6 个月内发展为痴呆

4. 皮层下血管病所致精神障碍（脑皮层下血管性痴呆）

诊断标准：

(1) 符合脑血管病所致精神障碍的诊断标准

(2) 病变主要位于大脑半球深层白质，而大脑皮层保持完好

5. 皮层和皮层下血管病所致精神障碍（皮层和皮层下血管性痴呆）

根据临床特点和检查证明脑血管病所致精神障碍系皮层和皮层下混合损害所致

3. 额颞叶痴呆　病因不明，可能是正压性脑积水导致。额颞叶痴呆的诊断如下。

(1) 表现有下列行为和认知障碍：①早期出现人格改变，表现为反应激惹，情绪波动，行为控制困难。②早期出现并进行性加重的语言障碍，表现为表达、命名困难和词义不能理解。

(2) 社会和工作能力较病前显著减退。

(3) 病程逐步发展，功能持续减退。

(4) 没有其他中枢神经病变，代谢性或药物滥用证据。

(5) 认知功能减退不发生在谵妄或精神病发作期。

4. 帕金森病相关性痴呆　如下所述。

(1) 路易体痴呆：临床表现记忆损害，病程波动，有丰富视幻觉和帕金森运动体征。主要为颞叶内侧面、前额叶皮质、黑质及网状丘脑通路受累，PET 检查可见颞顶枕皮质代谢降低。

(2) 进行性核上性麻痹：临床表现为眼球上视麻痹，构音和吞咽困难，步态和平衡困难，躯干僵直。主要病理改变为中脑、球部脑神经、苍白球、黑质和丘脑底核受累，MRI 可见中脑萎缩。

(3) 皮质基底节变性：除痴呆外，表现为一侧性肢体肌张力障碍，肌阵挛，皮质性感觉缺失、失用、自体不认，僵直及凝视麻痹等。主要病变为丘脑、丘脑底核、苍白球、顶/额叶新皮质以及中脑萎缩。头颅 MRI 可见局灶性不对称性皮质萎缩。

5. 皮质性与皮质下痴呆　皮质性痴呆和皮质下痴呆一般均具下列特征：①皮质性痴呆有失语、失用、失认和失定向的认知、视空障碍，而皮质下痴呆没有；②皮质性痴呆记忆障碍明显，特别是近事记忆障碍明显，而皮质下痴呆则表现健忘，回忆障碍；③皮质性痴呆的认知障碍，如情感、人格改变明显，一直不能胜任工作，皮质下痴呆则影响较轻，但有思维缓慢，解决问题能力下降等；④皮质性痴呆步态、行动正常，构音清晰，皮质下痴呆则常有构音困难，动作缓慢和姿势异常；⑤头颅 MRI 可见皮质性痴呆者有弥漫性脑萎缩，颞叶、额叶明显，皮质下痴呆仅见皮质下局灶受累或丘脑、脑干等萎缩。

6. 可治性与难治性痴呆　临床医师在接触患者时首先应考虑是原发的还是继发的痴呆，慢性的还是急性发生的痴呆。因此，临床可按下面思路进行临床诊断。

(1) 其他内科疾病引起的痴呆：①感染性疾病，如艾滋病、隐球菌脑膜炎等；②内分泌代谢病；③营养缺乏，维生素 B_1、维生素 B_{12} 缺乏；④梅毒性慢性脑膜脑炎，麻痹性痴呆；⑤肝豆状核变性；⑥慢性药物或 CO 中毒、重金属中毒；⑦副癌综合征；⑧透析性痴呆等。

(2) 其他神经科疾病引起的痴呆：①不一定有神经症状的病，如多发性硬化、脂质累积病、肌阵

挛癫痫、海绵状脑病、大脑小脑变性、大脑基底节变性、痉挛性截瘫、进行性核上性麻痹、帕金森病、肌萎缩侧索硬化及其他少见的神经遗传病。②伴神经体征的病，如脑梗死、脑肿瘤、脑外伤、正压性脑积水、进行性多灶性白质脑病、脑血管炎、肉芽肿、病毒脑炎等。

（3）痴呆为唯一表现的内科、神经科病：如 AD、皮克氏病、进行性失语综合征、额颞痴呆、额叶痴呆及不明原因神经变性病。

（五）痴呆的治疗

痴呆的治疗包括预防、康复和药物治疗。早期患者进行定期随访，加强认知功能训练，心脑血管病危险因子的预防、干预是延缓和减少痴呆发生的基本措施，特别是老年病者多运动，多动脑筋，多参与社会活动，对预防和减少痴呆发生很有好处。

药物治疗：种类繁多，主要有以下几类。

1. 抗胆碱酯酶药物　最常用的有：①石杉碱甲：口服，50~100 μg，每日 2 次；②多奈哌齐（安理申）：口服，5~10 mg，每晚 1 次；③卡巴拉汀（艾斯能）：口服 1.5~3 mg，每日 2 次；④加兰他敏：12mg，每日 2 次。

2. 脑代谢促智药物　①吡拉西坦（piracetan）（脑复康）：口服，每次 0.8 g，每日 2~3 次。②奥拉西坦（oxiracetan）：口服，每次 0.8 g，每日 2~3 次。③茴拉西坦（aniracetan）：口服，每次 0.5~1.0 g，每日 2 次。

3. 改善脑循环药物　①尼莫地平（nimodipine）：口服，每次 20 mg，每日 2~3 次。②氟桂利嗪（flunarizine）：口服，每次 5 mg，每日 1~2 次。③尼麦角林：口服，每次 30 mg，每日 2 次。④已酮可可碱（pentoxifiline）：口服，每次 100 mg，每日 2~3 次。

4. 中药制剂　有银杏叶片、血栓通、川芎嗪、当归芍药散、二氧黄酮、肉苁蓉等。

（刘　颖）

第八节　意识障碍

一、概念

意识是中枢神经系统对内外环境中的刺激所做出的有意义的应答能力。它通过人的语言、躯体运动和行为表达出来。使人体能正确而清晰地认识自我和周围环境。对各种刺激能做出迅速、正确的反应。当这种应答能力减退或消失时就导致不同程度的意识障碍。

完整的意识由两个方面组成，即意识的内容和觉醒系统。意识的内容是大脑对来自自身和周围环境的多重感觉输入的高水平的整合，是高级的皮质活动，包括定向力、感知觉、注意、记忆、思维、情感、行为等，使人体和外界环境保持完整的联系。意识的觉醒系统是各种传入神经冲动激活大脑皮质，使其维持一定水平的兴奋性，使机体处于觉醒状态，临床上常说的昏迷、昏睡、嗜睡、警觉即视为不同的觉醒状态。

意识的改变从概念上分为两类，一类累及觉醒，即意识的"开关"，出现一系列从觉醒到昏迷的连续行为状态。临床上区别为清醒、嗜睡、昏睡及昏迷，这些状态是动态的，可随时间改变而改变，前后两者之间无截然的界限，其中昏睡和昏迷是严重的意识障碍；另一类累及意识的内容，即大脑的高级功能，涉及认知与情感，此类意识改变涉及谵妄、精神错乱、酩酊状态、痴呆和癔症等。

二、意识的觉醒障碍

（一）临床表现

意识的觉醒障碍主要表现为觉醒度的下降，具体可以分为以下几个阶段。

1. 嗜睡

（1）临床表现：患者处于持续的睡眠状态，但容易被唤醒，唤醒后能正确回答问题和配合检查，但刺激解除后又很快入睡。嗜睡是意识障碍的早期表现。

（2）特点：为最轻的意识障碍，患者睡眠增多，但可通过轻微刺激唤醒并正常交流。

2. 昏睡

（1）临床表现：患者的意识觉醒度进一步降低，普通刺激（如语言、轻触）已不能唤醒，需采用较强的刺激（如疼痛刺激）才能唤醒。唤醒后患者只能进行简单应答，且很快又会入睡。

（2）特点：昏睡时患者的反应迟钝，需要更强的刺激才能唤醒，且唤醒后交流困难。

3. 昏迷

（1）临床表现：患者处于最严重的意识障碍状态，不能被任何刺激唤醒，无法进行交流和活动。根据昏迷的严重程度，可分为浅昏迷、中昏迷和深昏迷。

1）浅昏迷：对疼痛刺激有轻微反应，但无法清醒，生理反射基本存在。

2）中昏迷：对疼痛刺激无反应，生理反射减弱。

3）深昏迷：对任何刺激均无反应，各种生理反射消失，生命体征不稳定。

（二）辅助检查

为了明确意识觉醒障碍的病因和严重程度，通常需要进行以下辅助检查。

1. 头颅 CT 或 MRI　对于寻找意识障碍的病因有重要价值，可以显示颅内病变的部位和性质。

2. 血糖检测　以排除低血糖昏迷。

3. 血生化、肝肾功能、血气分析　以排除外代谢性原因引起的意识障碍，如肝性脑病、肺性脑病、尿毒症性脑病等。

4. 心电图、心肌酶、心肌坏死标志物　对于鉴别心血管疾病引起的意识障碍有重要价值。

5. 脑脊液检查　对于可疑中枢性神经系统感染性疾病或头颅 CT 阴性的可疑蛛网膜下腔出血者，可进行腰椎穿刺以明确诊断。

（三）诊断与鉴别诊断

意识觉醒障碍的诊断主要依据患者的临床表现和辅助检查。医生会通过观察患者的意识状态、对刺激的反应以及生命体征等，结合相关病史和辅助检查结果来综合判断。在诊断过程中，需要排除其他可能导致类似症状的疾病，如癫痫、精神障碍等。

意识觉醒障碍的鉴别诊断主要包括以下几个方面

1. 与其他意识障碍类型的鉴别　如意识模糊、谵妄等，这些类型的意识障碍在临床表现上有所不同，需要根据具体情况进行鉴别。

2. 与睡眠障碍的鉴别　睡眠障碍患者虽然也可能出现睡眠增多或觉醒度下降的情况，但其通常具有特定的睡眠模式和节律异常，与意识觉醒障碍有所不同。

3. 与药物或毒物中毒的鉴别　某些药物或毒物中毒也可能导致意识觉醒障碍的出现，因此需要通过询问病史和进行毒物检测等辅助检查来排除这种可能性。

4. 与神经系统疾病的鉴别　如脑梗死、脑出血等神经系统疾病也可能导致意识觉醒障碍的出现，因此需要通过头颅 CT 或 MRI 等辅助检查来明确是否存在颅内病变。

（四）昏迷的鉴别诊断

昏迷是最严重的意识障碍，并不都是原发于中枢神经系统的损害，也多见于其他各科疾病中。了解昏迷可能的病因对于临床医生工作中配合抢救、处理昏迷患者具有指导意义，故此处针对昏迷的诊断进行详细介绍。

1. 判断是否为昏迷　通过病史询问和体格检查，判断患者是否有昏迷。一般不会很困难，但一些闭锁综合征患者，也可对刺激无反应，貌似昏迷，需加以鉴别。

（1）醒状昏迷：患者表现为双目睁开，眼睑开闭自如，眼球可以无目的的活动，似乎意识清醒，但其知觉、思维、语言、记忆、情感、意识等活动均完全丧失。呼之不应，而觉醒-睡眠周期保存。临床上包括：①去皮质综合征。多见于缺氧性脑病和脑外伤等，在疾病的恢复过程中皮质下中枢及脑干因受损较轻而先恢复，皮质广泛损害重仍处于抑制状态。②无动性缄默症。病变位于脑干上部和丘脑的网状激活系统，大脑半球及其传出通路则无病变。

（2）持久植物状态：是指大脑损害后仅保存间脑和脑干功能的意识障碍，多见于脑外伤患者，经去大脑皮质状态而得以长期生存。

（3）假性昏迷：意识并未真正消失，但不能表达和反应的一种精神状态，维持正常意识的神经结构并无受损，心理活动和觉醒状态保存。临床上貌似昏迷。

（4）心因性不反应状态：见于癔症和强烈的精神创伤之后，患者看似无反应，生理上觉醒状态保存，神经系统和其他检查正常。在检查者试图令患者睁开双眼时，会有主动的抵抗，脑电图检查正常。

（5）木僵状态：常见于精神分裂症，患者不言、不动、不食，甚至对强烈的刺激亦无反应。常伴有蜡样弯曲、违拗症等，并伴有发绀、流涎、体温过低、尿潴留等自主神经功能紊乱，缓解后患者可清晰回忆起发病时的情况。

（6）意志缺乏症：是一种严重的淡漠，行为上表现为不讲话，无自主运动，严重的病例类似无动性缄默症，但患者能保持警觉并意识到自己所处的环境。

（7）癫痫伴发的精神障碍：可出现在癫痫发作前、发作时和发作后，也可以单独发生，表现有精神错乱、意识模糊、定向障碍、反应迟钝、幻觉等。

（8）闭锁综合征：见于脑桥基底部病变，患者四肢及脑桥以下脑神经均瘫痪，仅能以眼球运动示意。因大脑半球及脑干背盖部网状激活系统无损，故意识保持清醒，因患者不动不语而易被误诊为昏迷。

2. 判断病变部位　根据昏迷患者有无神经系统损害表现、颅内压增高和其他系统的表现，可推测导致昏迷的病因是在颅内还是颅外，颅内病变又可根据其范围和性质分为幕上、幕下，局灶性病变还是弥漫性病变。

3. 常规检查　有助于昏迷病因的定性和鉴别诊断包括血、尿、便分析，尿素氮和肌酐的测定，快速血糖、血钙、血钠检测，以及血气分析、肝功能、酶学、渗透压、心电图和胸片等。

4. 毒物的筛查　可对患者的尿、胃肠内容物进行毒物的检测。毒物种类包括鸦片、巴比妥盐、镇静剂、抗抑郁药、可卡因和乙醇等。

5. 特殊检查

（1）头颅 X 线片：因价廉、操作简便、快速而不失为基层医院常用的检查手段，对脑外伤具有重要的诊断价值。能发现有无颅骨骨折、有无颅内异物和颅内积气。如果见到脑回压迹、颅缝分离、蝶鞍吸收和扩大、颅骨普遍性吸收萎缩、蛛网膜粒压迹增大等常提示有颅内压增高。

（2）脑电图：疑似脑炎、癫痫发作后昏迷状态的患者，可行脑电图检查。此外还有助于昏迷与闭锁综合征、癔症、紧张症的鉴别及脑死亡的判定。

（3）腰椎穿刺：高热伴脑膜刺激征者或暂时原因不明的昏迷患者应做腰椎穿刺以明确诊断。颅内压增高行腰椎穿刺后脑疝的发生率为 1%~12%，如怀疑患者脑疝形成，应先行头颅 CT 检查，做好静脉注射甘露醇及抢救措施，以防发生脑疝。颅内压显著增高者，留取 2~3 mL 脑脊液供生化、常规、涂片、培养检查使用。对有出血倾向患者，穿刺可诱发脊髓硬膜外血肿。

（4）头颅 CT 检查：能迅速显示颅内结构，特别适用于颅脑外伤的急诊检查。在脑卒中的鉴别诊断中更有意义，虽然在脑梗死早期（24 小时以内）可能难以完全显示梗死的部位，但对有无出血、出血的范围、中线结构有无移位、是否破入脑室等信息的提供有高度的准确性。不足之处为对幕下结构显示不佳，对早期脑梗死、脑炎及等密度硬膜下出血等易漏诊。

（5）磁共振成像（MRI）：对后颅凹病变、脑肿瘤及脱髓鞘病灶比 CT 具有更高的灵敏度和准确度，尤其对脑肿瘤的诊断要优于 CT。对急性脑出血不如 CT，检查时间较长，因躁动或呼吸困难常使头位改变而影响图像质量。

（6）数字减影脑血管造影（DSA）：适用于疑似蛛网膜下隙出血的患者，可发现有无颅内动脉瘤或动静脉畸形。DSA 为有创性检查，并有一定的风险性。

三、意识的内容障碍

意识的内容障碍，也称为意识内容的改变，主要指的是患者在意识清晰度降低的同时，伴随有感知、思维、记忆、情感、意志和行为等障碍。

（一）临床表现

1. 意识模糊

（1）临床表现：患者对自己和周围环境的认知能力下降，注意力不集中，定向力障碍，记忆力减退，情感反应淡漠。

（2）特点：意识模糊属于轻度的意识障碍，患者虽能保持一定的意识，但认知功能明显受损。

2. 谵妄

（1）临床表现：患者在意识模糊的基础上，伴有知觉障碍，常出现错觉、幻觉等症状。同时，患者情绪不稳，烦躁不安，活动增多，对刺激的反应增强，语无伦次。

（2）特点：谵妄是较为严重的意识障碍，患者不仅认知功能受损，还伴有明显的情绪和行为异常。

（二）辅助检查

1. 头颅 CT 或 MRI　对于寻找意识内容障碍的病因有重要价值，特别是能够显示脑部病变的部位和性质，如脑梗死、脑出血、脑肿瘤等。

2. 脑电图（EEG）　可以反映大脑电活动的变化，对于诊断癫痫、脑炎、脑代谢性疾病等引起的意识内容障碍具有重要意义。

3. 血液检查 包括血常规、血生化、电解质、肝肾功能、血气分析等,有助于排除代谢性原因引起的意识内容障碍,如低血糖、低钠血症、肝性脑病、肺性脑病等。

4. 脑脊液检查 对于可疑的中枢神经系统感染性疾病,如脑炎、脑膜炎等,脑脊液检查可以提供重要的诊断依据。

5. 神经心理学评估 通过量表评估患者的认知功能、情绪状态、行为表现等,有助于了解意识内容障碍的具体类型和严重程度。

(三)诊断与鉴别诊断

意识内容障碍的诊断主要基于患者的临床表现和辅助检查结果。医生会通过详细询问病史、观察患者的症状、进行体格检查以及必要的辅助检查,综合判断患者是否存在意识内容障碍以及其具体类型和病因。

意识内容障碍的鉴别诊断主要包括以下几个方面。

1. 与意识清晰度障碍的鉴别 如嗜睡、昏睡、昏迷等,这些状态主要表现为觉醒度的降低,而意识内容相对保留或受损较轻。

2. 与神经症性障碍的鉴别 如焦虑症、抑郁症等,这些疾病虽然也可能伴有一定程度的意识内容障碍,但其主要表现为情绪障碍和行为异常,而非真正的意识障碍。

3. 与精神分裂症的鉴别 精神分裂症患者在发病期间可能出现幻觉、妄想等精神症状,但这些症状与意识内容障碍有所不同,且通常伴有明显的思维障碍和行为异常。

4. 与药物或毒物中毒的鉴别 某些药物或毒物中毒也可能导致类似意识内容障碍的症状出现,因此需要通过询问病史和进行毒物检测等辅助检查来排除这种可能性。

(刘　颖)

第三章 神经系统变性疾病

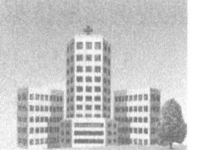

第一节 阿尔茨海默病

阿尔茨海默病（AD）在临床上以记忆障碍、失语、失用、失认、执行功能等认知障碍为特征，同时伴有精神行为异常和社会生活功能减退。1906年德国神经精神病学家Alzheimer报告了首例患者，大脑病理解剖时发现了该病的特征性病理变化即老年斑、神经原纤维缠结和神经元脱失。AD曾被称为早老性痴呆和老年性痴呆，现一般将65岁以前发病者称早发型，65岁以后发病者称晚发型；有家族发病倾向的称家族性AD（FAD），无家族发病倾向的称散发性AD。符合临床诊断标准的AD患者病程多在10年左右。

一、流行病学

1. 患病率与发病率　阿尔茨海默病是一种常见的老年病。国内外的患病率研究有一些差异，大部分研究报道的结果为，65岁以上的老年人中AD的患病率为2%~5%。女性AD的患病率高于男性，女性约为男性的1~2倍。患病率随年龄增加而增加。

2. 危险因素　年龄与AD患病显著相关，年龄越大患病率越高。60岁以上的老年人群，每增加5岁患病率约增加1倍。女性患者约为男性患者的2倍。AD与遗传有关是比较肯定的，大部分流行病学研究都提示，痴呆家族史是AD的危险因素。载脂蛋白E（APOE）等位基因ε4是AD的重要危险因素。APOEε4等位基因在尸解证实的AD患者中的频率为40%左右，而在正常对照人群中约为16%。脑外伤作为AD危险因素已有较多报道，严重脑外伤可能是某些AD的病因之一。有甲状腺功能减退史者，患AD的相对危险度高。抑郁症史，特别是老年期首发抑郁症是AD的危险因素。低教育水平与AD的患病率增高有关，可能的解释是早年的教育训练促进了皮质突触的发育，使突触数量增加和"脑贮备"增加，因而减低了痴呆发生的风险。

二、病因与发病机制

AD为多病因复杂疾病，其发病机制尚未完全阐明。多年来，AD的病因和发病机制研究取得了许多进展，下面分别介绍几种主要的病因与发病机制理论。

1. 遗传　三个常染色体显性遗传基因的突变可引起家族性AD。21号染色体的β-淀粉样前体蛋白（APP）基因突变导致β-淀粉样蛋白（Aβ）产生和老年斑形成，另外两个是早老素1和早老素2基因（PS-1、PS-2）。PS-1位于14号染色体，PS-2位于1号染色体。在家族性AD患者中检测到上述3个基因突变的概率低于10%，在散发性AD患者中检测到上述3个基因突变的概率低于1‰。APOE基因是AD的重要危险基因。APOE基因位于19号染色体，编码的APOE是一种与脂质转运有关的蛋白质。在大脑中，APOE由星形细胞产生，在脑组织局部脂质的转运中起重要作用，与神经元损伤和变性后，髓鞘磷脂的代谢和修复密切相关。APOE有三种常见亚型，即E2、E3和E4，分别由三种复等位基因ε2、ε3和ε4编码。APOEε4等位基因的频率，在家族性和散发性AD中显著升高。家族性AD的APOEε4等位基因的频率最高，约为50%，经尸解确诊的AD患者的APOEε4也比较高，散发性AD的频率在16%~40%。携带APOEε4等位基因使AD的风险增加而且使发病年龄提前。APOEε2等位基因似乎具有保护效益，携带此基因可减少患病风险，使发病年龄延迟。APOE等位基因型为ε4/ε4的患病风险最高，至少增加8倍。

2. 老年斑 老年斑为神经元炎症后的球形缠结，其中包含退化的轴突和树突，伴有星形细胞和小胶质细胞增生，此外还含有多种蛋白酶。老年斑的主要成分是Aβ，它是APP的一个片段。APP为跨膜蛋白，由21号染色体的APP基因编码，其羧基端位于细胞内，氨基端位于细胞外。正常的APP代谢的酶切位点在Aβ的中央被α分泌酶切断，故不产生Aβ。异常代谢是先由β分泌酶在氨基端的第671个氨基酸位点后将APP切断，产生一条可溶性β-APP和一条包含全部Aβ的羧基端片段；后者再经分泌酶切断，释出99个氨基酸的羧基端片段和具有神经毒性的Aβ。Aβ为异质多肽，其中含42个和40个氨基酸的Aβ多肽毒性最大（Aβ-42和Aβ-40），Aβ-42是老年斑的主要成分，Aβ-40主要见于AD的血管性病损。Aβ的神经毒性作用是通过自由基刺激细胞死亡程序或刺激胶质细胞产生肿瘤坏死因子等炎性物质而使神经元死亡的。

3. 神经原纤维缠结 神经原纤维缠结是皮质和边缘系统神经元内的不溶性蛋白质沉积。在电子显微镜下，构成缠结的蛋白质为双股螺旋丝，主要成分是过度磷酸化的tau蛋白。tau蛋白的分子量为5万~6万，是一种微管结合蛋白。编码该蛋白的基因位于17号染色体的长臂。tau蛋白对维持神经元轴突中微管的稳定起重要作用，而微管与神经元内的物质转运有关。tau精氨酸序列的重要特征是C末端三个或四个重复序列，这些系列组成微管结合位点。tau蛋白过度磷酸化后，其与微管的结合功能受到影响，参与形成神经原纤维缠结。现在对tau蛋白的磷酸化机制尚不明确。蛋白激酶和谷氨酸能神经元的活性异常可能与tau蛋白的过度磷酸化有关。

4. 氧化应激 氧化应激学说是AD的发病机制之一。蛋白质糖残基增多称为糖化，蛋白质糖化会增加细胞的氧化应激压力。老年斑和神经原纤维缠结的主要成分Aβ和tau蛋白是过度糖化的蛋白质。AD的易感皮质区的神经元DNA受损明显，反映氧化应激水平的8-羟基鸟嘌呤浓度升高。在AD的脑细胞中，能量代谢过程中的酶的活性严重减少，例如，丙酮酸脱氢酶、α-酮酸脱氢酶等。这些酶的活性严重不足可能是编码这些酶的DNA受到了氧化性损害所致。

5. 神经递质 AD的胆碱能神经系统有特异性的神经递质缺陷。AD患者的皮质和海马的胆碱乙酰基转移酶（ChAT）减少，胆碱能神经元合成和释放乙酰胆碱明显减少。ChAT减少不仅与痴呆的认知症状密切相关，而且也与患者的生物节律改变和谵妄有关。人脑中谷氨酸是主要的兴奋性神经递质，谷氨酸激活亲离子受体，引起钙离子和钠离子内流。亲离子的谷氨酸受体过度激活在AD的发病中起重要作用。人脑中主要的抑制性神经递质是γ-氨基丁酸（GABA）；在AD等神经退化性疾病中，谷氨酸脱羧酶水平下降，GABA结合位点减少。不过，目前对GABA系统在AD的发病中的作用还知之甚少。去甲肾上腺素和5-羟色胺是脑中主要的单胺能神经递质。AD患者脑中去甲肾上腺素总量和再摄取量都有减少，合成去甲肾上腺素的酪氨酸羟化酶减少，脑干的蓝斑中神经元脱失。蓝斑神经元受损程度及去甲肾上腺素减少的程度与认知功能减退的程度无关，与 AD 的情感症状有关。AD 患者的缝际核中的神经元有脱失，皮质和脑脊液中 5-羟色胺及其代谢产物浓度降低，5-羟色胺的改变可能与 AD 的非认知性精神症状如抑郁、攻击行为等有关。

目前较为公认的是淀粉样蛋白级联学说和 tau 蛋白异常学说。近年来有学者认为淀粉样蛋白级联学说过于简单，不能阐明 AD 病理进展，而提出新的理论，包括"双通道假说"和"宿主反应假说"，前者认为共同的上游分子事件损害导致 Aβ 升高和 tau 过度磷酸化，后者认为年龄相关等病因学因素导致多种 AD 相关的宿主反应。炎症、氧化应激反应、激素变化等可调节 Aβ 和 tau 蛋白代谢的作用机制，导致神经元退化，这些机制还有待阐明。

三、临床表现

AD 通常是隐袭起病，病程为持续进行性进展。临床表现可分为认知功能缺损症状和非认知缺损的精神神经症状，两者都将导致社会生活功能减退。

（一）认知功能缺损症状

痴呆的认知功能损害通常包括记忆障碍、失认、失用和失语及由于这些认知功能损害导致的执行功能障碍。

1. 记忆减退　记忆障碍是诊断的必备条件。痴呆患者的记忆损害有以下特点：新近学习的知识很难回忆；事件记忆容易受损，比远记忆更容易受损；近记忆减退常为首发症状。

2. 语言障碍　早期患者尽管有明显的记忆障碍，但一般性的社交语言能力相对保持。深入交谈后就会发现患者的语言功能损害，主要表现为语言内容空洞、重复和赘述。语言损害可分为三个方面，即找词、造句和论说能力减退。命名测验可以反映找词能力。患者可能以物品的用途指代名字，例如用"写字的东西"代替"笔"。语言词汇在语句中的相互关系及排列次序与句法知识有关。句法知识一般不容易受损，如有损害说明痴呆程度较重。当痴呆程度较轻时，可能会发现患者的语言和写作的文句比较简单。论说能力指将要说的句子进行有机地组合。痴呆患者论说能力的损害通常比较明显，他们可能过多地使用代词，而且指代关系不明确，交谈时语言重复较多。除了上述表达性语言损害外，患者通常还有对语言的理解困难，包括词汇、语句的理解，统称皮质性失语症。

3. 失认症　指在大脑皮质水平难以识别或辨别各种感官的刺激，这种识别困难不是由于外周感觉器官的损害如视力减退所致。失认症可分为视觉失认、听觉失认和体感觉失认。这三种失认又可分别表现出多种症状。视觉失认可表现为对物体或人物形象、颜色、距离、空间环境等的失认。视觉失认极容易造成空间定向障碍，当视觉失认程度较轻时，患者容易在陌生的环境迷失方向，程度较重时，在熟悉的地方也会迷路。有视觉失认的患者阅读困难，不能通过视觉来辨别物品，严重时不能辨别亲友甚至自己的形象，患者最终成为"精神盲"。听觉失认表现为对声音的定向反应和心理感应消失或减退，患者不能识别周围环境声音的意义，对语音、语调及语言的意义难以理解。体感觉失认主要指触觉失认。体感觉失认的患者难以辨别躯体上的感觉刺激，对身体上的刺激不能分析其强度、性质等。严重时患者不能辨别手中的物品，最终不知如何穿衣、洗脸、梳头等。

4. 失用症　指感觉、肌力和协调性运动正常，但不能进行有目的性的活动，可分为观念性失用症、观念运动性失用症和运动性失用症。观念性失用症指患者不能执行指令，当要求患者完成某一动作时，他可能什么也不做或做出完全不相干的动作，可有模仿动作。观念运动性失用的特点是不能模仿一个动作如挥手、敬礼等，与顶叶和额叶皮质间的联络障碍有关。运动性失用指不能把指令转化为有目的性的动作，但患者能清楚地理解并描述命令的内容。请患者做一些简单的动作如挥手、敬礼、梳头等可以比较容易地发现运动性失用。大部分轻中度痴呆可完成简单的和熟悉的动作；随着病情进展，运动性失用逐渐影响患者的吃饭、穿衣及其他生活自理能力。

5. 执行功能障碍　执行功能指多种认知活动不能协调有序地进行，与额叶及有关的皮质和皮质下通路功能障碍有关。执行功能包括动机，抽象思维，复杂行为的组织、计划和管理能力等高级认知功能。执行功能障碍表现为日常工作、学习和生活能力下降。分析事物的异同、连续减法、词汇流畅性测验、连线测验等神经心理测验可反映执行功能的受损情况。

（二）精神行为症状

痴呆的精神行为症状常见于疾病的中晚期。患者早期的焦虑、抑郁等症状，多半不太愿意暴露。当病情发展至基本生活完全不能自理、大小便失禁时，精神行为症状会逐渐平息和消退。明显的精神行为症状提示痴呆程度较重或病情进展较快。痴呆的精神行为症状多种多样，包括失眠、焦虑、抑郁、幻觉、妄想等，大致可归纳为神经症性、精神病性、人格改变、焦虑抑郁、谵妄等症状群。

（三）神经系统症状和体征

轻中度患者常没有明显的神经系统体征。少数患者有锥体外系受损的体征。重度或晚期患者可出现原始性反射如强握、吸吮反射等。晚期患者最明显的神经系统体征是肌张力增高，四肢屈曲性僵硬呈去皮质性强直。

临床上为便于观察，根据疾病的发展，大致可将 AD 分为轻度、中度和重度。

1. 轻度　近记忆障碍多是本病的首发症状，并因此引起家属和同事的注意。患者对新近发生的事容易遗忘，难以学习新知识，忘记约会和事务安排。看书读报后能记住的内容甚少，记不住新面孔的名字。注意集中困难，容易分心，忘记正在做的事件如烹调、关闭煤气等。在不熟悉的地方容易迷路。时间定向常有障碍，记不清年、月、日及季度。计算能力减退，很难完成100连续减7。找词困难、思考问题缓慢，思维不像以前清晰和有条不紊。早期患者对自己的认知功能缺陷有一定的自知力，可伴有轻度的焦虑和抑郁。在社会生活能力方面，患者对工作及家务漫不经心，处理复杂的生活事务有困难，诸如合理地管理钱财、购物及准备膳食。工作能力减退常引人注目，对过去熟悉的工作显得力不从心，患者常回避竞争。尽管有多种认知功能缺陷，但患者的个人基本生活如吃饭、穿衣、洗漱等能完全自理。患者可能显得淡漠、退缩、行动比以前迟缓，初看似乎像抑郁症，但仔细检查常没有抑郁心境、消极及食欲和睡眠节律改变等典型的抑郁症状。此期病程持续3~5年。

2. 中度　随着痴呆的进展，记忆障碍日益严重，变得前事后忘。记不住自己的地址，忘记亲人的名字，但一般能记住自己的名字。远记忆障碍越来越明显，对个人的经历明显遗忘，记不起个人的重要生活事件，如结婚日期、参加工作日期等。除时间定向外，地点定向也出现障碍，在熟悉的地方也容易迷路，甚至在家里也找不到自己的房间。语言功能退化明显，思维变得无目的，内容空洞或赘述。对口语和书面语的理解困难。注意力和计算能力明显受损，不能完成20连续减2。由于判断能力损害，患者对危险估计不足，对自己的能力给予不现实的评价。由于失认，患者逐渐不能辨认熟人和亲人，常把配偶当作死去的父母，最终不认识镜子中自己的影像。由于失用，完全不能工作，患者不能按时令选择衣服，难以完成各种家务活动，洗脸、穿衣、洗澡等基本生活料理能力越来越困难，需要帮助料理。常有大小便失禁。此期患者的精神和行为症状比较突出，常表现情绪波动、不稳、恐惧、激越、幻觉、妄想观念及睡眠障碍等症状。少数患者白天思睡，晚上活动。大部分患者需要专人照料。此期的病程约为3年。

3. 重度　一般不知道自己的姓名和年龄，更不认识亲人。患者只能说简单的词汇，往往只有自发语言，言语简短、重复或刻板，或反复发某种声音，最终完全不能说话。对痛觉刺激偶尔会有语言反应。语言功能丧失后，患者逐渐丧失走路的能力，坐下后不能自己站立，患者只能终日卧床，大、小便失禁，进食困难。此期的精神行为症状渐减轻或消失。大部分患者在进入此期后的2年内死于营养不良、肺部感染、褥疮或其他躯体病。如护理及营养状况好，又无其他严重躯体病，仍可存活较长时间。

四、实验室及辅助检查

1. 脑电生理　AD早期脑电图的改变主要是波幅降低和α节津减慢。少数AD患者早期就有脑电图α波明显减少，甚至完全消失。随病情进展，可逐渐出现较广泛的中波幅不规则θ活动，以额、顶叶比较明显。晚期可出现弥漫性慢波，但局灶性或阵发性异常少见。典型情况是在普遍θ波的背景上重叠着δ波。事件相关脑电位（ERP）是近年较受重视的脑电生理技术。有研究表明N400或P600异常的MCI患者，在3年内进展为痴呆的概率为87%~88%。

2. 脑影像学检查　CT对AD的诊断与鉴别诊断很有帮助。AD脑CT检查的突出表现是皮质性脑萎缩和脑室扩大，伴脑沟裂增宽。颞叶特别是海马结构的选择性萎缩是AD的重要病理变化，MRI比CT能更早地探测到此变化。目前的神经影像学技术能从分子水平、细胞水平、代谢水平和微循环等角度对AD患者脑结构与功能进行全面评估，其诊断AD的作用已发生巨大改变。2011年美国国立衰老研究所阿尔茨海默病协会（NIA-AA）新标准已正式纳入三种影像标志用于确诊或辅助诊断AD，包括淀粉样蛋白PET成像阳性，MRI显示内侧颞叶、海马萎缩和FDG-PET显示的颞顶叶代谢降低。淀粉样蛋白PET成像通过Aβ显像剂可直接在活体动态观察AD脑中Aβ沉积的分布，对AD早期诊断具有独特优势，对鉴别MCI亚型、评估疾病预后很有价值。磁共振成像包括结构磁共振成像（sMRI）和功能成像（fMRI），新标准中的sMRI影像标志有利于AD痴呆和MCI诊断，它显示的脑萎缩程度与认知评估结果显著相关，有助于监测AD痴呆进展。FDG-PET显像测定的大脑皮层葡萄糖代谢率主要反映神经和突触活性，故可以利用对血流、代谢等检测对AD进行早期诊断和鉴别诊断。

3. 脑脊液检查　AD患者的脑脊液常规检查一般没有明显异常。AD患者脑脊液中的tau蛋白升高，Aβ42降低，具有辅助诊断价值。检测CSF中Aβ42诊断AD的特异度大于90%，敏感度大于85%。AD的CSF总Tau蛋白（T-tau）水平显著升高，约为正常对照组的3倍，但特异性较低，在脑卒中、Creutzfeldt-Jakob病和大部分神经退行性病变患者中均有升高。研究发现，磷酸化Tau蛋白（P-tau）与T-tau相比，对AD的特异性更高。抑郁症、脑卒中、血管性痴呆、帕金森病患者的P-tau水平可以正常。采用高灵敏度的单克隆抗体技术检测多种不同位点磷酸化P-tau水平，如苏氨酸181、231位点和丝氨酸199、235、396等系列位点，能鉴别额颞叶痴呆、路易体痴呆。

4. 神经心理测验　AD病的神经心理缺陷在某些方面可能更为突出。记忆功能受损最严重，而短期记忆又比某些长期记忆容易受损。疾病早期语言功能相对保持，但语言理解和命名能力比口语重复和造句更易受损。AD的顶颞叶受损最明显，而原始性运动、感觉和视觉皮质结构相对保持完好。这些损害特点能够解释语言、视觉空间等主要高级认知功能易受损。AD的中颞叶损害也较明显，包括海马、海马旁回等结构，这可解释AD的记忆损害。"晶态"认知功能与经验和知识密切相关，推理能力为具体表现。"液态"认知功能是指与认知内容无关的基本认知功能，与吸收和加工外界信息的速度和灵活性密切相关，主要由遗传决定，从注意集中能力及动作的灵活性可反映出来。正常衰老的"晶态"认知功能不会减退，经过训练，此功能还可增强，"液态"认知功能虽有减退，但程度轻而且缓慢，相反，AD患者的上述两种认知功能都显著下降，而且"液态"认知功能下降的时间显著提前。

五、诊断与鉴别诊断

（一）诊断

国内目前使用的诊断工具是ICD-10精神与行为障碍分类。AD的诊断仍然依靠排除法，即先根据认知功能损害情况，判断是否有痴呆，然后对病史、病程、体检和辅助检查的资料进行综合分析，排除各种特殊原因引起的痴呆后才能作出AD的临床诊断，确诊AD有赖于脑组织病理检查。痴呆患者由于认知功能损害而不能提供完整可靠的病史，故更多的情况下是要通过知情人包括亲属和照料人员来了解病史。接下来要对患者进行精神检查和体格检查。精神检查前，通常会用一个简短的标准化的痴呆筛查工具对患者的认知功能进行初步检查，国内外使用最多，信度和效度比较好的是简明智力状态检查（MMSE）。该测验简便易行，可在短时间内了解患者的总体认知情况，但这种筛查并不能代替详细的精神检查。精神检查的重点是评价患者的认知功能状态，在体格检查时要特别强调对患者进行详细的神经系统检查。最后要进行痴呆诊断的实验室检查。诊断AD的常规辅助检查项目应包括血、尿、粪常规检查，胸部X线检查，肝、肾功能检查，梅毒筛查，艾滋病毒筛查，血维生素B_{12}及叶酸测定，脑电图检查，脑CT或MRI检查。

2011年美国国立衰老研究所-阿尔茨海默病协会新修订了AD诊断标准，该标准把AD病程分为三个阶段：无症状的AD临床前期、AD所致轻度认知损害期和AD所致痴呆期，不同病程阶段有不同的生物学标志物变化。采用分子诊断技术可在活体检测到AD相关生物标志，可及早评估AD的发展变化，指导临床早期诊断与治疗。

无症状的AD临床前期可细分为三阶段：年龄、遗传和环境因素交互作用下，首先出现淀粉样蛋白（Aβ）代谢异常和大量聚集；随后发生突触功能失调、胶质细胞激活、神经纤维缠结形成、神经元凋亡等早期神经退行性变；接着发生轻微认知功能下降（比MCI临床症状更轻）。

生物标志物异常与上述AD病理生理级联过程一致：首先是CSF中Aβ42水平降低、正电子发射断层扫描（PET）成像Aβ示踪剂沉积增加；随后出现神经元损伤的标志物如CSF中T-tau蛋白或P-tau蛋白升高、18-氟脱氧葡萄糖（FDG）PET成像显示颞顶区代谢降低，磁共振成像（MRI）显示内侧颞叶、边缘叶和颞顶区皮质结构萎缩。临床前期诊断依据几乎完全基于AD生物学标志物。NIA-AA标准纳入了上述5种生物标志物用于临床诊断。AD所致MCI记忆减退等认知损害表现，但日常生活功能不受影响，是介于正常老化与痴呆之间的过渡状态，具有转化为AD痴呆的高风险。Aβ聚积和神经元损伤两类生物标志用于此期，有助于建立与AD临床损害有关的病理变化，尤其是代表神经元损害的标志物，可提示MCI进展为AD痴呆的可能性。

新标准中基于上述标志物的存在与否，把此期分为三类：很可能的AD所致MCI、可能的AD所致MCI和不可能的AD所致MCI，Aβ聚积和神经元损伤标志物均呈阳性为很可能的AD所致MCI，两者之一阳性而另一种不能检测验证时为可能的AD所致MCI，两者均阴性则为不可能的AD所致MCI，以便提高MCI的诊断准确率。AD所致痴呆期是指AD病理生理变化引起的临床综合征，依据检测生物学标志物确定痴呆患者潜在的AD病理变化，并把此期分为很可能的AD痴呆、可能的AD痴呆和不太可能的 AD 痴呆。上述 5 种生物学标志物在痴呆期和 MCI 期均可作为辅助诊断指标。

（二）鉴别诊断

1. 血管性痴呆　血管性疾病是痴呆第二位原因，脑影像学检查和 Hachinski 缺血指数评分，有助于血管性痴呆与 AD 初步鉴别。Hachinski 缺血评分总分为 18 分，≥7 分很可能为血管性痴呆；≤4 分很可能为非血管性痴呆，主要是 AD；5~6 分很可能为混合性痴呆。CT 或 MRI 检查发现血管性病灶有助于明确诊断。

2. 额颞叶痴呆　额颞叶痴呆比 AD 少见，其早期表现主要是行为和情绪改变或者语言障碍，而记忆障碍通常是 AD 的首发症状。额叶和颞叶萎缩是额颞叶的特征，而脑广泛性萎缩和脑室对称性扩大多见于 AD。

3. 进行性核上性麻痹　进行性麻痹以眼球运动障碍、皮质下痴呆、通常伴有锥体外系症状为其临床特征，系典型的皮层下痴呆。

4. 抑郁症　老年性抑郁症可表现为假性痴呆易与 AD 混淆。抑郁性假性痴呆患者可有情感性疾病的病史，可有明确的发病时间，抑郁症状明显，认知缺陷也不像 AD 那样呈进展性全面性恶化态势。定向力、理解力通常较好。除精神运动较迟钝外，没有明显的行为缺陷。病前智能和人格完好，深入检查可显露抑郁情绪，虽应答缓慢，但内容切题正确。抗抑郁治疗疗效良好。

5. 帕金森病　AD 的首发症状为认知功能减退，而帕金森病的最早表现是锥体外系症状。AD 患者即使合并有锥体外系症状，也很少有震颤者，但在帕金森病患者中有震颤者高达 96%。

6. 正常压力脑积水　本病除痴呆外常伴有小便失禁和共济失调性步态障碍，脑压不高。CT 或 MRI 检查可见脑室扩大，但无明显的脑皮质萎缩征象。同位素池扫描可见从基底池到大脑凸面所需时间延迟至 72 小时以上。

7. 脑瘤　以痴呆为突出临床表现的脑瘤主要见于额叶、颞叶或胼胝体肿瘤，除痴呆表现外常可见颅内压增高征象，脑血管造影、CT 或 MRI 检查可明显看出脑瘤部位。

六、治疗

本病病因不明，目前尚无特效治疗，现证实有效的治疗方法基本上都属于对症治疗。AD 的治疗包括针对认知功能减退和非认知性精神症状的治疗。治疗方法包括躯体治疗（主要是药物治疗）和社会心理及支持治疗。

（一）认知功能缺损的治疗

1. 胆碱酯酶抑制剂

（1）多奈哌齐：通过竞争和非竞争性抑制乙酰胆碱酯酶，从而提高脑细胞突触间隙的乙酰胆碱浓度。其特点是半衰期长，为（103.8±40.6）小时，血浆蛋白结合率高（92.6%），两周后才能达稳态血浓度。口服药物后吸收较好，达峰时间为（5.2±2.8）小时，可每日单次给药。常见的不良反应有腹泻、恶心、睡眠障碍。约 50% 的患者认知功能有明显改善。停药后，患者的认知功能水平在 3~6 周内降至安慰剂治疗的水平。多奈哌齐的推荐起始剂量是 5 mg/d，1 月后剂量可增加至 10 mg/d。如果能耐受，尽可能用 10 mg/d 的剂量，高剂量可获得较好的疗效，但也容易产生胆碱能不良反应。

（2）卡巴拉汀：属氨基甲酸类，能同时抑制乙酰胆碱酯酶和丁酰胆碱酯酶。其半衰期约为 10 小时，达峰时间为 0.5~2 小时。该药的推荐剂量为 6~12 mg/d。临床试验表明，疗效与剂量相关，日剂量大于 6 mg 时，其临床疗效较为肯定，但高剂量治疗时，不良反应也相应增多。

（3）石杉碱甲：由中国研发的胆碱酯酶抑制剂，系从石杉科植物千层塔中提取的生物碱。常用剂量是 0.2~0.4 mg/d。不良反应相对较少，包括头晕、食欲缺乏、心动过缓。大剂量时可引起恶心和肌肉震颤等。

2. 谷氨酸受体拮抗剂　美金刚作用于大脑中的谷氨酸-谷胺酰胺系统，为具有中等亲和力的非竞争性的 N-甲基-D-天冬氨酸（NMDA）的拮抗剂。当谷氨酸以病理性过量释放时，美金刚可减少谷氨酸的神经毒性作用，当谷氨酸释放过少时，盐酸美金刚可以改善记忆过程所必需的谷氨酸的传递。用法是第 1 周每日 5 mg，第 2 周每日 10 mg、第 3 周每日 15 mg、第 4 周每日 20 mg，分 2 次服用。维持量为每次 10 mg，每日 2 次。

（二）社会心理治疗

社会心理治疗的目的主要是尽可能维持患者的认知和社会生活功能，同时保证患者的安全和舒适。主要内容是帮助患者家属决定患者是住院治疗还是家庭治疗或日间护理等；帮助家属采取适当的措施以防患者自杀、冲动攻击和"徘徊"等，以保证患者的安全。帮助家属解决有关法律问题如遗嘱能力及其他行为能力问题。社会治疗很重要的方面是告知有关疾病的知识，包括临床表现、治疗方法、疗效、病情的发展和预后转归等，使家属心中有数，同时让家属或照料者知晓基本的护理原则。

（郭　丹）

第二节　额颞叶痴呆

目前额颞叶痴呆（FTD）这一名称实际上概括了一组临床综合征，而不是一个单一的疾病实体概念。其核心临床特征是额叶、岛叶皮层和颞叶前部的变性，以及与之相应的行为症状和语言障碍。故此，FTD 临床主要包括行为变异型（bvFTD）和原发性进行性失语（PPA）两类，后者又分为进行性非流利性失语（PNFA）、语义变异型（SV）和寻词困难性进行性失语（LPA）。bvFTD 是 FTD 最常见的亚型，临床上容易被误诊为精神疾病。FTD 常叠加运动神经元病或锥体外系疾病，如皮层底节变性（CBD）、进行性核上性麻痹（PSP）。近年来的临床病理研究显示 FTD 是非阿尔茨海默病型痴呆的重要原因，仅次于路易小体痴呆，是神经系统变性疾病痴呆的第三常见病因，约占痴呆患者的 3%~16%。在 60 岁以下人群中比阿尔茨海默病（AD）更常见，但生存时间比 AD 短，约为 2~8 年。伴有运动神经元病（MND）的 FTD 生存期最短，其次为 bvFTD。

一、病因、病理、发病机制

额颞叶痴呆目前病因未明，但 40% 的 FTD 患者有痴呆家族史。10% 的 FTD 与 17 染色体上编码微管相关蛋白 tau（MAPT）和颗粒蛋白前体基因（GRN）的突变有关，并呈现常染色体显性的模式。MAPT 趋向于和语言障碍有关，而 GRN 趋向于和 bvFTD 有关且多在 50 或 60 岁年龄段发病。

大体形态上表现为以额叶或额颞叶局限性萎缩为特征。经典的组织学改变分为三型。最常见类型为额叶变性型或无组织学特征改变型（DLDH），约占额颞叶痴呆病例的 60%，表现为额叶和前颞叶基本对称性萎缩，脑室以额角扩大为著。第二型为皮克氏病型（PiD），约占 25% 左右，镜下可见 Pick 小体，肉眼有所谓的界限性萎缩，限于额叶和颞叶前 1/3，由于与后半部脑回形成鲜明对比，有时被形容为刀片样分界萎缩。第三型为运动神经元病型，约占 15%，生前有额颞叶痴呆和运动神经元病特征，往往存在 ubiquitin 阳性包涵体。

基本的蛋白质病变涉及 tau 和泛素（ubiquitin）。临床与分子病理研究结果显示，tau 阳性 FTD 约占 40%，多与叠加锥体外系疾病相关；而泛素阳性 FTD 约占 50%，多与叠加 MND 相关，两者都为阴性的约占 5%~10%。在 FTD 亚型中，SD 与泛素相关，PNFA 与 tau 相关，bvFTD 各半。可以看出，组织学病理改变乃至分子病理学改变的多样性，决定了 FTD 临床表现的多样性。

二、临床表现

发病年龄多在 45~65 岁，是精神分裂症的最常见病因，在 60 岁以下较阿尔茨海默病更常见。临床表现为隐袭起病、进行性加重的社会行为、人格改变，或以言语/语言障碍为特征，而记忆、视空间症状相对不明显。

FTD 临床主要包括行为变异型（bvFTD）和原发性进行性失语（PPA）两类，后者又分为进行性非流利性失语（PNFA）、语义变异型（SV）和寻词困难性进行性失语（LPA）。也有的将 FTD 直接分为 bvFTD、PNFA 和语义性痴呆（SD）。FTD 经常叠加运动性疾病，主要有皮层基底节变性（CBD），进行性核上性麻痹（PSP），以及合并运动神经元病的 FTD（FTD-MND）三种。

1. 变异型额颞叶痴呆（bvFTD）　　bvFTD 约占 FTD 的 56%，男女之比为 2∶1。在三个亚型中发病最早（平均诊断年龄 58 岁），病情进展速度最快，遗传易感性最高（多达 20% 为常染色体显性遗传），15% 伴有运动神经元病，可伴有皮层基底节变性或进行性核上性麻痹。

淡漠是 bvFTD 常见的症状，患者表现为迟钝、缺乏动力、对以往的嗜好失去兴趣，因而社会活动越来越孤立，此时容易被误诊为抑郁。脱抑制常与淡漠伴随出现，患者因冲动行为而花钱大手大脚，部分患者出现囤积废旧物品的行为，因而卫生很差。孩子气的行为，粗鲁，出现不适当的色情语言、玩笑以及诸多令人尴尬、不适合身份与场合的行为，如偷窃，在公众场合便溺、脱衣服等。刻板症状或重复行为也很常见，可表现为机械性重复动作，徘徊、跺脚、拍手，或者不断重复讲同一个故事、笑话、词语，反复购买同样的东西等。FTD 的脱抑制表现及刻板行为临床上易被误诊为躁狂性精神病，强迫冲动或反社会性人格障碍。但患者最初可能仅表现为执行力的减退，不能计划、组织、完成复杂的工作或任务，或工作懈怠、冲动、不专心，缺乏自知力，缺乏对个人和社会行为的认知。当出现突出的脱抑制与相关的行为异常时，临床诊断多不困难。患者早期还往往出现感情迟钝以及对情绪表达能力的降低，因而不能移情，自我为中心，缺乏适当的悲悯的情感反应，体验不到家人、朋友的痛苦或困境。心理行为僵化，不能适应新的情景与规范。进食行为改变也很常见并可贯穿于全病程中，表现为不知饥饱，食物喜好改变而趋于喜欢甜食，并伴有口欲增强及利用行为，表现为在环境中不断抓取和使用身边的物品（饮用空水杯），反复开关电灯、开关门或无限量的持续进食。妄想、偏执观念，幻觉等精神病性症状在 FTD 相对少见，但半数合并运动神经元病的 FTD 会出现此类症状。

bvFTD 右侧额叶较左侧更易受累，额底、额中及岛叶早期受累与脱抑制、行为调控异常以及淡漠，情感迟钝，缺乏自知力等有关。由于顶叶、颞中叶不受累，因此视空间技能保存较好。

2. 语义性痴呆（SD）　　SD 约占 FTD 的 20%，与 bvFTD 发病年龄相近，病情进展速度最慢，遗传易感性不高。

SD 是一组隐袭起病，进行加重的语义知识，或者人、物品、事情、词语知识丧失的综合征。语言障碍是最常见的主诉，表现为失去对词语或词语意义的记忆，因此经常说不出物品的名字。SD 患者在交谈中经常问一个名词或物品的意义，当让其列举一系列动物的名字时，患者会问"动物？动物是什么?"这具有重要的SD提示意义。早期经常出现语义性的错语，或者使用代词，如"这样""大家"。晚期则词不达意，所说的词语与问题和谈论的事情完全无关。说话是流利的，发音、音调、语法以及复述功能正常。

患者早期可能仅仅出现左颞叶萎缩而表现为语义性失语，随着行为异常的出现，右侧颞叶萎缩也逐渐明显。SD以颞叶损伤为主，主要表现在两方面：左侧颞叶变性为主者表现为严重的失命名，伴有对词语概念的进行性丧失；右侧颞叶变性为主者不能够移情，不能感知别人的情感。右侧受累患者较左侧受累者出现更严重的行为异常。另外，SD患者对情绪的理解存在缺陷，尤其是对负性情绪，如悲伤、愤怒、害怕等。患者对情绪识别的缺陷印证了SD在人际关系中的冷淡表现。许多见于bvFTD的脱抑制和强迫行为也见于SD，因为两者均有额底眶鼻皮层的受累。严重的右侧颞叶损伤还会引起视觉及面孔失认。联想失认导致患者出现物品再认困难，因此会混淆或不会正确使用日用品，如把"剪刀"认作"钳子"等。尽管有严重的语言障碍，但视空间技能保持完好，有的SD患者绘画技能依然很好。

3. 进行性非流利性失语（PNFA） PNFA约占FTD的25%，病情进展速度和遗传易感性居中，CDB和PSP伴发率较高。

PNFA表现为言语费力、不流畅、言语失用或者语言中缺少语法结构。言语费力指说话慢且费劲。缺少语法结构的典型表现为短而简单的词组短语，缺乏语法上的语素。PNFA典型表现为多种语音错误并存，患者经常都能意识到自己的这些错误，说话速度明显减慢，节律紊乱。PNFA还可表现为对复杂句子的理解力受损，理解力受损显然与语法的复杂性相关。其对单个词语的理解和对物体的知识通常是保留的，因此也可借此特点与SD进行鉴别。

与bvFTD和SD不同，PNFA只在晚期才出现行为症状，自知力和个人认知保留，但是抑郁和社会行为退缩常见。PNFA发病后数年，患者出现具有CBD或PSP特点的运动症状。部分患者可能很快由PNFA发展为典型的CBD或PSP。有人认为PNFA和言语失用可能是CBD或PSP的早期表现。这些CBD/PSP患者锥体外系症状较轻。情景记忆、语义记忆和视空间功能保存较好。常见执行功能和工作记忆受损。

影像学异常可见于左侧额叶-岛叶后部区域，如额下回、岛叶、运动前区和辅助运动区。在做出影像学支持的PNFA诊断时，这些影像表现是必须具备的。

4. 其他表现 额叶功能障碍的软体征对额颞叶痴呆的诊断有支持作用，包括非自主抵抗、强握反射、模仿行为、利用行为、摸索反应、吸吮反射、Myerson征等。当FTD伴有PSP或CBD时，体格检查可见锥体外系体征。PSP和CBD为不典型的肌张力增高、运动迟缓等帕金森病样表现，PSP通常为中轴性、对称性运动障碍，CBD可以是轴性也可以是单侧不对称的运动症状。PSP有特征性的垂直性眼球运动障碍，以及经常出现向后跌倒。CBD可出现异己手综合征等表现。合并MND的FTD，可发现肌肉萎缩、无力、肌肉颤动以及言语含糊、饮水呛咳等延髓麻痹症状与体征。

5. 辅助检查 头颅CT和MRI检查对FTD诊断有重要价值。MRI冠状位表现为一侧或双侧额叶和颞极的叶性萎缩而海马保留，横轴位可见额极、颞极萎缩明显。正电子发射断层显像（PET）可用鉴别FTD和早发性AD。^{18}F-FDG-PET可检测大脑的葡萄糖代谢，FTD表现为额颞叶低代谢，有别于AD颞顶区低代谢的表现。研究发现脑脊液tau和Aβ42之比在FTD较AD低，敏感性79%~90%，特异性65%~97%，在FTD诊断中有一定作用。

三、诊断与鉴别诊断

根据患者隐袭起病、进行性加重的行为、人格改变，或进行性语言障碍，而记忆、视空间症状相对不明显，结合影像学以额叶或额颞叶局限性叶性萎缩的特殊表现，并排除了其他可能引起额颞叶认知功能障碍的因素后，可作出 FTD 的临床诊断（表 3-1～表 3-3）。

表 3-1　变异型额颞叶痴呆（bvFTD）的诊断标准

变异型额颞叶痴呆（bvFTD）的诊断标准

Ⅰ 核心特征
- 隐袭发病，逐渐进展过程
- 早期出现社会人际交往能力下降
- 早期出现个人行为调控能力丧失
- 早期出现情感迟钝
- 早期出现自知力丧失

Ⅱ 支持特征
- A 行为异常
  - 个人卫生和修饰能力衰退
  - 精神死板，固执
  - 注意涣散，缺乏持久力
  - 口欲增强和饮食行为改变
  - 持续和刻板行为
  - 利用行为
- B 语言症状
  - 语言输出量的改变
    - 缺乏自发言语和言词节俭
    - 语言紧凑
  - 刻板语言
  - 模仿言语
  - 持续言语
  - 缄默症
- C 躯体体征
  - 原始反射
  - 失禁
  - 运动不能，强直，震颤
  - 血压降低或血压波动

Ⅲ 影像学表现（结构/功能）：额叶/颞极异常

表 3-2　语义性痴呆（SD）的诊断标准

语义性痴呆（SD）的诊断标准
Ⅰ 核心特征
- A 隐袭起病，逐渐加重
- B 语言障碍的特点
  - 进行性、流利性、空洞的自发性语言
  - 丧失对词汇意义的理解，表现出理解和命名受损
  - 语义性语言错乱
- C 感知觉障碍，特点为
  - 面容失认：对熟悉面孔的身份不能辨认
  - 联想失认：对物体属性不能辨认
- D 知觉性匹配和图形复制功能保留
- E 单个词汇重复能力保留
- F 高声阅读和规则性词语的听写能力保留

Ⅱ 支持特征
- A 语言方面
  - 语言紧凑
  - 特异性的词语使用
  - 没有音素性语言错乱。
  - 肤浅的诵读困难和书写困难。
  - 计算能力保留
- B 行为方面
  - 丧失同情心和移情
  - 狭窄性的专注行为：兴趣狭窄，专注一项活动而忽视其他活动
  - 吝啬

Ⅲ 影像学（结构/功能）：主要累及优势半球颞叶前部的不对称性异常改变

表 3-3　进行性非流利性失语（PNFA）的诊断标准

进行性非流利性失语（PNFA）的诊断标准
Ⅰ 核心特征
- 隐袭起病，进行性加重
- 非流利性自发性语言，出现至少下列一项：语法错误，音素性言语错乱，命名不能。

Ⅱ 支持特征
- A 语言方面
  - 结巴或口唇失用
  - 重复障碍
  - 失读和失写
  - 早期保留对词汇意义的理解
  - 晚期出现缄默
- B 行为症状
  - 早期社会技能保留
  - 晚期行为表现与 bvFTD 类似

Ⅲ 影像学（结构/功能）：主要累及优势半球的不对称性异常改变

FTD与早发型阿尔茨海默病（或AD的行为变异型）有时难以鉴别，误诊率较高。首先，FTD早期表现为行为症状，而这在AD早期罕见，即使阿尔茨海默病出现行为改变也一般不构成社会危害。尽管AD存在记忆力损害，但他的社会角色相对保留，善于掩饰自己的记忆困难。随着病情进展，AD患者可能出现不适当判断行为如资金的使用等。但这不同于FTD的冲动，或对社会事件缺乏正常的关注。另外，AD的早期，存在严重的学习和保存新信息困难，随着疾病进展，这些症状更为突出。而FTD记忆力损害轻，要注意不要将FTD语言障碍引起神经心理检查的不良表现误判为记忆力减退。FTD的进行性语言功能障碍可以是独立的临床突出表现，而AD患者出现语言症状时往往伴有严重记忆力，视空间功能障碍。

FTD的脱抑制表现及刻板行为要注意与躁狂性精神病，强迫冲动或反社会性人格障碍等进行鉴别。另外精神行为症状在不同痴呆中表现不同，AD最常见的精神行为症状为淡漠、激越、抑郁焦虑、易激惹，以及被窃和嫉妒妄想等。

四、治疗

无特殊的病因性治疗方法。主要是针对精神行为症状给予对症治疗和护理。有激越、幻觉、妄想等精神症状者，可给予适当的抗精神病药。选择性5-羟色胺再摄取抑制剂（SSRI）类药物对减轻脱抑制和贪食行为，减少重复行为可能会有所帮助。美金刚在FTD治疗中的作用正在研究中，而胆碱酯酶抑制剂应该避免使用。

随着病情的加重，痴呆患者对护理的需求越来越多，需要采取适当的措施防止患者自伤和他伤。其中的一个重要方面就是精神行为异常的护理。对于语言障碍者，非语言的沟通非常重要。近期研究显示，FTD的照料负担明显高于AD，照料负担主要源于行为症状而不是功能的衰退。家庭或其他专职照料者应该了解和熟悉本病的临床表现，疾病发展经过的必要知识，以便适应患者的一些特殊心境，建立起良好的人际关系。

五、预后

预后差别很大。FTD三个亚型中，bvFTD病情进展速度最快，SD病情进展速度最慢。出现运动症状常预示预后不良。有研究认为从发病到死亡，FTD平均生存期是7.8年，也有报道FTD的中位生存时间是（6.1±1.1）年，FTD-MND则为（3±0.4）年。

（郭　丹）

第三节　路易体病

1961年冈崎等首先对以路易体小体为病理特征的一组痴呆患者进行了详细描述，该类疾病曾分类为弥漫性路易体病、皮质路易体病、老年痴呆路易体型、阿尔茨海默病路易体变异型等，后统一称为路易体痴呆（DLB）。该病是以波动的认知功能障碍、鲜明生动的视幻觉以及帕金森综合征为主要临床表现，以路易小体（LBs）为主要病理特征的神经系统变性疾病。在老年人群神经系统变性疾病中较常见，占痴呆病人数的4%~30%，人口患病率为1%~5%，大脑病理解剖结果提示DLB的患病率仅次于阿尔茨海默病（AD）。

一、病因和发病机制

本病多为散发，虽然偶有家族性发病，但是并无明确的遗传倾向。其主要病理特征为在杏仁核、内嗅皮层、新皮层及脑干等部位广泛分布的路易小体及路易轴突（LNs）。该病理改变由α-突触核蛋白（α-Syn）异常聚集并与异常代谢的脂质分子共同作用而形成。α-Syn是DLB的生物标记物，它可作为ATP酶的分子伴侣参与人类神经系统的突触囊泡运输过程，在神经元突触的重塑、神经元的分化及多巴胺的合成等过程中发挥重要作用，其异常聚集可由基因突变或氧化应激等因素引起。在SNCA基因突变的家族病例中，患者脑内可出现α-Syn过度表达并形成典型的DLB病理改变，且研究报道携带双倍SNCA基因的患者运动和认知功能恶化更明显，进一步证实α-Syn的代谢异常与DLB的发生发展密切相关。

与此同时，LBs或LNs病理改变常与β淀粉样斑块及神经原纤维缠结等AD样的病理改变共存，病理确诊的DLB患者中可有32%~89%存在AD样病理改变，因此对DLB的病因和发病机制需要更深入的研究。

二、临床表现

（一）进行性痴呆

痴呆逐渐进展，在早期表现出明显的视觉感知、注意力和执行功能障碍，而记忆功能障碍通常较轻，顺行性遗忘并不突出。

（二）波动性认知障碍

虽然所有痴呆患者的认知症状都可能有波动，但DLB的认知功能波动比较严重，一天至数天之内有多次意识模糊和清醒状态的交替，也可以在数分钟或数小时经历交替，少数患者的波动性表现为数周或数月内出现认知水平的改变。并可伴昼夜颠倒、觉醒和注意变化、发作性的胡言乱语等。

（三）鲜明生动的视幻觉

视幻觉是路易体痴呆最常见的精神症状，描述鲜明生动，多为昆虫等小动物，亦可为能描述细节的人物，伴有相应的情感反应。视幻觉同样具有波动性，可重复出现。约一半的患者在发病初期就可出现，并可持续到病程晚期。对诊断改变有重要的提示意义。

（四）帕金森综合征

自发的帕金森综合征是DLB的典型表现，发生率高于70%，通常为双侧起病，主要为面具脸、肌张力增高、动作减少和运动迟缓，较少出现静止性震颤。与认知障碍可同时或先后发生，两组症状在一年内相继出现具有诊断意义。

（五）其他症状

DLB患者常见快速眼动（REM）期睡眠障碍，可出现在痴呆症状数年前。表现为在快眼动睡眠期间出现生动的梦境，可有复杂剧烈的肢体或躯干运动，如踢腿、摆臂，多导睡眠描记图显示睡眠期间肢体肌张力增高。其他临床表现还有反复跌倒、晕厥、自主神经功能障碍。

三、诊断与鉴别诊断

DLB确诊的依据是脑部的神经病理学诊断。

临床诊断主要根据2005年McKeith等路易体痴呆国际工作组会议制订的DLB诊断标准（表3-4）：很可能的DLB的诊断标准："必需症状+至少两项核心症状"或"必需症状+至少一项核心症状+至少一项提示症状"；可能的DLB的诊断标准："必需症状+至少一项核心症状+至少一项支持症状"。专科门诊使用DLB临床诊断标准的诊断敏感度为78%~83%，特异度为85%~95%。

表3-4 DLB诊断标准

（1）必需症状	A. 痴呆：持续性的认知下降并影响社会或职业功能。
	B. 突出或持续记忆障碍不一定出现在早期，但通常具有进展性。
	C. 注意力、执行功能下降，视觉空间的能力改变突出。
（2）核心症状	A. 波动性认知障碍：尤其在注意及觉醒程度
	B. 视幻觉：反复发作，形象生动，内容具体
	C. 帕金森综合征
（3）提示症状	A. REM睡眠期行为异常
	B. 神经阻滞剂高度敏感性
	C. SPECT/PET提示基底节区多巴胺转运体摄取减少
（4）支持症状	A. 重复跌倒和晕厥
	B. 短暂的，不明原因的意识丧失
	C. 严重自主神经功能障碍，如直立性低血压，尿失禁
	D. 其他形式的幻觉
	E. 妄想
	F. 抑郁
	G. 神经影像学CT/MRI显示颞叶内侧结构相对保留
	H. SPECT/PET显示枕叶视皮质功能减低
	I. 心脏Ⅰ-123间碘苄胍（Ⅰ-123MIBG）扫描摄入减低
	J. 脑电图：颞叶慢波活动出现短暂的尖波

需与以下疾病进行鉴别诊断。

1. **帕金森病痴呆（PDD）** PDD与DLB两者都有痴呆、锥体外系症状、精神症状、自主神经功能失调、REM睡眠期行为异常及对神经阻滞药物不良反应敏感等临床表现。但PDD以明显的锥体外系症状为早期表现，而DLB则在早期就存在突出的认知损害。临床上的主要区别就在于痴呆和运动症状的进展次序，因此临床诊断通常采用"一年原则"进行分类，认为锥体外系症状在痴呆症状出现前已存在超过一年，则应首先考虑诊断为PDD。此外，DLB的锥体外系症状多对称，静止性震颤少见，左旋多巴疗效较差，且注意障碍、精神症状及认知的波动性更明显。

2. **阿尔茨海默病（AD）** 两者均为隐袭起病、进行性加重，逐渐出现广泛的认知功能损害，因此DLB是最常被误诊为AD的痴呆亚型。视幻觉、注意力下降、视空间障碍和早期出现锥体外系症状有助于路易体痴呆的诊断，早期显著的情节记忆损害和显著的内侧颞叶萎缩（MRI）有助于AD的诊断。联合检测脑脊液α-Syn、Aβ1-42及tau蛋白（t-tau和p-tau181）可提高鉴别诊断的效能。

3. **血管性痴呆（VaD）** 血管性痴呆患者有脑血管病史、相应部位的神经系统体征及关键认知部位受损的影像学证据，且痴呆和脑血管病之间有明确的因果关系或时间关系。其认知功能障碍常在梗死后3个月内突然恶化，或呈波动性、阶梯式进展。

4. 克雅病（CJD） CJD患者认知功能障碍进展较DLB要快速，尚有小脑性共济失调、视觉丧失、肌肉萎缩及肌阵挛等症状，通常在发病的1年内死亡。典型脑电图为慢波背景上出现约每秒1次的周期性三相复合波，影像学特征则是MRI的DWI序列显示大脑皮层、尾状核和（或）壳核异常高信号改变。

四、治疗

目前无有效治愈的药物，但可采用多种治疗模式或多个药理学治疗靶点对症治疗，以期延缓病程进展。治疗原则是改善认知缺陷、减轻精神行为症状、改善患者生活质量及延长寿命。

1. 认知及精神行为障碍治疗 胆碱酯酶抑制剂对认知及精神行为障碍均可改善，可首选多奈哌齐。美金刚治疗DLB的临床资料较少，结果不一，临床有待进一步研究和验证。患者通常对神经阻滞剂的不良反应敏感，有约50%的患者在服用传统抗精神病药物后出现幻觉和运动症状加重。若患者精神行为症状十分严重，在与照料者协商后可选用非典型抗精神病如喹硫平及奥氮平等药物治疗，小剂量缓慢加药，密切观察直立性低血压、白细胞减少症等药物不良反应，慎防摔倒及病情恶化，精神症状减轻后应缓慢减至最小维持量或停用。部分患者可出现严重的焦虑或抑郁症状，可选用小剂量SSRI类或5羟色胺和去甲肾上腺素再摄取抑制剂（SNRI）类抗抑郁药物改善症状。

2. 帕金森综合征的治疗 常用小剂量左旋多巴单一疗法，缓慢加量至能缓解50%以上运动症状的维持剂量。如患者治疗期间出现认知损害明显加剧、意识紊乱、视幻觉、妄想或焦虑不安等症状，抗帕金森药物应逐步减量或停用，改用小剂量左旋多巴单一疗法。停药顺序如下：抗胆碱能药物、司来吉兰、金刚烷胺、多巴胺受体激动药、儿茶酚-O-甲基转移酶（COMT抑制）剂，最后是左旋多巴，停药过程需严格监控。

五、康复和预后

认知训练、物理治疗和有氧运动或有助于改善记忆和生活质量。患者发病后的生存年限较AD患者显著减少且抑郁共病率高。与具有相同认知分数的AD患者相比，锥体外系症状可导致DLB患者具有更严重的运动和功能损害，因此导致更为沉重的医疗护理及家庭负担，多数患者最终死于营养不良、肺部感染等并发症。

（杨灿洪）

第四节　多系统萎缩

一、概述

多系统萎缩（multiple system atrophy，MSA）是一组中枢神经系统散发的、进行性的主要累及自主神经、锥体外系和小脑等多部位的变性疾病。主要包括3种疾病：①散发性橄榄体脑桥小脑萎缩（sporadic olivopontocerebellar atrophy，SOPCA），临床上以小脑性共济失调为主要表现；②夏伊-德拉格（Shy-Drager）综合征（SDS），临床上以自主神经功能失调（直立性低血压）为主要表现；③纹状体黑质变性（striatonigral degeneration，SND），临床上以帕金森综合征为主要表现。三者尽管在起病时的主要临床表现各不相同，但随着病程的进展，最终都表现为锥体外系统、小脑系统和自主神经系统三大系统损害的临床症状和体征，部分患者还可以出现锥体束损害的表现。

对 MSA 概念的认识有一个发展过程。由于 SOPCA、SDS、SND 三者无论在临床表现上，还是在病理改变上都具有极大的相似性，Graham 和 Oppenheimer 于 1969 年提出了 MSA 的概念，认为三者是具有异质性的同一种疾病。Taker 和 Mirra 曾把 SOPCA、SDS、SND 归类于多系统变性（multiple system degeneration，MSD），但 Quinn 认为，MSD 还应包括亨廷顿病、皮克病、弗里德赖希（Friedreich）共济失调等其他疾病。MSD 是指任何原发性神经元变性，造成多个系统损害的疾病，其包括范围大，特异性较低；MSA 则是专指 SOPCA、SDS、SND。而 Jancovic 则认为 MSA 是指一组在临床表现和病理改变上具有很大相似性的临床病理综合征。

在多系统萎缩中，尽管各系统变性组合的方式不同，但常常由一个先发病的或主要损害的系统及次要损害的系统组成。如 Shy-Drager 综合征中主要损害为进行性自主神经系统功能障碍（直立性低血压，膀胱、直肠和性功能障碍等）；次要损害系统有共济失调的小脑损害，肌萎缩的前角损害等表现。在病理上，SOPCA、SDS、SND 三者都表现为黑质、尾状核、壳核、下橄榄核、脑桥诸核、小脑浦肯野细胞、脊髓中间外侧柱细胞及骶髓奥奴弗罗维奇核等部位的神经细胞脱失、胶质细胞增生，但其严重程度略有差异。另外，蓝斑、迷走神经背核、前庭神经核、锥体束和脊髓前角也可受累；均未发现路易（Lewy）体和神经原纤维缠结（NFT）。Papp 等发现，在 MSA（SOPCA、SDS、SND）患者的少突胶质细胞及神经元的胞质内有一种嗜银性包涵体，由微管缠结而成，与阿尔茨海默病和进行性核上性麻痹（PSP）时的 NFT 不同，这种微管缠结对 α 微管蛋白、β 微管蛋白、tau 蛋白及泛蛋白（ubiquitin）均有免疫反应。这种包涵体主要出现在与有髓轴索平行的白质内，在顶叶皮质深层及皮质下白质、锥体束、小脑白质数量最多，也可出现于壳核和苍白球。目前，多数学者认为这种嗜银性包涵体仅见于 MSA，而在其他神经疾病中尚未发现过，因而认为对 MSA 的诊断具特异性。这种病理改变支持 3 种疾病是相同疾病过程变异的概念。

二、散发性橄榄体脑桥小脑萎缩

散发性橄榄体脑桥小脑萎缩又称 Dejerine-Thomas 综合征，属于神经系统变性病。以进行性小脑性共济失调为主要临床表现，可伴有自主神经损害症状和（或）帕金森综合征（PDS）、锥体束征等。

（一）病因和发病机制

SOPCA 的确切病因尚未阐明。有学者从 SOPCA 患者小脑皮质中找到病毒壳核而认为本病的发生与病毒感染有关，但未能证实两者间有肯定因果关系。Duvoisin 等发现，SOPCA 患者脑组织内谷氨酸脱氢酶的活性仅是对照组平均值的 40%，并认为谷氨酸脱氢酶缺陷与 SOPCA 发病有关。谷氨酸是中枢神经系统中一种重要的兴奋性神经递质，谷氨酸脱氢酶缺陷使谷氨酸在突触处不能降解而积聚过多，产生兴奋性毒性作用，使神经细胞由兴奋而致死亡，可能与 SOPCA 发病有关。Living-stone 等发现患者组织中丙酮酸脱氢酶活性仅是正常人的 15%～30%，小脑中线部对丙酮酸氧化异常有选择性易感性，认为丙酮酸脱氢酶缺乏与小脑性共济失调有关。Truong 等提出线粒体 DNA 异常可能在 SOPCA 发病中起重要作用。Kish 等认为，吡啶-2,3-二羧酸核糖转换酶活性改变可能与 SOPCA 有关。

（二）病理

SOPCA 的病理改变在大体标本上可见脑桥、下橄榄核小脑明显萎缩，大脑额叶也可有改变。镜下可见橄榄核有严重的神经元脱失和明显的胶质细胞增生；脑桥腹侧萎缩、神经元脱失、桥横纤维数量减少并有髓鞘脱失；小脑颗粒细胞层变薄，浦肯野细胞脱失，小脑半球白质和小脑中脚纤维脱髓鞘，小脑上脚和齿状核也可见轻度变性改变。即使是临床上无PDS表现的SOPCA的患者，在病理上也可显示亚临床性黑质、纹状体变性。胶质细胞尤其是皮质、壳核、苍白球、脑桥基底部、延髓网状结构中的少突胶质细胞中出现嗜银性包涵体是诊断SOPCA的重要依据。SOPCA时脊髓病变主要表现为脊髓小脑束、脊柱、皮质脊髓束及脊髓中间外侧柱变性，细胞脱失，脊髓前角也可受累。

（三）临床表现

SOPCA多在中年以后起病，平均发病年龄为50岁左右。男性、女性发病无明显差异。SOPCA的主要症状是进行性小脑性共济失调。多数患者随着病程进展，可逐渐出现帕金森综合征、自主神经损害症状、锥体束征、痴呆、肌阵挛、构音障碍等其他症状。

1. 小脑性共济失调　小脑性共济失调多从双下肢开始，表现为自主活动缓慢、步态不稳，两足分开。以后逐渐累及双上肢、双手，出现动作笨拙与不稳。也可累及延髓肌，多在病程早期出现构音障碍，主要是由咽喉肌的共济失调引起。在病程后期常伴有吞咽困难，还可出现躯干姿势不稳、眼球震颤、意向性震颤等。

2. 帕金森综合征　SOPCA时PDS的临床特征主要表现为运动不能、肌强直及各种形式的震颤（姿势性震颤、静止性震颤、动作性震颤、搓丸样震颤）等，且左旋多巴治疗无效或疗效甚微。约10%的患者PDS表现甚为严重，并可因此而减轻或掩盖其小脑损害症状和体征。

3. 自主神经功能障碍　其出现率达94%。93%的男性患者表现为阳痿，48%~67%的患者可出现尿失禁。其他自主神经损害症状有姿势性晕厥、尿潴留等。还可有反复晕厥发作、直立性低血压等。大便失禁较少见。

4. 锥体束征　46%~50%的患者可出现锥体束征，如腱反射亢进或有伸性跖反射。

5. 眼球运动障碍　这也是SOPCA较常见的症状。除眼球震颤外，还可出现辐辏障碍、眼外肌运动障碍及凝视麻痹。凝视麻痹以向上凝视麻痹最常见，也可出现向下或水平凝视麻痹。SOPCA的凝视麻痹属核上性凝视麻痹，其病变可能在脑桥旁正中网状结构，也可能是橄榄和脑桥神经元脱失，苔状纤维和爬行纤维减少，使小脑经脑桥旁正中网状结构的视觉传出紊乱所致。

6. 不自主运动　表现为肌阵挛、痉挛性斜颈、舞蹈样或手足徐动样运动，多出现于病程后期。

7. 其他临床表现　约11.1%的患者可出现痴呆，痴呆特征为皮质下型。约22%的患者出现声带麻痹，表现为呼吸喘鸣。SOPCA较少出现视网膜变性、视神经萎缩。虽然病理上脊髓内的锥体束、后索及前角常有改变，但临床上很少出现周围神经病、下肢振动觉减退、反射消失等。

（四）辅助检查

1. 脑脊液检查　脑脊液多正常。

2. 颅脑CT检查　主要显示小脑、脑桥和中脑萎缩，第四脑室、基底池、四叠体池、小脑上池扩大。

3. 颅脑MRI检查　在显示脑干和小脑病变方面较头颅CT具有明显的优越性。SOPCA学者的头颅MRI主要表现为延髓腹侧面、脑桥、小脑中脚、双侧小脑半球及大脑皮质萎缩，第四脑室、脑桥小脑角池扩大。累及基底核的患者，在T_2加权像可见壳核、黑质致密带信号明显较苍白球信号低，还可显示萎缩的下橄榄核、脑桥核、展神经核、面神经核及齿状核信号明显降低，并认为这是SOPCA的特征性 MRI 表现。

4. 脑干听觉诱发电位 常可发现脑干电活动异常。SOPCA 时第Ⅰ、Ⅱ、Ⅲ波潜伏期明显延长，提示 SOPCA 听觉传导通路损害主要出现于耳蜗神经核至脑桥下段橄榄复合体之间。

5. PET 检查 可显示小脑、脑干葡萄糖代谢降低，且与其萎缩程度一致，有助于诊断。

（五）诊断和鉴别诊断

1. 诊断 SOPCA 的诊断主要依靠多系统损害的临床表现，颅脑 CT 和 MRI、PET 等检查可辅助诊断。Quinn 等提出的关于 SOPCA 的临床诊断标准已被广泛接受，该诊断标准把 SOPCA 的临床诊断分成可疑 SOPCA、拟诊 SOPCA、确诊 SOPCA 共 3 个等级。

（1）可疑 SOPCA：必须全部具备以下 5 个条件：①呈散发性，无家族史；②成年发病；③临床上主要表现为小脑性共济失调；④可伴或不伴 PDS 和锥体束损害症状；⑤无痴呆，全身腱反射消失，明显的核上性向下凝视麻痹，无其他明确的疾病。

（2）拟诊 SOPCA：除必须具备可疑 SOPCA 的诊断条件外，还必须有严重的自主神经损害症状如无法解释的姿势性晕厥、阳痿、尿失禁或尿潴留，以及（或）括约肌 EMG 异常。

（3）确诊 SOPCA：经组织病理检查证实的患者。

2. 鉴别诊断 临床上，SOPCA 主要应与家族性橄榄脑桥小脑萎缩（Familial OPCA，FOPCA）、Holmes 病、特发性帕金森病（idiopathic Parkinson disease，IPD）鉴别。

（1）FOPCA：SOPCA 和 FOPCA 无论是在临床表现，还是在病理改变上都极其相似，临床上很难鉴别。两者临床鉴别的主要依据是 FOPCA 有明确的家族发病史，且 FOPCA 发病年龄较早（平均 28~39 岁），平均病程较长，约 14.9 年。

（2）Holmes 病：又称单纯小脑皮质萎缩症、橄榄小脑萎缩、小脑皮质变性，是一种常染色体显性遗传病，仅少数呈散发；本病平均发病年龄 57 岁，较 SOPCA 略晚；平均病程 15~20 年，较 SOPCA 长。其临床特征是隐匿起病、缓慢进展的小脑性共济失调，但罕见眼球震颤，膝反射增高而踝反射消失，且无脑干萎缩的临床表现，借此可与 SOPCA 鉴别。

（3）IPD：以小脑性共济失调为突出临床表现的 SOPCA 不难与 IPD 鉴别。但是，倘若小脑损害症状不明显，或 PDS 甚为严重并因此而减轻或掩盖了小脑损害症状，则易于与 IPD 混淆，但 SOPCA 常常有腱反射增高及伸性跖反射，应用左旋多巴治疗，大多数患者无效。两者可资鉴别。

（六）治疗

对 SOPCA，尤其是小脑损害症状迄今尚无有效治疗。曾试用过毒扁豆碱、氯化胆碱、磷脂酸胆碱、促甲状腺释放因子，疗效均不肯定。Botez 等应用金刚烷胺（每日剂量 200 mg，口服 3~4 个月）治疗 30 例不伴 PDS 的 SOPCA 患者发现，35% 的患者双上肢的协调运动明显改善，并认为其作用机制可能与增加多巴胺（DA）释放或抑制 DA 重摄取有关，因此金刚烷胺治疗本病也属 DA 替代治疗。

三、Shy-Drager 综合征

Shy-Drager 综合征（SDS）是一种以进行性自主神经功能衰竭为主要临床表现，常伴有锥体外系损害和（或）小脑、脑干损害症状，有时还伴有锥体束症状的中枢神经多系统变性疾病。早在 1972 年，Bannister 和 Oppenheimer 就发现，临床诊断的 SDS 在病理上有两种类型，Ⅰ型的病理改变与 Shy 和 Drager 于 1960 年描述的一致，Ⅱ型则出现路易体并且有帕金森病（PD）的病理特征。Brandf 等也认为

SDS 并不是简单的 PDS 加自主神经功能衰竭，而是有路易体的 PD 和 MSA 两种类型，并以 MSA 取代由 Shy 和 Drager 描述的 SDS 以示区别，也有人称为 MSA-SDS，本节则沿用传统的 SDS 名称。

（一）病因和发病机制

SDS 是一种中枢神经多系统变性疾病，病因未明。Shy 等认为，SDS 时直立性低血压反复发作，中枢神经系统（CNS）经常处于缺血缺氧状态是神经细胞变性的直接原因。但是，SDS 缓慢进展的病程，纠正直立性低血压并不能改变其病程；CNS 各部位对缺氧耐受力与病程演变间的矛盾等均不支持上述观点。因此，目前多数人认为 SDS 是 CNS 的原发性变性疾病。

（二）病理

SDS 的基本病理改变是 CNS 内多部位广泛的神经细胞变性、脱失和（或）反应性胶质细胞增生，以脊髓侧角的中间外侧柱、尾状核、黑质、橄榄核、蓝斑、小脑等处最明显，壳核、苍白球、脑桥、迷走神经背核、疑核、孤束核等也可受累，脊髓前角、橄榄体脑桥小脑束及背核较少累及。病变最突出的部位是脊髓侧角的中间外侧柱，应用神经细胞计数法研究发现中间外侧柱中 60%~85% 的细胞萎缩。本病的病理改变多从脊髓骶段开始，逐渐向上蔓延扩展，与临床病程演变一致。SDS 时神经系统病理改变常呈两侧对称性分布。

（三）临床表现

SDS 多呈散发，但也有家族发病的报道。发病年龄在 37~75 岁，平均 55 岁。约 65% 为男性。SDS 是以自主神经功能障碍为突出表现的多系统受累的变性病，起病隐袭，病情逐渐进展，病程 7~8 年，最常见的死亡原因是吸入性肺炎和心律失常。

SDS 时，男性患者多以阳痿为首发症状，女性患者多以闭经或直立性眩晕或晕厥为首发症状。SDS 的病程进展有一定的规律。以男性患者为例，首发症状往往是阳痿，以后出现尿失禁及始于双下肢并逐渐向上扩展的发汗障碍，直立性低血压等，经 2~3 年逐渐出现小脑损害症状，再经 2~4 年出现锥体外系损害症状。

1. 性功能障碍　性功能障碍是 SDS 时最突出，也是出现最早的症状。男性患者几乎都可出现阳痿，且多以此为首发症状，也可表现为不能勃起；女性患者可表现为性感缺失及闭经等。性功能障碍出现较早可能与脊髓骶段自主神经损害发生较早有关。

2. 排尿障碍　可表现为尿频、尿急，但更多的则表现为尿失禁；也可表现为排尿费力，排尿淋漓不尽，甚至出现尿潴留。SDS 早期尿失禁可能与骶髓前角奥奴弗罗维奇核中神经元变性有关，至病程后期则还可能系纹状体变性，纹状体对逼尿肌不自主收缩的抑制作用丧失所致。排尿费力、尿潴留则可能与脑桥、延脑诸核的神经元变性及骶髓中间外侧柱神经细胞变性有关。SDS 时大便失禁或便秘并不少见。

3. 直立性低血压　早期多无症状。随着病程进展，可逐渐出现直立性视物模糊、眩晕、黑蒙等，严重者可出现晕厥，卧位与立位血压在 2 分钟内常相差 30/20 mmHg，但当患者站起时，不伴多汗、面色苍白、心悸、恶心等。女性患者多以直立性低血压为其首发症状。SDS 时，直立性低血压的发生可能与脊髓胸段中间外侧柱节前纤维变性，压力感受器反射弧受损，使患者由卧位改变为坐或立位时周围小动脉不能反射性收缩；且由于心率也不能代偿性加快，脑血管的自动调节功能障碍等因素有关。

4. 其他自主神经损害症状　有出汗障碍或无汗、瞳孔改变、虹膜萎缩、霍纳征、口干、饮水呛咳、声音嘶哑、发声困难、鼾声、夜间喘鸣甚至呼吸暂停（与疑核变性致声带麻痹有关）、顽固性呃逆、反复上消化道出血（可能与第三脑室周围的下丘脑及脑干变性有关）等。

5. 锥体束征　SDS时也可出现锥体束损害的临床表现，如腱反射亢进、伸趾反射等。

（四）辅助检查

1. MRI检查　SDS时，MRI的T_2加权像上常显示双侧壳核信号明显降低，且这种壳核低信号改变可先于基底核神经症状的出现。目前认为，此种壳核低信号改变是由铁盐在该处的病理性沉积所致，但有关铁元素在壳核选择性沉积的机制尚未阐明，可能与SDS时毛细血管内皮细胞对铁的摄取和运转障碍有关。

2. 括约肌EMG检查　约75%呈失神经支配和慢性神经源性膀胱。

3. 自主神经功能测试　常用的有发汗试验、血管舒缩试验、各种药物试验等。但其在临床诊断中的价值有待进一步探讨。

（五）诊断和鉴别诊断

1. SDS的诊断　主要依靠其临床表现。对中年起病，起病隐袭，病程逐渐进展，以进行性自主神经功能衰竭如阳痿、排尿障碍、直立性眩晕或晕厥为突出临床表现的患者，都要考虑SDS的可能。如随着病程进展，逐渐出现小脑、脑干和（或）锥体外系损害症状则可初步诊断为SDS。

2. 鉴别诊断　SDS在病程早期，除自主神经衰竭症状之外尚未出现其他神经损害症状时，应注意与特发性直立性低血压（idiopathic orthostatic hypotension，IOH）鉴别。IOH仅表现为自主神经损害症状，而无其他神经系统损害症状；卧位时血浆去甲肾上腺素（norepinephrine，NE）降低，站位时血浆NE不升高；静脉注射NE后表现为失神经支配的超敏反应（血压明显升高）以及发汗试验等均有助于与SDS鉴别。

SDS在不同的阶段尚需注意与前列腺炎或前列腺肥大、排尿性晕厥、神经症、脊髓小脑变性、多发性硬化、IPD及PDS等疾病鉴别。

（六）治疗

SDS迄今尚无有效治疗。应鼓励患者适量活动以促进静脉回流，避免使用镇静剂、催眠药和利尿剂，避免快速、突然的体位改变。对无症状或症状轻微的直立性低血压一般无须药物治疗，可让患者取头低足高卧位睡眠；穿紧身衫裤和弹力袜并增加钠盐摄入等；对有症状的直立性低血压患者，可考虑药物治疗。常用药物有盐酸麻黄碱，常用剂量每次25 mg，每日3~4次口服；苯异丙胺，常用剂量每次10~20 mg，每日2~3次口服；盐酸哌甲酯，常用剂量每次10~20 mg，每日早、中午各服1次。其他常用于改善直立性低血压的药物有吲哚美辛、布洛芬、咖啡因、双氢麦角碱、育亨宾、去甲肾上腺素前体等，但这些药物疗效不稳定，且不良反应较大，故临床应用价值不大。对直立性低血压症状严重或晕厥频繁发作的患者，可试用肾上腺皮质激素直至直立性低血压消失或体重明显增加时才减量维持。常用药物有氟氢可的松，常用剂量每次0.1 mg，每日2次口服，有引起卧位高血压的危险；米多君是一种外周α受体激动剂，起始剂量每次2.5 mg，每4小时1次，以后逐渐增至每次5 mg，每4小时1次口服。据文献报道，每10 mg米多君可使直立位收缩压升高2.93 kPa，使症状得到明显改善，但常有轻至中度的不良反应如头皮瘙痒、麻刺感、卧位高血压、尿急等。抗胆碱能药可减轻尿频、尿急等症状，但可引起尿潴留；对有充溢性尿失禁或膀胱残余尿量大于150 mL者，可予间歇性导尿、尿道留置导尿管或耻骨弓上方留置导尿管；对便秘者，可予大量纤维素饮食，大剂量轻泻药或灌肠等；对小脑损害症状的治疗参见本节SOPCA中有关内容。

四、纹状体黑质变性

纹状体黑质变性（Striatonigral degeneration，SND）临床上以进行性肌强直、运动迟缓、步态障碍为主要表现，常有伴自主神经损害、锥体束损害及（或）小脑损害的症状和体征，属神经系统变性疾病。

（一）病因和发病机制

SND 是累及中枢神经多个系统的神经变性疾病，病因不明。

（二）病理

SND 时黑质损害最严重，表现为黑质神经元中度或重度脱失；在致密带、背侧缘和腹侧缘均可见大量神经元脱失，但多数患者背侧缘神经元相对保留，提示腹侧缘神经元易受损；在黑质内还可见大量细胞碎片、神经元外色素沉着及较严重的胶质细胞增生，提示 SND 的黑质变性进展速度较 IPD 快。豆状核、尾状核也可见程度不等的神经元脱失和胶质细胞增生，其损害程度仅次于黑质。壳核背外侧部也可见神经元脱失和胶质细胞增生。蓝斑、下丘脑、脑桥腹侧核、下橄榄核、小脑锥体细胞、迷走神经背核、前庭核及脊髓中间外侧柱等部位均可见神经元脱失和胶质细胞增生，还可见小脑中脚纤维及橄榄小脑纤维减少。

（三）临床表现

SND 是 MSA 中的一型，一般于 35~68 岁（平均 52 岁）发病，病程呈进行性，一般为 5~8 年。临床上分单纯型 SND 和混合型 SND。

1. 单纯型 SND　单纯型 SND 以帕金森综合征为唯一的临床表现，主要表现为运动不能和肌强直、肢体和躯干屈曲等，临床上极易误诊为 IPD。多数学者强调 PDS 症状对称、无静止性震颤、左旋多巴治疗无效或疗效甚微是 SND 的临床特征。

2. 混合型 SND　混合型 SND 除上述 PDS 综合征外，还可出现小脑和自主神经功能损害的症状和体征。

（1）自主神经功能障碍：性功能障碍是出现最早的自主神经功能障碍，男性患者可出现阳痿，女性患者可出现性感缺乏。排尿障碍是 SND 重要的自主神经功能障碍，71%~72% 的 SND 患者有尿失禁，30%~31% 的患者有尿潴留，其他排尿障碍尚有尿频、尿急、充溢性尿失禁等。排尿障碍是 MSA 的早期症状，常较 IPD 更常见、更严重、出现得更早。MSA 的排尿障碍涉及复杂的膀胱周围神经和中枢神经。所有 MSA 患者即使在病程早期都有膀胱括约肌协同收缩作用反射性增高，少数患者还伴骨盆底部肌肉放松不全或放松延迟，这种不自主逼尿肌收缩导致了不同程度的尿失禁。MSA 患者的括约肌 EMG 显示，75% 呈失神经支配和慢性神经源性膀胱。膀胱逼尿肌协同反射增高除可能与奥奴弗罗维奇核变性有关外，还可能与苍白球（抑制逼尿肌自发性收缩）、下丘脑和黑质（抑制反射性膀胱收缩）损害有关，也可能与皮质脊髓束损害有关。约 3% 的 SND 患者可出现大便失禁，有症状的直立性低血压的发生率达 68%，血管运动障碍可能与延髓 A_1 区和 A_2 区酪氨酸羟化酶选择性缺乏有关。

（2）小脑功能障碍：症状和体征多出现于病程 4~5 年，主要表现为肢体共济运动失调，如指鼻试验和跟膝胫试验阳性，出现率为 35%；共济失调步态，出现率为 23%；眼球震颤，出现率为 18%；意向性震颤，出现率为 11%。当 SND 呈进行性进展时，小脑症状有时可被 PDS 症状掩盖。

（3）其他症状：63% 的患者可出现锥体束征，表现为伸趾反射和（或）腱反射增高。构音障碍是 SND 的常见症状，发生率达 96%，属混合性构音障碍，但以运动功能减退（与面具脸、唇震颤、舌震颤有关）为主，含共济失调。许多 SND 患者尚可出现呼吸节律异常和睡眠呼吸暂停现象。呼吸喘鸣是 SND 的特征性临床表现，其发生率为 30%，在病程进展期尤易出现。约 37% 的 SND 患者可出现肢体远端刺激敏感性肌阵挛，约 18% 的患者可出现过度颈前倾。还可出现会聚不良或不能，向上、向下和水平凝视受限，睑阵挛，提睑抑制等眼部症状。部分患者可有肢体远端振动觉、关节位置觉减退和感觉异常。个别患者尚可出现与多巴胺能药物治疗无关的偏身颤搐和舞蹈病。

（四）辅助检查

1. MRI 检查 约 50% 的 SND 患者在其头颅 MRI 的 T_2 加权像上可显示双侧壳核低信号，黑质致密带宽度变窄。在病程早期，PDS 症状可不对称，此时在受累肢体对侧大脑半球的相应部位可见上述信号异常。认为 SND 时 MRI 的 T_2 加权像上壳核低信号改变是纹状体变性的非特异性标志，它反映了纹状体突触后膜功能障碍。

2. PET 检查 SND 时纹状体、额叶、小脑和脑干葡萄糖代谢降低，是由于功能性神经元成分缺失造成的。

3. EMG 检查 骨盆底部肌肉及尿道括约肌 EMG 检查对 SND 的诊断，尤其是早期诊断具有很大的临床价值，且特异性较高，但缺乏敏感性。

（五）诊断和鉴别诊断

1. 诊断 主要依据其临床表现，尽管已有 MRI、PET、EMG 等应用于 SND 的辅助诊断，但迄今尚无公认、具特异性的方法可帮助确诊 SND，组织病理学检查仍是确诊 SND 的唯一可靠方法。混合型 SND 由于伴明显的小脑和自主神经损害症状，临床诊断不难。但是，单纯型 SND 或混合型 SND 早期，在小脑和自主神经损害症状出现之前，临床上极易误诊为 IPD。因此，对不典型 PD 患者，如症状对称、无静止性震颤、左旋多巴无效或疗效甚微的患者，尤其是病程进展迅速、病程早期即出现姿势不稳和反复跌倒，或出现不规则痉挛性震颤、肌阵挛、明显的构音障碍和（或）吞咽困难、左旋多巴不能缓解的肌肉疼痛、对左旋多巴极不耐受或出现过度颈前倾的患者，都应考虑到 SND 的可能。

目前，临床诊断 SND 时应用较多的是 Quinn 提出的 SND 临床诊断标准。该诊断标准把 SND 的诊断分成疑诊 SND、拟诊 SND 和确诊 SND 3 个等级。

（1）疑诊 SND 的诊断标准：①成年（≥30 岁）起病，呈散发性；②临床上主要表现为 PD 征，无痴呆、全身腱反射消失、明显的核上性向下凝视麻痹，无其他明确病因；③左旋多巴治疗无效或疗效甚微。

（2）拟诊 SND 的诊断标准：除必须具备疑诊 SND 的条件，还必须具备下列条件中 1 个以上。①严重的症状性自主神经功能衰竭，包括体位性晕厥、无法解释的阳痿（男性患者）或尿失禁或尿潴留；②小脑损害症状和体征；③锥体束征；④括约肌 EMG 异常。

（3）确诊 SND 的诊断标准：组织病理学检查证实。

2. 鉴别诊断 SND 主要应与 IPD 鉴别。混合型 SND 可借伴有自主神经和小脑损害或锥体束损害症状、体征与 IPD 鉴别。单纯型 SND，尤其是在病程早期极易误诊为 IPD，鉴别两者的主要依据是 SND 对左旋多巴治疗无效或疗效甚微。其他有助于两者鉴别的临床依据有 SND 时临床症状趋于对称，无明显静止性震颤，病程进展较快，病程较短，多数患者在出现症状后的 6 年内死亡，其平均存活期仅是 IPD 的一半左右。另外，早期出现姿势不稳和反复跌倒，手部出现不规则痉挛性震颤和肌阵挛性舞蹈症，出现相对固定的过度颈前倾及呼吸节律异常如喘鸣尤其是夜间喘鸣等，都有助于 SND 的诊断。

（六）治疗

SND 的治疗包括药物治疗和物理疗法（有利于维持患者的运动功能和防止挛缩形成）、语言疗法（可改善语言功能和吞咽功能）、职业疗法等。

药物治疗中最常用的是左旋多巴，但是仅对 25%~30% 的患者有效，约 10% 的患者早期疗效与 IPD 相仿，其疗效在 1~2 年内逐渐减退，仅 13% 的患者在 1~2 年后仍有较好的疗效。如果患者能够耐受的话，左旋多巴的剂量可逐渐增至每日 1 000 mg。接受左旋多巴治疗的患者中，约 25% 的患者可出现剂末现象、开—关现象、各种运动障碍、痛性或无痛性肌张力障碍。这种运动障碍或肌张力障碍，尤其是肌张力障碍性痉挛在药物作用有效期内可持续存在，有时可局限于单侧面部、舌和颈部肌肉。约 2/3 的 SND 患者经左旋多巴治疗无效或疗效甚微。对左旋多巴治疗无效或不能耐受的患者，可试用多巴胺受体激动剂如溴隐亭等，但同样多数患者无效，仅个别患者可能有效。

对左旋多巴及多巴胺受体激动剂治疗均无效的患者，可试用金刚烷胺、抗胆碱能药、抗抑郁药等。金刚烷胺的剂量可用至每次 100 mg，每日 3 次。抗胆碱能药除可能对 PDS 有效外，还可能对局灶性肌张力障碍如睑肌痉挛有效。对睑肌痉挛和其他局灶性肌张力障碍，还可试用肉毒毒素治疗。

对有严重吞咽困难的患者，可考虑环咽肌切开术或胃造口术。对间歇性呼吸喘鸣，尤其是出现于夜间的患者，可考虑气管切开术，气管切开术是延长患者生命的唯一有效方法。

（杨灿洪）

第四章 脑血管疾病

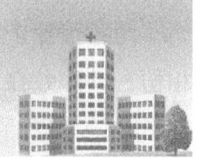

第一节 短暂性脑缺血发作

随着影像学的进展，对短暂性脑缺血发作（transient ischemia attack，TIA）的认识已由关注其临床症状持续时间转变到关注其引起组织学损害过程。TIA 可定义为脑、脊髓或视网膜局灶性缺血所致的、未伴发急性梗死的短暂性神经功能障碍。TIA 的诊断均是回忆性诊断。支持 TIA 诊断的临床特点有：症状突然出现、发病时即出现最大神经功能缺损、符合血管分布的局灶性症状、发作时表现为神经功能缺损、可快速缓解。神经影像学检查有助于排除其他发作性疾病，而且随着神经影像学的发展，特别是弥散、灌注加权的 MRI 的出现，已经从根本上改变了对于 TIA 病理生理学的理解。治疗上，目前常依据 ABCD^2 评分，来对 TIA 患者进行分层治疗。

传统"基于时间"的 TIA 概述起源于 20 世纪 50 年代，1956 年 Fisher 在第二次普林斯顿脑血管病会议上，认为 TIA 可以持续几小时，一般为 5~10 分钟；1964 年，Acheson 和 Hutchinson 支持使用 1 小时的时间界限；Marshel 建议使用 24 小时概述；1965 年，美国第四届脑血管病普林斯顿会议将 TIA 定义为"突然出现的局灶性或全脑神经功能障碍，持续时间不超过 24 小时，且排除非血管源性原因"。美国国立卫生研究院（National Institute of Health，NIH）脑血管病分类于 1975 年采用了此定义。然而，随着现代影像学的进展，基于"时间和临床"的传统定义受到了诸多质疑。研究表明，大部分 TIA 患者的症状持续时间不超过 1 小时。超过 1 小时的患者在 24 小时内可以恢复的概率很小，而且一些临床症状完全恢复的患者的影像学检查提示已经存在梗死。美国 TIA 工作组在 2002 年提出了新的 TIA 概述："由于局部脑或视网膜缺血引起的短暂性神经功能缺损发作，典型临床症状持续不超过 1 小时，且在影像学上无急性脑梗死的证据。"2009 年 6 月美国心脏病协会（American Heart Association，AHA）/美国卒中协会（American Stroke Association，ASA）在《Stroke》杂志上发表指南，提出新的 TIA 定义：脑、脊髓或视网膜局灶性缺血所致的、未伴发急性梗死的短暂性神经功能障碍。在此定义下，症状持续的时间不再是关键，是否存在梗死才是 TIA 与脑卒中的区别所在。

纵观前后三次概述的修改，对 TIA 的认识已由关注其临床症状持续时间转变到关注其引起组织学损害过程。与 1965 年 TIA 的定义比较，2002 年的定义强调了症状持续时间多数在 1 小时内，并且增加了影像学是否有脑梗死的证据。2009 年最新的 TIA 定义则完全取消了对症状持续时间的限制，是否存在脑组织的梗死是 TIA 和脑卒中的唯一区别，同时提示不论 TIA 的临床缺血过程持续多久，都有可能存在生物学终点。从 3 次定义的变化中不难看出，症状持续时间在诊断中的比重不断下降，从 24 小时到 1 小时，直到现在笼统地描述为"短暂性神经功能缺损"；另一方面，积极提倡对 TIA 患者进行影像学检查以确认有无脑梗死并探讨其病因的重要性不断得到强化。

一、病因及发病机制

目前短暂性脑缺血的病因及发病机制尚未完全明确。一般认为，TIA病因及发病机制常分为3种类型：血流动力学型、微栓塞型和梗死型。

血流动力学型TIA是在动脉严重狭窄基础上血压波动导致的远端一过性脑供血不足引起的，血压低的时候发生TIA，血压高的时候症状缓解，这种类型的TIA占很大一部分。

微栓塞型又分为心源性栓塞和动脉-动脉源性栓塞。动脉-动脉源性栓塞是由大动脉源性粥样硬化斑块破裂所致，斑块破裂后脱落的栓子会随血流移动，栓塞远端小动脉，如果栓塞后栓子很快发生自溶，即会出现一过性缺血发作。心源性栓塞型TIA的发病机制与心源性脑梗死相同，其发病基础主要是心脏来源的栓子进入脑动脉系统引起血管阻塞，如栓子自溶则形成心源性TIA。

此外随着神经影像技术的进展，国外有学者提出了梗死型TIA的概述，即临床表现为TIA，但影像学上有脑梗死的证据。据此，将TIA分为MRI阳性TIA和MRI阴性TIA，早期的磁共振弥散加权成像（DWI）检查发现，临床上20%~40%表现为TIA的患者存在梗死灶。对于这种情况到底应该怎样临床诊断，是脑梗死还是TIA，目前概述还不是十分清楚，多数人接受了梗死型TIA这一概述。但根据TIA的新概述，只要出现梗死灶就不能诊断TIA。

血管痉挛学说认为，在传统的观念中，血管痉挛学说是TIA的病因之一。但是目前没有资料支持血管痉挛学说。

二、病理

有关TIA病理的研究较少，通常认为TIA不引起明显的病理损害。

三、临床表现

因为TIA是血管事件，因此其临床表现也符合血管分布区。前循环包括颈内动脉、大脑中动脉，大脑前动脉，以及血管分支，前循环TIA临床表现，见表4-1。黑蒙提示颈内动脉的分支眼动脉功能异常。感觉或运动功能障碍，伴有失语或失认，提示皮质受累。计算困难、左右混乱、书写困难，也提示皮质受累。相反，只有感觉或运动障碍，没有失语和失认时，提示皮质下小血管病。肢体抖动TIA是前循环TIA不常见的一种形式，是颈动脉闭塞性疾病和腔隙性梗死的先兆，被认为是前循环缺血的表现，表现为简单、不自主、粗大不规则的肢体摇摆动作或颤抖，可以只累及手臂，也可以累及手臂及腿，有时被误认为是抽搐。

后循环包括椎动脉、基底动脉、大脑后动脉，以及上述血管的分支。大约20%患者的大脑后动脉血流来自前循环。后循环TIA的临床表现，见表4-2。脑神经症状、共济失调、头晕，以及交叉性症状（如一侧面部受累，对侧上肢和下肢受累）提示椎-基底动脉疾病。

表 4-1 前循环 TIA 的临床表现

动脉	穿支	症状
ICA		严重狭窄可以导致"肢体抖动型 TIA"和分水岭梗死（临床表现可有变异）±MCA 症状
	眼动脉	黑蒙
MCA	M_1：近端 MCA	左 M_1：完全性失语，右侧面部及上肢瘫痪重于下肢，右侧偏身感觉缺失，右侧同向性偏盲
		右 M_1：左侧忽略，左侧面部及上肢瘫痪重于下肢，左侧偏身感觉缺失，左侧同向性偏盲
	M_2 上干分支	左 M_2 上干：运动性失语，左侧面部及上肢瘫痪重于下肢
		右 M_2 上干：左侧忽略，左侧面部及上肢瘫痪重于下肢
	M_2 下干分支	左侧 M_2 下干：感觉性失语，右侧偏身感觉缺失，轻微无力
		右侧 M_2 下干：左侧偏身感觉缺失，轻微无力
ACA		对侧偏瘫，下肢重于上肢和面部，失禁
小血管病（腔隙性）	感觉运动综合征（丘脑内囊区域）	对侧运动和感觉缺失
	纯运动综合征（位置变异）	对侧偏瘫
	纯感觉综合征（位置变异）	对侧感觉缺失
	震颤性轻偏瘫综合征（位置变异）	对侧偏瘫，辨距困难（与无力不成比例）

注：ICA，颈内动脉；MCA，大脑中动脉；ACA，大脑前动脉。

表 4-2 后循环 TIA 的临床表现

动脉	穿支	症状
椎动脉	延髓背外侧综合征（Wallenberg 综合征）	眩晕，恶心，呕吐，声音嘶哑，呃逆，同侧 Horner 征，同侧辨距障碍，同侧面部痛觉和温度觉缺失，对侧上肢/下肢痛觉和温度觉缺失
大脑后动脉	皮质盲	对侧偏盲（伴有右侧同向性偏盲、失读，不伴有失写）
基底动脉	闭锁综合征（当基底动脉完全闭塞时）	症状多变，可包括最小意识状态、视幻觉、辐辏运动障碍、交叉瘫、昏迷
小血管病（腔隙性）	Weber 综合征（中脑）	同侧动眼神经麻痹，对侧肢瘫
	Benedikt 综合征（中脑）	同侧动眼神经麻痹，对侧肢体震颤或辨距不良
	Claude 综合征（中脑）	同侧动眼神经麻痹，对侧无力，震颤和失认
	Millard-Gubler 综合征（脑桥）	同侧眼外展麻痹（展神经），同侧面肌瘫痪（面神经），对侧上肢和下肢瘫痪

既往所称的椎-基底动脉供血不足（verte-brobasilar insufficiency，VBI）指后循环血流减少引起椎-基底系统缺血或 TIA 引起的症状。通常，晕厥或眩晕症状不能归于 VBI。椎-基底动脉供血不足很少仅出现 1 个症状或体征。VBI 也用于描述锁骨下盗血综合征，由于在发出椎动脉前锁骨下动脉狭窄，导致椎动脉血流反流，引起缺血。椎-基底动脉缺血和梗死最常见的原因是栓塞、动脉粥样硬化（尤其是起始部位）、小血管病（由于高血压）、椎动脉夹层，尤其是发生在颅外段。椎动脉在解剖上变异较大，可以只有 1 个，或者以 1 个为主。头部旋转引起的 1 个椎动脉闭塞的缺血症状，称为弓猎人综合征（bow hunter syndrome）。

临床上，易被误认为是TIA的症状如下。

1. 晕厥　在美国急诊医师医师协会的临床策略中，被定义为一种临床综合征，表现为短暂的意识丧失和无法保持姿势紧张，无须通过药物治疗即可自发完全恢复。此定义与欧洲心脏病协会的定义类似，后者的定义为：一个短暂的自限性的意识丧失，通常导致跌倒。发病相对快速，随后的复苏是自发、完整和相对快速的。其基本机制是一个全脑的短暂性缺血。TIA与之不同，其表现为脑或视网膜的缺血症状。一般来说，晕厥是短暂意识丧失，而无局灶性神经体征或症状，而TIA有短暂局灶性神经系统体征和症状，但通常没有意识丧失。需要指出的是，短暂脑缺血发作与晕厥不是100%互相排斥，在一项242例晕厥患者的研究中，有5例（2%）最后被诊断为TIA。准确病史询问是必要的，缺少前驱症状（如轻度头昏、全身无力、意识丧失前有预判）以及出现脑干功能障碍，有助于TIA的诊断。

2. 头昏眼花、眩晕、平衡功能障碍（称为"头晕综合征"），在急诊中是常见的表现。头昏可以是脑干功能障碍的表现，但是不常见。有研究发现，头晕是唯一症状的患者中，只有0.7%的患者最终诊断为卒中或TIA。因此对于头晕患者，全面的神经科评估是必要的，包括步态的观察，确定有无共济失调。

3. "跌倒发作"是旧名词，是一个突发事件，无预警的跌倒，可以伴有短暂的意识丧失。多数病人年龄较大，向前跌倒，膝盖和鼻子跌伤。"跌倒发作"原因不详，约1/4的患者是脑血管病或心脏的原因。

4. 短暂性全面遗忘症（transient global amnesia，TGA）　偶尔会与TIA或卒中混淆。患者通常表现为在一段时间内的顺行性失忆，没有意识障碍或个性的改变。病人除了一再盘问周边的环境，在发作期间的其他行为是正常的。通常持续不到24小时，但即使在发作后，对发作期间的记忆无法恢复。发病机制包括颞叶癫痫、偏头痛、下丘脑缺血。最有力的证据似乎是单侧或双侧海马回的低灌注。

四、诊断

TIA的诊断多是回忆性诊断。症状持续时间越长，最后诊断为TIA的可能性越小。如症状持续几分钟时，在24小时内完全恢复从而诊断为TIA的可能性近50%，但是当症状持续2小时后，可能性只有10%。

1. 支持TIA诊断的临床特点　主要有以下几点。

（1）症状突然出现。通常患者或旁观者可以描述症状出现时他们在做什么，因为TIA发生时很少有患者会不确定症状何时开始。

（2）发病时即出现最大神经功能缺损。若患者症状为进展性或由身体的一部分扩散至其他部分，则更支持癫痫（若症状出现急骤，从几秒钟到1~2分钟）或偏头痛（若症状出现较缓慢，数分钟以上）的诊断。

（3）符合血管分布的局灶性症状。脑循环的部分血供异常可以导致局灶性症状，而全面性神经功能障碍，例如意识模糊（排除失语所致表达错误）、晕厥、全身麻木、双眼视物模糊及单纯的眩晕等症状很少见于TIA患者，除非伴有其他局灶性症状（表4-1，表4-2）。

（4）发作时为神经功能缺损症状。典型的TIA常为"缺损"症状，即局灶性神经功能缺损，例如单侧运动功能或感觉障碍，语言障碍或视野缺损。TIA很少引起"阳性"症状，例如刺痛感、肢体抽搐或视野中闪光感等。

（5）可快速缓解。大多数TIA症状在60分钟内缓解，若症状超过1小时仍不缓解则更可能为卒中。

TIA是一个临床诊断，而脑影像学检查主要是用于排除卒中类似疾病。多种脑部疾病可以引起一过性神经系统症状，而这些疾病很难与TIA相区别。头CT可以有效地排除其中一些疾病，如硬膜下血肿和某些肿瘤等，而另外一些疾病（如多发性硬化、脑炎、缺氧性脑损伤等）应用MRI可以更好地诊断。也有一些卒中类似疾病（如癫痫、代谢性脑病等）无法通过脑影像学检查发现，需要通过病史与其他检查鉴别。

影像学技术的快速发展还对于理解TIA的病理生理过程贡献很大。现代TIA的神经影像评估的目的是：①得到症状的血管起源的直接（灌注不足或急性梗死）或间接（大血管狭窄）证据。②排除其他非血管起源。③确定基本血管机制（大血管粥样硬化、心源性栓塞、小血管腔隙），然后选择最佳治疗。④预后结果分类。

神经影像学的研究，特别是弥散灌注加权的MRI，已经从基本上改变了对于TIA病理生理学的理解。在常规的临床实践中，MRI可以明确病灶缺血而非其他导致患者缺陷的疾病过程，提高血管狭窄和TIA的诊断准确率，并且评估先前存在脑血管损伤的程度。因此，MRI包括弥散序列，应该被考虑作为一种排查潜在TIA患者的优先诊断性检查。包括血管成像、心脏评估和实验室检查在内的其他检查方法应该参照急性卒中。

2. 鉴别诊断　TIA主要与一些发作性的疾病相鉴别。

（1）部分性癫痫：特别是单纯部分发作，常表现为持续数秒至数分钟的肢体抽搐，从躯体的一处开始，并向周围扩展，多有脑电图异常，CT/MRI检查可发现脑内局灶性病变。

（2）梅尼埃病：发作性眩晕、恶心、呕吐与椎-基底动脉TIA相似，但每次发作持续时间往往超过24小时，伴有耳鸣、耳阻塞感、听力减退等症状，除眼球震颤外，无其他神经系统定位体征。发病年龄多在50岁以下。

（3）心脏疾病：阿-斯综合征，严重心律失常如室上性心动过速、室性心动过速、心房扑动、多源性室性早搏、病态窦房结综合征等，可因阵发性全脑供血不足，出现头晕、晕倒和意识丧失，但常无神经系统局灶性症状和体征，心电图、超声心动图和X线检查常有异常发现。

（4）其他：颅内肿瘤、脓肿、慢性硬膜下血肿、脑内寄生虫等亦可出现类TIA发作症状，原发或继发性自主神经功能不全亦可因血压或心律的急剧变化出现短暂性全脑供血不足，出现发作性意识障碍，应注意排除。

五、治疗

1. TIA的早期治疗　在TIA发作后，应当从最基本的治疗开始，恢复脑的供血不足，包括给患者采取平卧位、不降压治疗、静脉补液等。在一项69例患者的试验中，利用MRI灌注影像学发现，1/3存在灌注异常。改变头位的方法简单，但临床上常被忽视，利用TCD发现，头位从30°降到0°时，大脑中动脉血流速度可以增加20%。在TIA急性期，应慎重降压，因为此时脑的自动调节功能受损，脑的灌注，尤其是靠侧支循环代偿供血区域，直接依赖于全身血压。等渗液体的输入保持足够的血容量。静脉补液时，需要注意患者的心脏功能，在没有已知的或可疑的心力衰竭时，可以先给予500 mL的生理盐水，之后再以100~150 mL/L静脉滴注。

一旦确诊TIA后，应及时给予抗栓治疗。到目前为止，虽然缺乏随机对照试验，证明在TIA的24~48小时给予抗栓治疗能够改善患者的预后；由于缺血性卒中的研究较多，而二者的发病机制类似，因此把这些治疗方法外推至TIA是合理的。但是二者存在着2个大的区别。首先，由于大的梗死发生脑出血的概率高，因此推测TIA患者的出血风险较少。其次，在早期，TIA发生缺血性卒中的风险，较完全性卒中复发的风险要高，因此行介入治疗的效果可能更好。

不同的TIA患者，发生卒中的风险不同，虽然缺乏足够的证据，但是考虑到资料有限，目前常依据不同评分系统，来对TIA患者进行分层治疗。

"中国短暂性脑缺血发作专家共识"有以下建议。

（1）积极评价危险级别，高危患者尽早收入院：有关预后的研究结果提示，TIA患者的处理应越早越好。对于初发或频发的患者，症状持续时间>1小时，症状性颈内动脉狭窄>50%，明确有心脏来源的栓子（如心房颤动），已知的高凝状态，加利福尼亚评分或$ABCD^2$评分的高危患者，应尽早（48小时内）收入院进一步评价、治疗。

（2）新发TIA应按"急症"处理：新近发生（48小时内）的TIA预示短期内具有发生卒中的高度危险，应作为重要的急症处理。

（3）尽早完善各项相关检查：对于怀疑TIA患者首先应尽可能行磁共振弥散成像检查，明确是否为TIA。TIA患者应该通过快速急救通道（12小时内）进行紧急评估和检查。如果头颅CT、心电图或颈动脉多普勒超声未在急诊完成，那么初始的评估应在48小时内完成。如果在急诊完成，且结果阴性，可将全面评估的时间适当延长，以明确缺血发生的机制及随后的预防治疗。

"英国急性卒中和短暂性脑缺血发作的诊断与初始治疗指南"有以下建议。

（1）对疑似TIA的患者（如24小时内就诊时无神经系统症状），应尽快采用已证实的评分系统，如$ABCD^2$评分系统，确定再发卒中的风险。

（2）具有卒中高危风险的疑似TIA（$ABCD^2$评分为4分或更高）患者，应立即每天服用阿司匹林300 mg；症状出现后24小时内行专科诊断和检查；一旦诊断明确，即行二级预防，包括寻找个体危险因素。

（3）$ABCD^2$评分为3分或更低，但为频发TIA（1周内发作2次或更多）患者仍应按卒中高危险处理。

（4）具有卒中低危风险的疑似TIA（$ABCD^2$为3分或更低）患者应立即每天服用阿司匹林300 mg；尽快行专科诊断和检查，但应在症状发生后1周内；一旦诊断明确，即行二级预防，包括探讨个体风险因素。

（5）TIA患者就诊来迟仍应该治疗（症状消失后1周以上），即使卒中风险很低。

AHA/ASA指南建议，如果患者在卒中发作72小时内并且有任何如下情况的患者建议入院。

1）$ABCD^2$得分≥3。

2）$ABCD^2$得分0~2，但不能确定诊断检查工作是否能在2天之内完成的门诊患者。

3）$ABCD^2$得分0~2并且有其他证据提示患者卒中发作是由于局部病灶缺血造成的。

2. 二级预防　有关TIA后的治疗，见图4-1。

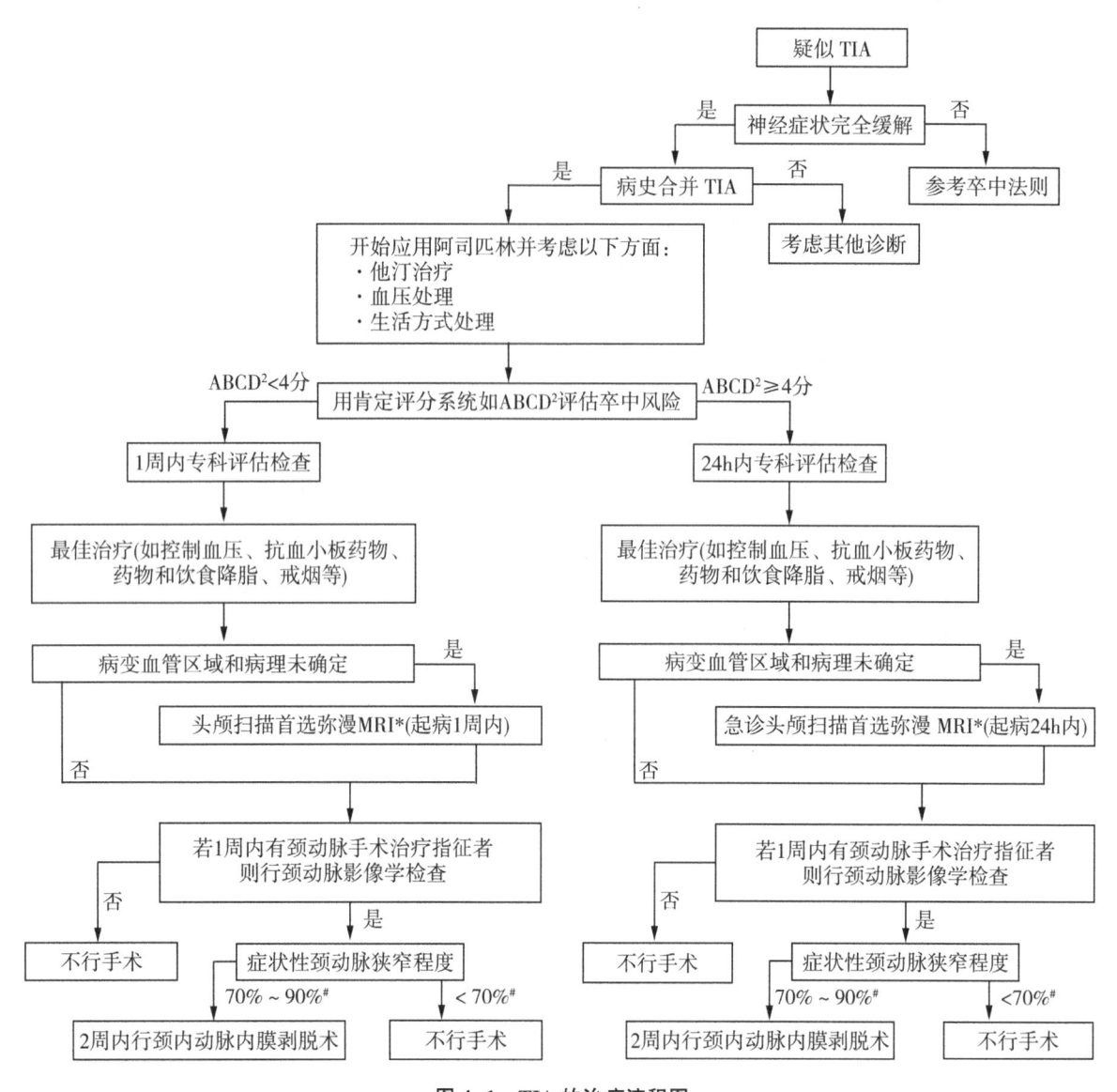

图 4-1 TIA 的治疗流程图

*：只要不是禁忌证，则选 CT 检查；#：根据欧洲颈动脉手术标准（ECST）

六、预后

TIA 是缺血性脑卒中的重要危险因素。如何预测 TIA 后发生脑卒中的危险一直以来是学界关注的焦点。风险评估预测模型对于临床工作至关重要，常用的有下列几种。

1. 加利福尼亚评分（California Scores） 加利福尼亚评分（表 4-3）观察了性别、种族、高血压、心脏病、卒中病史、用药史等 7 大项共 40 小项指标。追踪随访 TIA 后 90 天内再发脑卒中的风险。最终提出 5 个重要因素：年龄>60 岁、糖尿病、症状持续 10 分钟以上、虚弱和言语功能障碍。

表 4-3 加利福尼亚评分

项目	95%CI	P 值
年龄>60 岁	1.1~2.7	0.010
糖尿病	1.4~2.9	0.001
持续时间>10 分钟	1.3~4.2	0.050

续 表

项目	95%CI	P值
虚弱	1.4~2.6	0.001
言语困难	1.1~2.1	0.010

2. ABCD 评分（ABCD Scores） Georgios Tsivgoulis 等提出的一项评估系统，包括年龄、血压、临床体征和发作持续时间（表4-4）。用来检验该评分系统能否作为临床判断 TIA 后早期高危发生卒中的实用工具。

表4-4 常用的 TIA 风险评分系统

危险因素		ABCD 得分	ABCD² 得分	ABCD³ 得分	ABCD³-I 得分
A 年龄	≥60岁	1	1	1	1
B 血压	收缩压 ≥140 mmHg 和（或）舒张压 ≥90 mmHg	1	1	1	1
C 临床特征	一侧肢体无力	2	2	2	2
	言语不清但不伴四肢无力	1	1	1	1
D 症状持续时间	10~59 分钟	1	1	1	1
	≥60 分钟	2	2	2	2
D 糖尿病	有	-	1	1	1
D 双重 TIA 发作	本次 TIA 发作7天内有另外至少一次 TIA 发作	-	-	2	2
I 影像学发现	同侧颈动脉狭窄≥50%	-	-	-	2
	DWI 检查发现高信号	-	-	-	2
总分		0~6	0~7	0~9	0~13

在调整了 TIA 既往史、患 TIA 前用药史和二级预防等卒中危险因素后，ABCD 评分在5~6时，30天内发生卒中的危险比为8.01（95%CI 为3.21~19.98），是独立的危险因素（P<0.001）。

3. ABCD² 评分（ABCD² Scores） 2007年 Johnston 等结合加利福尼亚评分及 ABCD 评分提出了 ABCD² 评分（表4-4），目前 ABCD² 评分得到了临床广泛应用。

ABCD² 评分可显著提高对卒中危险的预测价值。依照这种模型，高危、中危和低危的患者在 TIA 后2天内发生卒中的比率分别为8.1%（95%CI 为6~7），4.1%（95%CI 为4~5）和1.0%（95%CI 为0~3）。

4. ABCD³ 评分（ABCD³ Scores）和 ABCD³-I 评分（ABCD³-I Scores） 2010年 Aine Merwick 等在 ABCD² 评分基础上增加发作频率（ABCD³）或影像学检查（ABCD³-I）（表4-4），TIA 发作频率是指在7天之内，在本次 TIA 之外还有至少一次 TIA 发作，增加2分。而影像学检查是指，如果同侧颈动脉狭窄≥50%，增加2分；如果 DWI 检查发现高信号，再增加2分。

（马博雅）

第二节 脑栓塞

一、概述

脑栓塞是指来自身体各部位的栓子，经颈动脉或椎动脉进入颅内，阻塞脑部血管，中断血流，该动脉供血区域的脑组织缺血缺氧而软化坏死及相应的脑功能障碍。临床表现出相应的神经系统功能缺损症状和体征，如急骤起病的偏瘫、偏身感觉障碍和偏盲等。大面积脑梗死还有颅内高压症状，严重时可发生昏迷和脑疝。栓塞性脑梗死约占脑梗死的15%。

二、病因和发病机制

（一）病因

脑栓塞按其栓子来源不同，可分为心源性脑栓塞、非心源性脑栓塞及来源不明的脑栓塞。心源性栓子占脑栓塞的60%~75%。

1. 心源性脑栓塞　风湿性心脏病引起的脑栓塞，占整个脑栓塞的50%以上。二尖瓣狭窄或二尖瓣狭窄合并闭锁不全者最易发生脑栓塞。二尖瓣狭窄时，左心房扩张，血流缓慢淤滞，又有涡流，易于形成附壁血栓，血流的不规则更易使之脱落成栓子，故心房颤动时更易发生脑栓塞。慢性心房颤动是脑栓塞形成最常见的原因，心肌梗死、心肌病的附壁血栓，细菌性心内膜炎时瓣膜上的炎性赘生物脱落、心脏黏液瘤和心脏手术等均可导致脑栓塞。

2. 非心源性脑栓塞　主动脉以及发出的大血管粥样硬化斑块和附着物脱落，引起的血栓栓塞也是脑栓塞的常见原因。常见栓塞物还有炎症的脓栓，骨折的脂肪栓，人工气胸、气腹的空气栓、癌栓、虫栓和异物栓。

（二）发病机制

各个部位的栓子通过颈动脉系统或椎动脉系统时，栓子阻塞血管的某一分支，造成缺血、梗死和坏死，产生相应的临床表现；还有栓子造成远端的急性供血中断，该区脑组织发生缺血性变性、坏死及水肿，另外因栓子的刺激，该段动脉和周围小动脉反射性痉挛，结果不仅造成该栓塞的动脉供血区的缺血，还同时因其周围的动脉痉挛，进一步加重脑缺血损害的范围。

三、病理

脑栓塞的病理改变与脑血栓形成基本相同，但是，有以下几点不同：①脑栓塞的栓子与动脉壁不粘连，而脑血栓形成是在动脉壁上形成的，所以栓子与动脉壁粘连不易分开；②脑栓塞的栓子可以向远端移行，而脑血栓形成的栓子不能；③脑栓塞所致的梗死灶，有60%以上合并出血性梗死，脑血栓形成所致的梗死灶合并出血性梗死较少；④脑栓塞往往为多发病灶，脑血栓形成常为一个病灶。另外，炎性栓子可见局灶性脑炎或脑脓肿，寄生虫栓子在栓塞处可发现虫体或虫卵。

四、临床表现

（一）发病年龄

风湿性心脏病引起者以中青年为多，冠心病及大动脉病变引起者以中老年人为多。

（二）发病情况

发病急骤，在数秒钟或数分钟之内达高峰，是所有脑卒中发病最快者，有少数患者因反复栓塞可在数日内呈阶梯式加重。一般发病无明显诱因，安静和活动时均可发病。

（三）症状与体征

约有4/5的脑栓塞发生于前循环，特别是大脑中动脉，病变对侧出现偏瘫、偏身感觉障碍和偏盲，优势半球病变还有失语。癫痫发作很常见，因大血管栓塞，常引起脑血管痉挛，有部分性发作或全面性发作。椎-基底动脉栓塞约占1/5，起病有眩晕、呕吐、复视、交叉性瘫痪、共济失调、构音障碍和吞咽困难等。栓子进入一侧或两侧大脑后动脉有同向性偏盲或皮质盲。基底动脉主干栓塞会导致昏迷、四肢瘫痪，可引起闭锁综合征及基底动脉尖综合征。

心源性栓塞患者有心悸、胸闷、心律不齐和呼吸困难等症状。

五、辅助检查

1. 胸部X线检查　可发现心脏肥大。

2. 心电图检查　可发现陈旧或新鲜心肌梗死、心律失常等。

3. 超声心动图检查　超声心动图是评价心源性栓塞性脑梗死的重要依据之一，它能够显示心脏立体解剖结构，包括瓣膜反流和运动，心室壁的功能和心腔内的肿块。

4. 多普勒超声检查　多普勒超声有助于测量血流通过狭窄瓣膜的压力梯度及狭窄的严重程度；彩色多普勒血流图可检测瓣膜反流程度，并可研究与血管造影的相关性。

5. TCD　可检测颅内血流情况，评价血管狭窄的程度及闭塞血管的部位，也可检测动脉粥样硬化的斑块及微栓子的部位。

6. CT和MRI检查　头颅CT和MRI检查可显示缺血性梗死和出血性梗死改变，合并出血性梗死高度支持脑栓塞的诊断，许多患者继发出血性梗死但临床症状并未加重，发病3~5日复查CT可早期发现继发性梗死后出血。早期脑梗死CT检查难于发现，常规MRI检查假阳性率较高，DWI和PWI可以发现超急性期脑梗死。MRA是一种无创伤性显示脑血管狭窄或阻塞的方法，造影特异性较高。DSA可更好地显示脑血管狭窄的部位、范围和程度。

7. 腰椎穿刺脑脊液检查　脑栓塞引起的大面积脑梗死可有压力增高和蛋白质含量增高；出血性脑梗死时可见红细胞。

六、诊断和鉴别诊断

（一）诊断

（1）多为急骤发病。

（2）多数无前驱症状。

（3）一般意识清楚或有短暂意识障碍。

（4）有颈内动脉系统或椎—基底动脉系统症状和体征。

（5）腰椎穿刺脑脊液检查一般不应含血液，若有红细胞可考虑出血性脑栓塞。

（6）栓子的来源可为心源性或非心源性，也可同时伴有脏器栓塞症状。

（7）头颅CT和MRI检查有梗死灶或出血性梗死灶。

（二）鉴别诊断

1. **血栓形成性脑梗死** 均为急性起病的偏瘫、偏身感觉障碍；但血栓形成性脑梗死发病较慢，短期内症状可逐渐进展，一般无心房颤动等心脏病症状，头颅 CT 很少有出血性梗死灶，以资鉴别。

2. **脑出血** 均为急骤起病的偏瘫；但脑出血多数有高血压、头痛、呕吐和意识障碍，头颅 CT 为高密度灶可以鉴别。

七、治疗

（一）抗凝治疗

对于抗凝治疗目前仍有不同的看法，有的学者认为脑栓塞容易发生出血性脑梗死和大面积脑梗死，可有明显的脑水肿，所以在急性期不主张应用较强的抗凝药物，以免引起出血性梗死，或并发脑出血及脑水肿加重。也有学者认为，抗凝治疗是预防随后再发栓塞性卒中的重要手段。心房颤动或有再栓塞风险的心源性病因，动脉夹层或动脉高度狭窄患者，可应用抗凝药物预防再栓塞。栓塞复发的高度风险，可完全抵消发生出血的风险。常用的抗凝药物有以下几种：

1. **肝素** 肝素不仅能阻碍凝血活酶的形成，增强抗凝血酶，中和活性凝血因子及纤溶酶，还能消除血小板的凝集作用，通过抑制透明质酸酶的活性而发挥抗凝作用。肝素每次 12 500~25 000 U（0.1~0.2 g）加入 5% 葡萄糖注射液或生理盐水 1 000 mL 中缓慢静脉滴注或微泵注入，以每分钟 10~20 滴为宜，维持 48 小时，同时第 1 日开始口服抗凝药。

有颅内出血、严重高血压、肝肾功能障碍、消化道溃疡、急性细菌性心内膜炎和有出血倾向者禁用。根据 APTT 调整剂量，维持治疗前 APTT 值的 1.5~2.5 倍，及时检测凝血酶时间及活动度。用量过大，可导致严重自发性出血。

2. **低分子量肝素钙** 低分子量肝素钙是一种由普通肝素通过硝酸分解纯化而得到的低分子肝素钙盐，它的平均分子量为 4 500 Da，目前认为低分子肝素钙是通过抑制凝血酶的生长而发挥作用。另外还可溶解血栓和改善血流动力学。对血小板的功能影响明显小于肝素，很少引起出血并发症。因此，是一种比较安全的抗凝药。每次 4 000~5 000 U，腹部脐下外侧皮下垂直注射，每日 1~2 次，连用 7~10 日。注意不能用于肌内注射，可能引起注射部位出血性瘀斑、皮下淤血、血尿和过敏性皮疹。

3. **华法林** 华法林为香豆素衍生物钠盐，通过拮抗维生素 K 的作用，使凝血因子 Ⅱ、Ⅶ、Ⅸ 和 Ⅹ 的前体物质不能活化，在体内发挥竞争性的抑制作用，为一种间接性的中效抗凝剂，第 1 日给予 0.005~0.01 g 口服，第 2 日半量，第 3 日根据复查的凝血酶时间及活动度结果给予维持剂量；一般维持量为每日 0.002~0.005 g，用药期间凝血酶活动度维持在 25%~40%，可用 3~6 个月，可有牙龈出血、血尿、发热、恶心、呕吐、腹泻等不良反应。

（二）脱水降颅压药物

脑栓塞患者常为大面积脑梗死、出血性脑梗死，常有明显脑水肿，甚至发生脑疝的危险，对此必须立即应用降颅压药物。心源性脑栓塞应用甘露醇可增加心脏负荷，有引起急性肺水肿的风险。20% 甘露醇每次只能给 125 mL 静脉滴注，每日 4~6 次；甘油果糖每次 250~500 mL 缓慢静脉滴注，每日 2 次，以增强甘露醇的脱水力度；同时必须加用呋塞米，每次 0.04 g 静脉注射，每日 2 次，可减轻心脏负荷，达到保护心脏的作用，保证甘露醇的脱水治疗。

（三）扩张血管药物

1. 丁苯酞　每次 0.2 g，每日 3 次，口服。

2. 葛根素注射液　每次 0.5 g 加入 5%葡萄糖注射液或生理盐水 250 mL 中静脉滴注，每日 1 次，可连用10~14 日。

3. 复方丹参注射液（每支 2 mL，每 1 mL 相当于丹参、降香生药各 1 g）　每次 4 mL 加入 5%葡萄糖注射液或生理盐 250 mL 中静脉滴注，每日 1 次，可连用 10~14 日。

4. 川芎嗪注射液　每次 0.1 g 加入 5%葡萄糖注射液或生理盐水 250 mL 中静脉滴注，每日 1 次，可连用10~15 日，有脑水肿和出血倾向者忌用。

（四）抗血小板聚集药物

早期暂不应用，特别是已有出血性梗死者急性期不宜应用。急性期过后，为了预防血栓栓塞的复发，可较长期应用阿司匹林或氯吡格雷。

（五）原发病治疗

对感染性心内膜炎（亚急性细菌性心内膜炎），在病原菌未培养出来时，给青霉素每次 320 万~400 万 U 加入 5%葡萄糖注射液或生理盐水 250 mL 中静脉滴注，每日 4~6 次；已知病原微生物，对青霉素敏感者首选青霉素，对青霉素不敏感者选用头孢曲松，每次 2 g 加入 5%葡萄糖注射液 250~500 mL 中静脉滴注，12 小时滴完，每日 2 次。对青霉素过敏和过敏体质者慎用，对头孢菌素类药物过敏者禁用。对青霉素和头孢类抗生素不敏感者可应用去甲万古霉素，每日 0.03 g/kg，分 2 次静脉滴注，每 0.8 g 药物至少加 200 mL 液体，在 1 小时以上时间内缓慢滴入，可用 4~6 周，24 小时内最大剂量不超过 2 g；此药有明显的耳毒性和肾毒性。

八、预后与预防

（一）预后

脑栓塞急性期病死率为 5%~15%，多死于严重脑水肿、脑疝。心肌梗死引起的脑栓塞预后较差，多遗留严重的后遗症。如栓子来源不消除，半数以上患者可能复发，约 2/3 在 1 年内复发，复发的病死率更高。10%~20%的脑栓塞患者可能在病后 10 日内发生第 2 次栓塞，病死率极高。对栓子较小、症状较轻，采用及时治疗的患者，神经功能障碍可以部分或完全缓解。

（二）预防

最重要的是预防脑栓塞的复发，目前认为对于心房颤动、心肌梗死、二尖瓣脱垂患者可首选华法林作为二级预防的药物，阿司匹林也有效，但效果低于华法林。华法林的剂量一般为每日 0.002~0.003 g，老年人每日 0.001 5~0.002 5 g，并可采用国际标准化比值（INR）为标准进行治疗，既可获效，又可减少出血的危险性。

关于脑栓塞发生后何时开始应用抗凝剂仍有不同看法。有的学者认为过早应用可增加出血的危险性，因此建议发病后数周再开始应用抗凝剂比较安全。临床研究结果表明，高血压是引起出血的主要危险因素，如能严格控制高血压，华法林的剂量强度控制在 INR 2.0~3.0，患者出血发生率可以降低。目前认为华法林可以作为某些心源性脑栓塞的预防药物。

（马博雅）

第三节 腔隙性脑梗死

一、概述

腔隙性脑梗死是指大脑半球深部白质和脑干等中线部位，由血管直径 100~400 μm 的穿支动脉闭塞导致的脑梗死。所引起的病灶为 0.5~15.0 mm³ 的梗死灶，大多由大脑前动脉、大脑中动脉、前脉络膜动脉和基底动脉的穿支动脉闭塞引起。脑深部穿通动脉闭塞导致相应灌注区脑组织缺血、坏死、液化，由吞噬细胞将该处组织移走而形成小腔隙。好发于基底核、丘脑、内囊、脑桥的大脑皮质贯通动脉供血区。反复发生多个腔隙脑梗死，称为多发性腔隙性脑梗死。临床引起相应的综合征，常见的有纯运动型轻偏瘫，纯感觉性卒中、构音障碍手笨拙综合征，共济失调性轻偏瘫和感觉运动型卒中。高血压和糖尿病是主要原因，特别是高血压。腔隙性脑梗死占脑梗死的 20%~30%。

二、病因和发病机制

（一）病因

腔隙性脑梗死的病因尚未完全清楚，可能与下列因素有关。

1. 高血压　长期高血压作用于小动脉及微小动脉壁，致脂质透明变性，管腔闭塞，产生腔隙性病变。舒张压增高是多发性腔隙性脑梗死的常见原因。

2. 糖尿病　糖尿病时血浆低密度脂蛋白及极低密度脂蛋白的浓度增高，引起脂质代谢障碍，促进胆固醇合成，从而加速加重动脉硬化的形成。

3. 微栓子（无动脉病变）　各种类型小栓子阻塞小动脉导致腔隙性梗死，如胆固醇、红细胞、纤维蛋白等。

4. 血液成分异常　如红细胞增多、血小板增多和高凝状态，也可导致发病。

（二）发病机制

腔隙性脑梗死的发病机制还不完全清楚，微小动脉粥样硬化被认为是本病常见的发病机制。在慢性高血压患者中，粥样硬化斑在 100~400 μm 的小动脉中也能发现动脉狭窄和闭塞。颈动脉粥样斑块，尤其是多发性斑块，可能会导致腔隙性脑梗死。脑深部穿通动脉闭塞，导致相应灌注区脑组织缺血、坏死，由吞噬细胞将该处脑组织移走，遗留小腔，导致该部位的神经功能缺损。

三、病理

腔隙梗死灶呈不规则圆形、卵圆形或狭长形，累及管径在 100~400 μm 的穿通动脉，梗死部位主要在基底核（特别是壳核和丘脑）、内囊和脑桥的白质。大多数腔隙梗死灶位于豆纹动脉分支，大脑后动脉的丘脑深穿支，基底动脉的旁中央支供血区。阻塞常发生在深穿支的前半部分，因而梗死灶均较小，大多数直径为 0.2~15 mm。病变血管可见透明变性、玻璃样脂肪变、玻璃样小动脉坏死，血管壁坏死和小动脉硬化等。

四、临床表现

本病常见于40~60岁以上的中老年人,腔隙性脑梗死患者中高血压的发病率约为75%,糖尿病的发病率为25%~35%,有短暂性脑缺血发作(TIA)史者约有20%。

(一) 症状和体征

临床症状一般较轻,体征单一,一般无头痛、颅内高压症状和意识障碍。由于病灶小,又常位于脑的静区,故许多空隙性脑梗死在临床上无症状。

(二) 临床综合征

Fisher根据病因、病理和临床表现,归纳为21种综合征,常见的有以下几种:

1. 纯运动性轻偏瘫(pure motor hemiparesis, PMH) 最常见,约占60%,有病灶对侧轻偏瘫,而不伴失语、感觉障碍和视野缺损。病灶多在内囊和脑干。

2. 纯感觉性卒中(pure sensory stroke, PSS) 约占10%,表现为病灶对侧偏身感觉障碍,也可伴有感觉异常,如麻木、烧灼和刺痛感。病灶在丘脑腹后外侧核或内囊后肢。

3. 构音障碍手笨拙综合征(dysarthria-clumsy hand syndrome, DCHS) 约占20%,表现为构音障碍、吞咽困难,病灶对侧轻度中枢性面瘫、舌瘫,手的精细运动欠灵活,指鼻试验欠稳。病灶在脑桥基底部或内囊前肢及膝部。

4. 共济失调性轻偏瘫综合征(ataxic hemiparesis syndrome, AHS) 病灶同侧共济失调和病灶对侧轻偏瘫,下肢重于上肢,伴有锥体束征,病灶多在放射冠汇集至内囊处,或脑桥基底部皮质脑桥束受损所致。

5. 感觉运动性卒中(sensorimotor stroke) 少见,以偏身感觉障碍起病,再出现轻偏瘫,病灶位于丘脑腹后核及邻近内囊后肢。

6. 腔隙状态(lacunar state) 由于多次腔隙梗死,有进行性加重的偏瘫、严重的精神障碍、痴呆、平衡障碍、二便失禁、假性延髓性麻痹、双侧锥体束征和类帕金森综合征等。近年由于有效控制血压及治疗的进步,现在已很少见。

五、辅助检查

(一) 神经影像学检查

1. 颅脑CT检查 非增强CT扫描显示为基底核区或丘脑,呈卵圆形低密度灶,边界清楚,直径为10~15 mm。由于病灶小,占位效应轻微,一般仅为相邻脑室局部受压,多无中线移位,梗死密度随时间逐渐减低,4周后接近脑脊液密度,并出现萎缩性改变。增强扫描于梗死后3日至1个月可能发生均一或斑块性强化,以2~3周明显,待达到脑脊液密度时,则不再强化。

2. 颅脑MRI检查 MRI检查比CT优越,尤其是对脑桥的腔隙梗死和新旧腔隙梗死的鉴别有意义,增强后能提高阳性率。颅脑MRI检查在T_2W像上显示高信号,是小动脉阻塞后新的或陈旧的病灶。T_1WI和T_2WI分别表现为低信号和高信号斑点状或斑片状病灶,呈圆形、椭圆形或裂隙形,最大直径常为数毫米,一般不超过1 cm。急性期T_1WI的低信号和T_2WI的高信号,常不及慢性期明显,由于水肿的存在,病灶看起来常大于实际梗死灶。注射造影剂后,T_1WI急性期、亚急性期和慢性期病灶显示增强,呈椭圆形、圆形,也可呈环形。

3. CTA、MRA　了解颈内动脉有无狭窄及闭塞程度。

4. TCD　了解颈内动脉狭窄及闭塞程度。

（二）血液学检查

了解有无糖尿病和高脂血症等。

六、诊断和鉴别诊断

（一）诊断

（1）中老年人发病，多数患者有高血压病史，部分患者有糖尿病史或TIA史。

（2）急性或亚急性起病，症状比较轻、体征比较单一。

（3）临床表现符合常见综合征之一。

（4）颅脑CT或MRI发现与临床神经功能缺损一致的病灶。

（5）预后较好，恢复较快，大多数患者不遗留后遗症状和体征。

（二）鉴别诊断

1. 小量脑出血　均为中老年发病，有高血压和急起的偏瘫和偏身感觉障碍；但小量脑出血颅脑CT显示高密度灶即可鉴别。

2. 脑囊虫病　在颅脑CT均表现为低信号病灶；但是脑囊虫病的颅脑CT呈多灶性、小灶性和混合灶性病灶，临床表现常有头痛和癫痫发作，血液和脑脊液囊虫抗体阳性，可供鉴别。

七、治疗

（一）抗血小板聚集药物

此类药物是预防和治疗腔隙脑梗死的有效方法。

1. 肠溶阿司匹林（或阿司匹林）　每次0.1 g，每日1次口服，可连用6~12个月。

2. 氯吡格雷　每次0.05~0.075 g，每日1次口服，可连用半年。

3. 西洛他唑　每次0.05~0.1 g，每日2次口服。

4. 曲克雷丁　每次0.2 g，每日3次口服；或每次0.4~0.6 g加入5%葡萄糖注射液或生理盐水500 mL静脉滴注，每日1次，可连用20日。

（二）钙通道阻滞剂

（1）氟桂利嗪：每次0.005~0.01 g，睡前服用。

（2）尼莫地平：每次0.02~0.03 g，每日3次。

（3）尼卡地平：每次0.02 g，每日3次。

（三）血管扩张药

1. 丁苯酞　每次0.2 g，每日3次，口服，偶见恶心、腹部不适，有严重出血倾向者忌用。

2. 丁咯地尔　每次0.2 g加入5%葡萄糖注射液或生理盐水250 mL静脉滴注，每日1次，连用10~14日；或每次0.2 g，每日3次口服，可有头痛、头晕、恶心等不良反应。

3. 培他司汀　每次0.006~0.012 g，每日3次口服，可有恶心、呕吐等不良反应。

（四）中成药

1. 天舒胶囊　适用于瘀血阻络，肝阳上亢证。每次4粒，每日3次，口服。
2. 脑安胶囊　适用于气虚血瘀证。每次2粒，每日3次，口服。
3. 华佗再造丸　适用于痰瘀阻络证。每次8 g，每日2次，口服，孕妇忌服。

八、预后与预防

（一）预后

腔隙性脑梗死一般预后良好，下述情况影响本病的预后。

（1）梗死灶的部位和大小会影响预后，如腔隙性梗死发生在脑桥和丘脑等重要部位者预后不佳，大的和多发性腔隙性脑梗死者预后也不佳。

（2）有反复TIA发作、有高血压、糖尿病和严重心脏病（缺血性心脏病、心房颤动、瓣膜病等）症状没有得到很好的控制者预后不良。据报道，1年内腔隙脑梗死复发率为10%~18%，特别是多发性腔隙性脑梗死半年后约有23%的患者发展为血管性痴呆。

（二）预防

控制高血压、防治糖尿病和TIA是预防腔隙性脑梗死发生和复发的关键。

1. 积极处理危险因素

（1）血压的调控：长期高血压是腔隙性脑梗死主要的危险因素之一。在降血压药物方面无统一规定应用的药物，选用降血压药物的原则是既要有效和持久地降低血压，又不至于影响重要器官的血流量。可选用钙通道阻滞剂如尼莫地平每次0.03 g，每日1次口服；或硝苯地平缓释片每次0.02 g，每日2次口服。也可选用血管紧张素转换酶抑制剂（ACEI）如卡托普利每次0.012~0.025 g，每日3次口服；或贝拉普利每次0.005~0.010 g，每日1次口服。

（2）调控血糖：糖尿病也是腔隙性脑梗死主要的危险因素之一。

（3）调控高血脂：可选用辛伐他汀，每次0.01~0.02 g，每日1次口服；或洛伐他汀，每次0.02~0.04 g，每日1~2次口服。

（4）积极防治心脏病：要减轻心脏负荷，避免或慎用增加心脏负荷的药物，注意补液速度及补液量；对有心肌缺血、心肌梗死者应在心血管内科医师的协助下进行药物治疗。

2. 预防血小板聚集可以较长时期地应用抗血小板聚集药物，如阿司匹林、氯吡格雷和活血化瘀类中药。

3. 其他　生活规律、心情舒畅、饮食清淡、有一定适宜的体育锻炼等。

（王　丽）

第四节　脑出血

脑卒中可分为出血性脑卒中和缺血性脑卒中。出血性脑卒中又称为脑出血。近年来我国脑出血的发病人数不断增加，根据世界卫生组织MONICA方案对我国15组人群（每组包括10万人口）脑卒中事件的监测，脑出血年发病率由20世纪90年代初期的98.0/10万逐渐上升至138.2/10万，排除年龄增长因素，结果亦十分惊人。

中国人脑出血的比例远高于欧美人群，国人脑出血约占全部脑卒中的32.9%，而在欧美人群中仅占10%~15%，其中自发性脑出血（SICH）是最为常见的脑出血类型，占脑出血总数的70%~80%，而且随着年龄的增长，发病率不断增高，猜测与长期高血压及高龄患者脑血管出现淀粉样变有关。其中大约50%为深部出血，35%为脑叶出血，10%为小脑内出血，6%为脑干出血。

脑出血对社会生产力破坏极大，严重威胁人群的健康。其中自发性脑出血预后甚差，发病30天内的死亡率为35%~52%，且50%的死亡发生在发病48小时内。一项对67 000例脑内出血患者的调查结果表明：发病6个月后仅20%的患者具有独立的生活能力。

一、病因及发病机制

脑出血的原因较多，最常见的是高血压。其他病因包括：脑动脉粥样硬化、血液病（白血病、再生障碍性贫血、血小板减少性紫癜、血友病、红细胞增多症和镰状细胞病等），以及动脉瘤、动静脉畸形、Moyamoya病、脑动脉炎、硬膜静脉窦血栓形成、夹层动脉瘤、脑梗死继发脑出血、抗凝或溶栓治疗等。脑淀粉样血管病是脑出血的罕见原因，本病在老年患者（平均年龄70岁）中最常见，典型病例为多灶性脑叶出血。偶见原发性或转移性脑肿瘤性出血。伴发出血的肿瘤包括多形性胶质母细胞瘤、黑色素瘤、绒毛膜癌、肾细胞癌及支气管源性癌等。

长期慢性高血压，会使脑血管发生一系列的病理变化。

1. 脑内小动脉玻璃样变、纤维素样坏死和动脉瘤形成　脑动脉的外膜和中膜在结构上较其他脏器血管的结构要薄弱，在长期血压逐渐升高的患者中，脑内小动脉可发生玻璃样变和纤维素样坏死，这些病变使脑动脉管壁内发育完好的内膜受到损伤，高血压可促使这种被损伤的小动脉内膜破裂，形成夹层动脉瘤，动脉瘤破裂即可引起出血。在慢性高血压时，小动脉上还可间断地发生直径约1 mm的微动脉瘤，这种动脉瘤是经薄弱的中层膨出的内膜。当血压骤然升高，微动脉瘤或纤维素样坏死的细小动脉直接破裂，引起出血性卒中。

2. 脑内小动脉痉挛　在高血压过程中，若平均动脉压迅速增高，可引起血管自动调节过强或不足，当血压超过自动调节上限而且持续时间较长，可导致弥散性血管痉挛，使进入微循环的血流量减少，引起毛细血管和神经元缺血，可使液体漏至细胞外间隙，发生脑水肿，同时毛细血管由于缺血、缺氧可导致破裂，发生点状出血，若病变广泛或呈多灶性，则可引起大片脑内出血。

二、病理

1. 血肿扩大　血肿体积增大超过首次CT血肿体积的33%或20 mL判定为血肿扩大。血肿扩大是脑出血病情进行性恶化的首要原因。血肿扩大的机制尚不清楚，目前的观点是血肿扩大是由于血管已破裂部位的持续出血或再次出血，但有证据表明血肿扩大可以是出血灶周围坏死和水肿组织内的继发性出血。因为血肿形状不规则提示多根血管的活动性出血。

2. 血肿周围脑组织损伤　脑出血后血肿周围脑组织内存在复杂的病理生理变化过程，可引起血肿周围脑组织损伤和水肿形成。

（1）血肿周围脑组织缺血：脑出血后血肿周围脑组织局部血流量下降的原因有以下几种：①血肿直接压迫周围脑组织使血管床缩小。②血肿占位效应激活脑血流-容积自我调节系统，局部血流量下降。③血肿或血肿周围组织释放的血管活性物质引起血管痉挛等。该区域内的病理改变在一定时间内是可逆性的，如果能在此时间窗内给予适当的治疗措施，可使受损组织恢复功能，因此该区域称血肿周边半影区或半暗带。

（2）血肿周围脑组织水肿：主要有间质性和细胞性两种。其产生原因可分为缺血性、渗透性、代谢性和神经内分泌性。

缺血性水肿与机械压迫和血管活性物质异常升高有关。

血肿形成后很快开始溶解，血浆中的各种蛋白质、细胞膜性成分降解物，以及由细胞内逸出的各种大分子物质，可经组织间隙向脑组织渗透，引起细胞外间隙的胶体渗透压升高，造成渗透性水肿。

血肿溶解可以释放细胞毒性物质引起细胞代谢紊乱，最终导致细胞死亡或细胞水肿，主要有血红蛋白、自由基、蛋白酶等。蛋白酶中以凝血酶和基质金属蛋白酶（MMPs）最重要。凝血酶可诱发脑水肿形成，凝血酶抑制剂则可阻止凝血酶诱发脑水肿形成。脑内出血后MMPs活性增高，血管基质破坏增加，血-脑屏障完整性破坏，通透性增加，引起血管源性水肿，使用MMPs抑制剂可减轻水肿。

高血压性脑内出血后血管加压素与心房利钠肽的水平失衡及由此产生的脑细胞体积调节障碍，也可能引起细胞或组织水肿。

（3）颅内压增高：脑内出血后因血肿的占位效应使颅内压增高，而且由于血肿压迫周围组织及血液中血管活性物质的释放引起的继发性脑缺血、脑水肿，可进一步使颅内压升高。

三、病理改变

新鲜的脑出血标本可见出血侧半球肿胀，体积增大，脑回变宽，脑沟变浅。中线结构向病灶对侧移位，颅内压增高，病灶侧脑组织可疝出至大脑镰下或疝入小脑幕切迹。切面可见出血灶和病灶周围脑组织水肿、软化。镜下可分3期：①出血期，可见大片新鲜的红细胞。出血灶边缘脑组织坏死、软化，神经细胞消失或呈局部缺血改变，常有多核细胞浸润。②吸收期，出血后24～36小时即可出现胶质细胞增生，小胶质细胞及来自血管外膜的细胞形成格子细胞，少数格子细胞含有含铁血黄素。星形胶质细胞增生及肥胖变性。③修复期，血液及坏死组织逐渐被清除，组织缺损部分由胶质细胞、胶质纤维及胶原纤维代替。出血量小的可完全修复，出血量大的形成囊腔。血红蛋白代谢产物高铁血红蛋白长久残存于瘢痕组织中，呈现棕黄色。

四、临床表现

脑出血好发于50～70岁，男性略多见，多在冬春季发病。患者多有高血压病史。在情绪激动或活动时易发生，发病前多无预兆，少数可有头痛、头晕、肢体麻木等前驱症状。临床症状常在数分钟到数小时内达到高峰，临床特点可因出血部位及出血量不同各异。

1. 基底节内囊区出血 基底节内囊区是高血压颅内出血最常见的部位，约占全部脑出血的60%，该区域由众多动脉供血。

（1）前部型：占12%左右，由Heubner返动脉供血（包括尾状核），主要累及尾状核头和（或）体（均称为尾状核出血），易破入侧脑室前角，严重者可同时累及第Ⅲ、Ⅳ脑室，血肿可向后外侧延伸，损伤内囊前肢与壳核前部。

临床特征：严重头痛和明显的脑膜刺激症状，类似蛛网膜下腔出血，多无意识障碍，个别患者可出现病初一过性嗜睡。若血肿向后外侧延伸累及内囊前肢和（或）壳核前部可出现程度较轻的语言障碍、对侧偏身运动、感觉功能缺损，通常预后较好。无精神异常、眼球分离、凝视、眼震、癫痫发作等症状。50%的患者完全恢复正常，70%的患者预后良好。

(2) 中间型：占 7% 左右，最为罕见，由内侧豆纹动脉供血，血肿累及苍白球及壳核中部，可向后累及内囊膝部或向前外侧破入侧脑室。

临床特征：患者意识多不受影响，可有一过性嗜睡，但几天后恢复正常。该型出血虽死亡率极低，但常导致较严重的失语和（或）偏身症状，无精神异常、眼球分离、患侧忽视、癫痫发作等症状。预后差，患者多留有较明显后遗症，50%以上存在严重残障。

(3) 后中间型：占 10% 左右，由脉络膜前动脉供血，通常位于内囊后肢前半部分，常向内囊膝部扩展，可导致壳核中部或丘脑外侧受压。若血肿较大可破入第Ⅲ、Ⅳ脑室并导致昏迷。

临床特征：多数患者神志清楚，50%的患者存在语言障碍，几乎所有患者均不同程度出现对侧面部、肢体运动障碍，60%以上的患者存在偏身感觉缺失。无精神异常、眼球分离、癫痫发作等症状。预后较中间型好，多数恢复良好，近 1/3 的患者可遗留中、重度残障，几乎没有死亡病例。

(4) 后外侧型：是仅次于外侧型的常见基底节内囊区出血，所占比例近 20%，由外侧豆纹动脉后内侧支供血，血肿位于豆状核后部的内囊区域，平均出血量为 30 mL，最大可达 90 mL，血肿相对较大，主要向前侧延伸，累及颞叶峡部白质、壳核前部和（或）内囊区豆状核后部，少数可经前角破入侧脑室，严重者可同时累及蛛网膜下腔。

临床特征：多数患者神志清楚或仅一过性意识障碍，出血量大者可有昏迷及瞳孔改变。30%的患者出现凝视，80%以上的患者有语言障碍，几乎所有患者存在不同程度对侧面部、肢体感觉及运动障碍。脑疝时有瞳孔改变，无眼球分离。预后较差，20%的患者死亡，存活病例多遗留重度残障。

(5) 外侧型：最为常见，占 40% 左右，虽该型出血多被当作壳核出血，但头部 MRI 证实其为介于壳核和岛叶皮质之间的裂隙样出血，不直接累及壳核。由外侧豆纹动脉的大部分外侧支供血，原发灶位于壳核外部和岛叶皮层，多为凸透镜形和卵圆形，平均出血量为 20 mL，最大为 80 mL。常向前外侧扩展，可向内经前角破入侧脑室。

临床特征：多数患者神志清楚或仅有轻度意识水平下降，血肿较大者可出现昏迷。优势半球出血患者多有失语，非优势半球出血患者近 50% 出现构音障碍。出血量大患者可出现共轭凝视麻痹、瞳孔改变及癫痫发作。所有患者均存在不同程度偏身麻痹，60%以上的患者出现对侧偏身感觉障碍。50%以上的患者遗留中至重度残障，近 10% 的患者死亡。

(6) 大量出血型：发病率亦较高，血肿占据全部或大部分的基底节内囊区域，血肿极大（最大可达 144 mL，平均为 70 mL），仅尾状核及内囊前肢偶尔得以保留，以致不能找到原发出血部位。常向前外侧延伸，50%以上破入侧脑室及第Ⅲ、Ⅳ脑室，严重者可同时破入蛛网膜下腔。

临床特征：意识、言语障碍，中至重度偏身感觉、运动缺失几乎出现于所有患者中，共轭凝视或眼位改变（眼球分离或固定）。血肿常导致中线移位并继发 Monro 孔梗阻导致对侧脑室扩张，严重者常在几分钟或几小时内出现枕大孔疝或颞叶沟回疝，从而引起意识水平进一步下降及四肢瘫和脑干损伤所致的眼动障碍等脑疝症状，甚至错过住院治疗时机。几乎所有患者预后差，近 50% 的患者死亡。

2. 丘脑出血　由丘脑膝状动脉和丘脑穿通动脉破裂所致，在脑出血中较常见，占全部脑出血的 15%~24%，致残率、病死率均高。高龄、高血压是丘脑出血的主要因素，高脂血症、糖尿病、吸烟、饮酒是相关因素。

临床表现为突发对侧偏瘫、偏身感觉障碍、甚至偏盲等内囊性三偏症状，CT 扫描呈圆形、椭圆形或不规则形境界比较清楚的高密度血肿影，意识障碍多见且较重，出血波及丘脑下部或破入第三脑室则出现昏迷加深、瞳孔缩小、去皮质强直等中线症状。

由于丘脑复杂的结构功能与毗邻关系，其临床表现复杂多样。如为小量出血或出血局限于丘脑内侧则症状较轻；丘脑中间腹侧核受累可出现运动性震颤、帕金森综合征表现；累及丘脑底核或纹状体可呈偏身舞蹈-投掷样运动。

3. 脑桥出血　约占全部脑内出血的10%，主要由基底动脉的脑桥支破裂出血引起，出血灶多位于脑桥基底与被盖部之间。

原发性脑桥出血病人中以大量出血型和基底被盖型死亡率最高，但两者之间无明显差异，单侧被盖型死亡率最低。在实际工作中要注意：①技术上采用薄层、小间隔扫描手段。②充分重视病人症状，特别是那些无法用CT特征来解释的脑桥损害症状，必要时可做MR扫描，以提高小病灶的检出率。

4. 中脑出血　罕见。应用CT及MRI检查并结合临床已可确诊，轻症表现为一侧或双侧动眼神经不全瘫痪或Weber综合征；重症表现为深昏迷，四肢弛缓性瘫痪，可迅速死亡。

5. 小脑内血　多由小脑齿状核动脉破裂所致，约占脑出血的10%。自发性小脑出血的常见病因是高血压动脉硬化、脑血管畸形、脑动脉瘤、血液病及应用抗凝药，在成年人中高血压动脉硬化是小脑出血的最常见原因，占50%~70%。

发病初期大多意识清楚或有轻度意识障碍，表现出眩晕、频繁呕吐、枕部剧烈头痛和平衡障碍等，但无肢体瘫痪是其常见的临床特点；轻症者表现出一侧肢体笨拙、行动不稳、共济失调和眼球震颤，无瘫痪；两眼向病灶对侧凝视，吞咽及发音困难，四肢锥体束征，病侧或对侧瞳孔缩小、对光反应减弱，晚期瞳孔散大，中枢性呼吸障碍，最后枕大孔疝死亡；暴发型则常突然昏迷，在数小时内迅速死亡。如出血量较大，病情迅速进展，发病时或发病后12~24小时出现昏迷及脑干受压征象，可有面神经麻痹、两眼凝视病灶对侧、肢体瘫痪及病理反射出现等。

由于小脑的代偿能力较强，小脑出血的临床征象变化多样，缺乏特异性，早期临床诊断较为困难，故临床上遇下列情况应注意小脑出血的可能：①40岁以上并有高血压症病史。②以眩晕、呕吐、头痛起病。③有眼震、共济失调、脑膜刺激征阳性。④发病后迅速或渐进入昏迷，伴瞳孔缩小、凝视、麻痹、双侧病理征、偏瘫或四肢瘫。

6. 脑叶出血　约占脑出血的10%，常由脑动静脉畸形、Moyamoya病、血管淀粉样病变、肿瘤等所致。出血以顶叶最常见，其次为颞叶、枕叶、额叶，也可有多发脑叶出血。常表现出头痛、呕吐、脑膜刺激征及出血脑叶的局灶定位症状，如额叶出血可有偏瘫、Broca失语、摸索等；颞叶可有Wernicke失语、精神症状；枕叶可有视野缺损；顶叶可有偏身感觉障碍、空间构象障碍。抽搐较其他部位出血常见，昏迷较少见；部分病例缺乏脑叶的定位症状。

7. 脑室出血　占脑出血的3%~5%，由脑室内脉络丛动脉或室管膜下动脉破裂出血，血液直流入脑室内所致，又称原发性脑室出血。原发性脑室内出血最常见的部位是侧脑室，其次是第Ⅲ脑室和第Ⅳ脑室，在中间罕见。目前未见有文献报道透明隔腔（第Ⅴ脑室）内原发出血。

多数病例为小量脑室出血，常有头痛、呕吐、脑膜刺激征，一般无意识障碍及局灶性神经缺损症状，血性CSF，酷似蛛网膜下腔出血，可完全恢复，预后良好。大量脑室出血造成脑室铸型或引起急性梗阻性脑积水未及时解除者，其临床过程符合传统描述的脑室出血表现：起病急骤，迅速出现昏迷、频繁呕吐、针尖样瞳孔、眼球分离斜视或浮动、四肢弛缓性瘫痪及去脑强直发作等，病情危笃，预后不良，多在24小时内死亡。而大多数原发性脑室出血不具备这些"典型"的表现。

由于原发性脑室出血没有脑实质损害或损害较轻，若无脑积水或及时解除，其预后要比继发性脑室出血好。与继发性脑室出血相比，原发性脑室出血有以下临床特点：高发年龄分布两极化；意识障碍较轻或无；可亚急性或慢性起病；定位体征不明显，即运动障碍轻或缺如，脑神经受累及瞳孔异常少见；多以认识功能障碍或精神症状为常见表现。

五、诊断

1. 病史询问　为了及时地发现和诊断脑出血，详细的病史询问是必不可少的。

（1）对症状的询问：了解发病时间，是白天起病还是晨起发病。如果病人是睡醒后发病，那么发病时间要从最后看似正常的时间算起。如果患者出现瘫痪，要了解瘫痪的发病形式，如是否急性起病，起病的诱因是什么。询问病史中有无导致全身血压下降的情况，如由坐位或卧位变为直立位后发病等。了解病人肢体无力的进展和波动情况，有无麻木、疼痛、肌肉萎缩等伴随症状。如果合并头痛，要询问头痛的性质、部位、发作频率。如果出现眩晕，则要询问有无恶心、呕吐、出汗、耳鸣、听力减退、血压和脉搏的改变，以及发作的诱因和持续时间，以帮助鉴别周围性眩晕和中枢性眩晕。

（2）对既往病史的询问：对于来诊的患者要询问患者的既往病史，如有无高血压、心脏病、糖尿病等相关病史；同时了解患者既往有无类似短暂性脑缺血发作的症状，尤其要注意易被患者忽略的单眼黑蒙；如果是中青年女性，还要询问有无避孕药服用史、多次自然流产史。除了个人既往病史以外，还要简要询问患者的家族中有无类似的病史。

2. 体格检查　病史采集完成后，要对患者进行神经系统体格检查和全身检查。对于脑出血患者，除了重要的神经系统检查外，还需着重检查以下几个方面。

（1）双侧颈动脉和桡动脉扪诊：检查双侧动脉搏动是否对称，同时可以初步了解心律是否齐整。

（2）测量双上肢血压。

（3）体表血管听诊：选择钟形听诊器，放在各个动脉在体表的标志。

1）颈动脉听诊区：胸锁乳突肌外缘与甲状软骨连线的交点。

2）椎动脉听诊区：胸锁乳突肌后缘上方，颈2~3横突水平。

3）锁骨下动脉听诊区：锁骨上窝内侧。

4）眼动脉听诊区：嘱患者轻闭双眼，将听诊器放在眼部上方。

3. 结构影像学检查　影像学检查方法包括CT和MRI成像。随着CT、MRI成像技术的不断提高，以及密度分辨力和空间分辨力的进一步完善，CT和MRI已成为脑血管病的主要检查方法之一。

（1）头部CT检查：头颅CT是诊断脑出血的首选检查。急性脑内出血的CT检查以平扫为主，一般不需强化检查。急性脑实质内出血在CT平扫图像上表现为高密度影，病灶边缘清楚。当血肿破入脑室后常常可以观察到脑室内的血液平面。

（2）头部磁共振成像：超急性期血肿发病2~3小时，很难产生异常信号，此时CT可显示血肿存在。急性期血肿发病数小时至数天，稍长T_1，短T_2。亚急性期血肿发病数天至数月，短T_1，长T_2。慢性期血肿发病数月至不定期，长T_1，短T_2。

梯度回波序列也称为场回波序列，是非常基本的磁共振成像序列。由于具有许多优点，在各个系统都得到了广泛的应用。发病6小时内急性卒中的多中心研究表明，梯度回波MRI在发现急性出血方面与CT检查一样精确，但在发现慢性出血方面优于CT。MRI在发现相关的血管畸形尤其是海绵状血管瘤方面也优于CT，但是MRI并不像CT一样适于全部患者。

4. 血管影像学检查　包括CTA、MRA、MRV和DSA。

（1）头部CTA：是一种静脉注射含碘造影剂后，利用计算机三维重建方法合成的无创性血管造影术，可以三维显示颅内血管系统。CTA 对 Willis 环周围>4 mm 的颅内动脉瘤可达到与 DSA 相同的检出率，而且可以明确 DSA 显示不理想的动脉瘤的瘤颈和载瘤动脉的情况。对血栓性动脉瘤的检测 CTA 明显优于 DSA。CTA 对动静脉畸形（AVM）血管团的显示率达 100%，其中供血动脉的显示率为 93.9%，引流静脉的显示率为 87.8%。CTA 对脑动脉狭窄的显示基本达到与 DSA 相同的效果。CTA 是有效的无创伤性血管成像技术，在很大程度上可替代有创性 DSA。

(2) 头部 MRA：可以很好地显示颅内大动脉的形态，以及动脉发生病变时的一些侧支循环。

MRA 对正常脑动静脉的显示和对异常血管的显示有很好的效果，除对显示前交通动脉和后交通动脉的敏感性和特异性稍低外，对显示大脑前、中、后动脉、基底动脉和颈内动脉的敏感性和特异性均接近 100%。MRA 可以显示脑 AVM 的供血动脉、血管团和引流静脉，可以显示动静脉瘘的动脉、瘘口的位置和大小、静脉的扩张程度和引流方向。对于>5 mm 的动脉瘤，MRA 的显示率可达 100%，并且结合源图像可以显示那些 DSA 不能显示的有血栓形成的动脉瘤。MRA 对<5 mm 直径的脑动脉瘤漏诊率较高，对发生颅内出血的脑动脉瘤患者 MRA 不能替代常规脑血管造影做介入治疗。MRA 对脑动脉狭窄显示直观，与 DSA 的相关性较好，但当动脉狭窄严重程度达 75% 以上时，有过高评价的倾向。

(3) 头部 MRV：MRV 对上下静脉窦、直窦、横窦、乙状窦、大脑内和大脑大静脉的显示率达 100%，对岩上窦和岩下窦的显示率也达 85%。MRV 可显示脑静脉血栓的范围、是否完全闭塞和侧支引流的情况等。

(4) 颈部 MRA：磁共振对比增强血管三维成像（3D CE-MRA）可从任一角度观察血管的 3D 血管图像。与传统非增强 MRA 相比，该技术与血液的流动增强无关，不需空间予饱和，对平行于扫描平面的血管也能很好显示，因此可通过冠状位激发扫描，显示包括颈部大血管根部至颅内 Willis 环的颈部血管全程。3D CE-MRA 可同时显示两侧头、颈部所有血管的受累情况，即受累血管段及其范围以及狭窄程度或闭塞后侧支循环血管情况。3D CE-MRA 上动脉闭塞表现为动脉血流中断和远端动脉不显影；动脉狭窄表现为动脉腔节段性狭窄，其远端动脉分支减少，或显影差，有的动脉表现为该段动脉血流中断，但其远端动脉仍显影；明显的动脉硬化表现为动脉管腔粗细不均，呈"串珠状"。因此，3D CE-MRA 可为临床血管性病变的筛选检查、制订治疗方案提供依据。

(5) 血管造影：数字减影血管造影（DSA）具有很好的空间分辨率，可以显示 0.5 mm 的脑血管，清晰显示脑血管各级分支的大小、位置、形态和变异。主要用于需要造影确诊或是否适合介入治疗的脑血管病。DSA 可以用于了解脑动脉狭窄的部位程度；明确脑血栓形成时血管闭塞的部位和动脉溶栓；可以显示颅内动脉瘤的情况；显示 AVM 供血动脉的来源和引流静脉的方向等，为手术和介入治疗提供详细的资料。

目前认为 DSA 是诊断脑供血动脉狭窄的金标准，同时也是判断狭窄程度的有效方法，为临床治疗提供可靠依据。

血管造影的指征包括出血伴有 SAH、局部异常钙化影、明显的血管畸形、异常的出血部位等，不明原因的出血，如孤立的脑室出血也需行血管造影。患高血压和深部出血的老年患者尽量避免血管造影检查。行血管造影检查的时间需依据患者病情平衡诊断的需要及外科手术干预的潜在时间。脑疝患者在血管造影检查前需紧急手术，病情稳定的动脉瘤或血管畸形的患者在任何干预之前应行血管造影检查。

5. 头部 CT 灌注影像（CT perfusion imaging） 是脑功能成像方法之一，通过研究脑组织的血流灌注状态以及组织血管化程度来揭示脑组织的病理解剖和病理生理改变的一种检查手段。

CT 灌注成像是临床脑出血周围组织损伤研究较为理想的方法，一次检查可同时产生有关血肿体积的解剖学信息，以及有关血肿周围组织脑血流动力学变化的功能信息。CT 灌注成像空间分辨率高，成像速度快，可对血肿周围组织脑血流动力学参数进行定量测量，有助于脑出血病人个体化救治和预后评估。

在 CT 灌注成像所用的参数中，TTP 较为敏感，所有被观察对象均清晰地显示出血肿周围 TTP 延长区，TTP 持续延长提示由血肿占位效应引起的脑微循环障碍在脑内出血慢性期可依然存在。MTT 可以敏感地显示出血管远端局部灌注压的降低，对脑组织灌注异常具有良好的预测性。rCBF 和 rCBV 可以准确地反映出脑出血后血肿周围组织的灌注状态，对于判断血肿周围组织缺血性损伤有重要的价值。

6. 实验室检查　脑出血患者常规实验室检查包括血常规、电解质、BUN、肌酐、血糖、心电图、X 线胸片、凝血功能，青中年患者应行药物筛查排除可卡因的应用，育龄女性应行妊娠试验。

血糖升高可能是机体的应激反应或脑出血严重性的反应。华法林的应用，反映在凝血酶原时间或国际标准化比值（INR）的升高，是血肿扩大的一个危险因素（OR=6.2），且较未应用华法林患者血肿扩大的持续时间长。

近来研究表明，检测血清生物学标志物有助于判断 ICH 患者的预后，且能提供病理生理学线索。金属蛋白酶是降解细胞外基质的酶，脑出血发生后此酶被炎症因子激活。脑出血发生 24 小时后基质金属蛋白酶-9（MMP-9）水平与血肿相关，而 MMP-3 在卒中发生后的 24~48 小时与死亡相关，两者的水平与残腔体积相关。细胞纤维连接蛋白（c-Fn）是一种糖蛋白，具有黏附血小板至纤维蛋白的作用，是血管损伤的标志。一项研究表明：c-Fn 高于 6 μg/mL 或 IL-6 高于 24 pg/mL 与血肿扩大独立相关。另一项研究表明，肿瘤坏死因子-α（TNF-α）与血肿周围水肿相关，而谷氨酸盐水平则与血肿的残腔体积相关。这些血清标志物的临床应用需要进一步研究。

六、鉴别诊断

1. 壳核、丘脑及脑叶的高血压性脑出血与脑梗死难以鉴别。在某种程度上，严重的头痛、恶心、呕吐，以及意识障碍可能是发生脑出血的有用线索，CT 检查可以识别病变。脑干卒中或小脑梗死可似小脑出血，CT 扫描或 MRI 是最有用的诊断方法。

2. 外伤性脑出血是闭合性头部外伤的常见后果。这类出血可发生于受冲击处颅骨下或冲击直接相对的部位（对冲伤），最常见的部位是额极和颞极。外伤史可提供诊断线索。外伤性脑出血的 CT 扫描表现可延迟至伤后 24 小时显影，MRI 可早期发现异常。

3. 突然发病、迅速陷入昏迷的脑出血患者须与全身性中毒（酒精、药物、CO）及代谢性疾病（糖尿病、低血糖、肝性昏迷、尿毒症）鉴别，病史、相关实验室检查和头部 CT 检查可提供诊断线索。

4. 急性周围性前庭病可引起恶心、呕吐及步态共济失调等症与小脑出血极为相似。然而，发病时严重头痛、意识障碍、血压升高或高龄等均强烈支持为小脑出血。

七、治疗

脑出血病情凶险，经常有血压和颅内压升高，经常需要气管插管和辅助通气，所以脑出血患者的监测与管理应在重症监护室进行。

需要监测神经功能状态、脉搏、血压、体温和氧饱和度。氧饱和度<95%，需要吸氧；意识水平下降或气道阻塞时，应进行气道支持和辅助通气。

1. 血压的管理　脑出血患者在急性期血压会明显升高，血压的升高会加大脑出血量、增加死亡风险、加剧神经功能恶化及提高残疾率，因此血压的控制尤为重要。脑出血急性期后，如无明显禁忌，建议良好控制血压，尤其对于出血位于高血压性血管病变部位者。脑出血急性期后，推荐的血压控制目标是<140/90 mmHg，合并糖尿病和慢性肾损害者<130/80 mmHg。关于脑出血急性期高血压的药物治疗，推荐的一线降压药物为口服卡托普利（captopril）6.25~12.5 mg，但是其作用短暂，且降压迅速。静脉用药的一线选择为半衰期短的降压药物。在美国和加拿大推荐使用静脉注射拉贝洛尔（labetalol），或者盐酸艾司洛尔（esmolol）、尼卡地平、依那普利（enalapril）。静脉注射乌拉地尔（urapidil）的应用也日益广泛。最后，必要时应用硝普钠（nitroprusside），但是其主要不良反应有反射性心动过速、冠状动脉缺血、抗血小板活性、增高颅内压和降低脑灌注压。静脉注射治疗高血压需要对血压进行连续监测。

2. **血糖的管理** 在脑出血后最初 24 小时内持续高血糖（>140 mg/dL）提示预后不良。血清葡萄糖>185 mg/dL时，建议静脉滴注胰岛素治疗，并密切监测血糖浓度并调整胰岛素剂量，以避免发生低血糖。

3. **颅内压增高的治疗** 颅内压增高、脑水肿和血肿占位效应都会使脑出血后的致残率和死亡率升高。对于怀疑颅内压增高和意识水平持续下降的患者，需要进行连续有创颅内压监测，但是其应用价值是否优于临床和放射学监测仍未被证实。

对于脑出血后颅内压增高的治疗应当是一个平衡和逐步的过程。可抬高床头、镇痛镇静、应用渗透性利尿药（甘露醇和高张盐水）、经脑室导管引流脑脊液、过度通气，目前仍不推荐使用类固醇激素。同步监测颅内压和血压，以使脑灌注压>70 mmHg。

4. **脑出血并发症的预防和治疗** 病情不严重的患者采取措施预防亚急性并发症，如吸入性肺炎、深静脉血栓形成和压力性溃疡等。脑出血患者临床稳定后，应进行早期活动和康复治疗。

发热：查找感染证据。治疗发热源，给发热的患者使用退热药以降低体温。

控制感染：应用适当的抗生素治疗脑出血后感染。不建议预防性应用抗生素。

预防深静脉血栓形成：有轻偏瘫或偏瘫患者使用间歇充气加压装置预防静脉血栓栓塞。如果脑出血停止，发病 3~4 天后，可以考虑给偏瘫患者皮下注射低剂量低分子肝素或普通肝素治疗。

痫性发作：脑出血患者有临床痫性发作时，给予适当抗癫痫药物治疗；脑叶出血的患者在发病后立即短期预防性应用抗癫痫药，可能降低其早期痫性发作的风险。

5. **治疗凝血异常和纤维蛋白溶解引起的脑出血** 使用鱼精蛋白逆转肝素引起的脑出血；华法林引起的脑出血，静脉给予维生素 K 以逆转华法林的效应，并给予凝血因子替代治疗；溶栓引起的脑出血使用凝血因子和血小板替代。合并严重凝血因子缺陷或严重血小板减少的患者，应该适当补充凝血因子或输注血小板。

6. **脑出血的外科治疗**

(1) 外科治疗的意义：对于大多数脑出血患者而言，手术的作用尚不确定；对于有手术指征的脑出血患者。血肿的清除减少了血肿量，降低颅内压，提高了受损半球的灌注压及减少神经细胞毒性水肿。

(2) 外科治疗指征：小脑出血伴神经功能继续恶化或脑干受压或脑室梗阻引起脑积水，应尽快手术清除血肿；脑叶出血超过 30 mL 且血肿距皮质表面 1cm 以内者，可以考虑血肿清除术。

(3) 手术时机：超早期开颅术能改善功能结局或降低死亡率。极早期开颅术可能使再出血的风险加大。严密监测病情，及时进行手术评估。

八、预后

脑出血急性期的死亡率为35%~52%，脑出血的预后与血肿的大小、GCS评分、脑水肿、是否破入脑室、出血部位、中线是否移位、意识水平、年龄、发热情况、血糖及血压等相关。脑出血的10年存活率约为24.1%。

九、康复

多数脑出血患者会发生功能残疾，因此所有的ICH患者都应当接受多方面的康复训练。如果可能的话，康复应该尽早开始并于出院后在社区继续进行。

（王　丽）

第五节　蛛网膜下腔出血

一、概述

蛛网膜下腔出血（SAH）是指脑表面血管破裂后大量血液直接流入蛛网膜下腔，又称原发性蛛网膜下腔出血；不同于脑实质出血流入蛛网膜下腔引起的继发性蛛网膜下腔出血。蛛网膜下腔出血均有急性起病，剧烈头痛，呕吐、颈强直、克尼格征阳性等脑膜刺激征，血性脑脊液等共同的较典型的临床特点。部分患者可出现意识障碍、精神症状、偏瘫、失语、感觉障碍等。

（一）病因及临床特点

引起原发性蛛网膜下腔出血的原因很多，其中除动脉瘤、高血压动脉硬化、动静脉畸形3个主要原因外，还可由血液病、颅内肿瘤、动脉炎、静脉血栓等多种原因引起，此外，尚有15%~20%原因不明者。确定蛛网膜下腔出血的病因对治疗有重大意义。

1. 颅内动脉瘤　占SAH的50%~70%。虽可发生于任何年龄，但80%的患者发病年龄在30~60岁。可有动脉瘤的局灶症状，如动眼神经麻痹、眼球突出、视野缺损、三叉神经痛等，出血量一般较其他病因的为多，脑血管痉挛也较多见，脑血管造影即可明确诊断。但在少数情况下脑血管造影也可显示不出动脉瘤，这是由于瘤颈部有痉挛或瘤颈过于狭小或血块阻塞瘤腔，造影剂充盈困难所致。

2. 高血压脑动脉粥样硬化　占SAH的5%~24%。老年人多见，意识障碍多见，脑膜刺激征较轻，多有高血压病史，伴发糖尿病、冠心病者较多。

3. 脑血管畸形　占SAH的5%~10%。属于先天性畸形，包括动静脉畸形、海绵状血管瘤、毛细血管扩张症和静脉血管瘤，以动静脉畸形（或动静脉瘤）最常见，好发于青年，90%以上位于幕上，以大脑前动脉和大脑中动脉供血区多见。常并发偏瘫等局灶体征和癫痫发作。确诊需依靠血管造影。

4. 烟雾病（Moyamoya disease）　烟雾病是由多种原因引起的颅底动脉慢性进行性加重的狭窄闭塞，伴有脑底双侧异常血管网形成特点的脑血管病。SAH是其常见症状之一，可单独发生，也可与偏瘫（出血或梗死）、癫痫并发。需靠脑血管造影确诊。

5. 其他原因　占SAH的5%~10%。包括：①出血性疾病如血友病（凝血因子Ⅷ缺乏）、凝血因子Ⅵ缺乏、血小板减少症、抗凝治疗不当等；②白血病和再生障碍性贫血；③各种动脉炎；④静脉血栓形成等。均可通过病史、病前原发病表现与相应实验室检查确诊。

6. 原因不明 占SAH的15%~20%。系指通过临床和脑血管造影找不到原因的一组SAH，有学者将其称为"非动脉瘤性蛛网膜下腔出血"，并认为其在急性期几乎不发生再出血和脑血管痉挛，呈良性经过，预后较好；CT检查仅显示在中脑环池有少量积血，有时也可波及脚间池或四叠体池，而其他脑池无积血。

（二）老年人蛛网膜下腔出血的特点

（1）老年人蛛网膜下腔出血发病率高。

（2）意识障碍发生率高（40%~80%）。因为老年人脑细胞功能脆弱，对缺血缺氧较敏感，易发生障碍。

（3）头痛、呕吐发生率低，程度较轻。因为老年人痛觉阈值高；意识障碍多，易将头痛掩盖；有不同程度脑萎缩，颅腔缓冲余地较大；出血速度常较慢且量较少。

（4）脑膜刺激征出现率低、程度轻，出现时间晚。因为老年人生理功能衰退、反应迟钝、脑萎缩，出血慢且量较少。

（5）发病时血压高较明显。因为老年人基础血压较高，加上蛛网膜下腔出血后颅压增高，故血压更高。

（6）并发症多、死亡率高。老年人各脏器功能较差，合并肺部感染、心脏病、糖尿病、消化道出血、肾功能不全、水电解质紊乱者多，死亡率也较高。

（7）发病原因中高血压、动脉粥样硬化占多数（90%左右）。

（8）发病无明显诱因者多（55%~60%），症状不典型误诊率高（40%~50%）。并发脑血管痉挛较少。

二、并发症

蛛网膜下腔出血常见的并发症有再出血、脑血管痉挛、脑积水、脑室积血、颅内血肿、脑梗死、癫痫和丘脑下部损害等。

1. 再出血 再出血可发生于第1次出血后的任何时间，再出血的原因多为动脉瘤、动静脉畸形、烟雾病。精神紧张、情绪波动、用力排便、剧烈咳嗽、坐起活动、血压过高为常见诱发因素。其临床表现特点为首次出血后病情稳定或好转情况下，突然再次出现剧烈头痛、呕吐、抽搐发作、昏迷，甚至脑脊液再次呈新鲜红色，出现大量新鲜红细胞伴中性粒细胞。

2. 脑血管痉挛 发生率为16%~66%。按发生时间分为早发性与晚发性，早发性发生于出血后数十分钟至数小时内，晚发性发生于病程4~16日，7~10日达高峰，平均持续2周。按累及血管范围分为局限性和弥散性多节段性，常涉及大脑前动脉、大脑中动脉、颈内动脉，也可发生于椎—基底动脉系统，病灶侧多于病灶对侧。早发性脑血管痉挛多发生于破裂动脉瘤所在动脉，多为单侧局限性脑血管痉挛，故有载瘤动脉定位意义；而晚发性脑血管痉挛多为弥散性多节段性，可为单侧或双侧，对破裂动脉瘤载瘤动脉无定位价值。

3. 脑积水 SAH引起的脑积水分近期与远期脑积水，以远期并发的正常颅压脑积水较多见，但近期并发的急性脑积水也是不可忽视的。SAH后急性脑积水是指发病后1周内发生的脑积水，发生率为9%~27%，无特异性临床症状和体征，通常表现为剧烈头痛、呕吐、脑膜刺激征，并可有意识障碍。而正常颅压脑积水则为SAH的远期并发症，系脑池蛛网膜粘连致脑脊液循环受阻及蛛网膜颗粒回收脑脊液减少所致，发生率为35%左右，临床表现为进行性智能衰退，步态不稳，锥体束征或锥体外系症状，尿急甚至尿失禁。

4. 丘脑下部损害 SAH后继发脑水肿、脑血管痉挛、再出血、脑室积血等均可引起丘脑下部不同程度的损害，导致自主神经、内脏功能及代谢紊乱。临床上出现呕吐、呕血、黑便、急性肺水肿、中枢性神经障碍（潮式呼吸）、心电图改变、心律失常、血压变化、高热或大汗、高血糖、尿崩症等，使临床症状更复杂化，病情更加重。

5. 脑梗死 SAH并发脑梗死见于SAH后迟发性脑血管痉挛时，脑血管痉挛程度重引起局部血流量小于18～20 mL/100 g脑组织，且持续时间过长时可导致脑梗死，个别患者尚可并发出血性梗死。故对SAH患者伴有偏瘫等病灶体征或意识障碍者，应及早做CT检查。

6. 癫痫 SAH并发癫痫发生率10%～20%，大发作多见，少数不局限性或精神运动性发作。其发生原因与SAH后弥散性脑血管痉挛、脑血流降低、脑缺氧、脑血肿及病变血管的直接刺激等有关。癫痫发作可作为SAH首发症状，应引起注意。

三、辅助检查

蛛网膜下腔出血时，电子计算机断层扫描（CT）、数字减影血管造影（DSA）、磁共振成像（MRI）、磁共振血管成像（MRA）、经颅多普勒（TCD）、局部脑血流测定（CBF）、正电子发射断层成像（PET）、单光子发射计算机体层摄影（SPECT）及腰椎穿刺等，从各自不同角度对SAH及其并发症的诊断有帮助。

1. CT检查 CT检查是诊断SAH快速、安全和阳性率较高的检测方法，目前已成为诊断SAH的首选辅助检查。SAH时CT可显示脑池、脑裂、脑沟局部或广泛性高密度，出血量大则在脑池形成高密度铸型。对SAH合并脑内血肿、脑室积血、脑积水、硬脑膜下血肿等并发症均能清晰显示，此外，CT增强扫描有可能显示大的动脉瘤和脑血管畸形。

2. MRI检查 MRI检查目前已成为诊断SAH的重要检测方法。与CT相比，其优点是：①MRI可直接显示动脉瘤影像，尤其对于造影剂难以充盈的血栓性动脉瘤；②在显示血管结构方面也优于CT；③在显示脑血管造影不能发现的隐匿性脑血管畸形方面，明显优于CT。但在显示并发的脑内血肿方面，CT优于MRI。此外在价格方面MRI明显高于CT。

3. DSA与MRA检查 脑血管造影特别是全脑血管造影是显示颅内动脉瘤、脑血管畸形很好的方法。它可将动脉瘤的大小、数量、形态、痉挛及出血等情况都显示出来；对血管畸形也能清晰显示，但由于脑血管畸形血循环快，常规的脑血管造影方法有时捕捉不到良好的摄片，不如DSA图像清楚。但DSA对颅内动脉瘤由于受颅骨的干扰及血管口径细小，其分辨力不如脑血管造影灵敏，然而对术后的动脉瘤和血管畸形检查血管分布情况、通畅情况及手术是否彻底等有独特的优点。MRA是直接显示脑血管的一种无创性检测方法，对直径0.3～1.5 cm动脉瘤的检出率可达84%～100%。但目前MRA尚不能取代脑血管造影，其主要原因是空间分辨力较差。

4. 腰椎穿刺 腰椎穿刺曾是诊断SAH的主要手段，但此法容易造成误伤的混淆和偶发脑疝的危险。如今已逐渐被CT取代，但尚不能完全取代，因为尚有小部分SAH患者，CT及MRI在发病后可无阳性所见，对CT阴性的可疑患者，腰椎穿刺仍是重要的补充检查手段；约50%的SAH患者在发病1周后CT也可无阳性所见，MRI价格昂贵，对发病1周后的SAH患者，腰椎穿刺仍是诊断的重要手段。

5. r-CBF检查 可作为手术后预后判定指标；SAH时r-CBF大多下降，如降低明显，则手术宜延期。

6. PET、SPECT、TCD 检查　可用于 SAH 并发血管痉挛的诊断和预后判断。

四、诊断和鉴别诊断

1. 诊断要点　不论何种年龄，突然出现剧烈头痛、呕吐和脑膜刺激征，应高度拟诊蛛网膜下腔出血。腰椎穿刺脑脊液呈均匀一致血性、CT 检查发现蛛网膜下腔有出血高密度影，则可确诊。对于老年人症状不典型时，应及时进行 CT 检查和腰椎穿刺检查，及早确诊。

2. 临床上需要鉴别的疾病

（1）脑出血：往往也可出现头痛、呕吐，但神经系统局灶征更为明显，脑膜刺激征则较轻。

（2）偏头痛：也可出现剧烈头痛、呕吐，甚至可有轻偏瘫，但一般情况较好，病情很快恢复。

（3）颅内感染：各种类型的脑炎和脑膜炎，可出现类似蛛网膜下腔出血的症状、体征，如头痛和脑膜刺激征等，但有引起感染的病史和体征。

五、治疗

急性期的治疗原则是积极防止继续出血，降低颅内压，防止继发性脑血管痉挛，减少并发症，寻找出血原因，治疗原发病，防止复发。

1. 一般处理　绝对卧床休息至少 4 周，避免搬动和过早离床。避免用力大小便，必要时可给予通便剂或留置导尿，防止剧烈咳嗽。头痛、兴奋或情绪激动时给予镇静止痛剂。维持血压稳定，有癫痫发作者应给予抗癫痫药物。长期卧床者，应预防压疮和深静脉血栓的发生。

2. 脱水治疗　常用甘露醇、呋塞米等。

3. 止血及防止再出血　常用药物：①氨甲苯酸，能直接抑制纤维蛋白溶酶；每次 100~200 mg 溶于 5% 葡萄糖注射液或生理盐水中静脉滴注，每日 2~3 次，依病情决定用药时程；②6-氨基己酸（EACA），每次 4~6 g 溶于 100 mL 生理盐水或 5%~10% 葡萄糖注射液中静脉滴注，15~30 分钟滴完，维持量为每小时 1 g，每日不超过 20 g，可连续用 3~4 日；③酚磺乙胺，能增加血小板数量，促使其释放凝血活性物质；每次 250~500 mg 溶于 5% 葡萄糖注射液或生理盐水中静脉滴注，也可肌内注射，每日 1~3 次，依病情决定用药时程；④巴曲酶，具有凝血酶及类凝血酶作用；急性出血时，可静脉注射，每次 2 克氏单位（KU），5~10 分钟生效，持续 24 小时；非急性出血或防止出血时，可肌内注射或皮下注射，每次 1~2 KU，20~30 分钟生效，持续 48 小时；用药次数视情况而定，每日不超过 8 KU；⑤卡巴克洛，能增加毛细血管对损伤的抵抗力，降低毛细血管的通透性；每次 5~10 mg，肌内注射或静脉注射，每日 2~4 次，依病情决定用药时程。

4. 防止脑动脉痉挛　早期应用钙通道阻滞剂尼莫地平 20~40 mg，每日 3 次，连用 3 周以上。

5. 治疗脑积水　发生急性阻塞性脑积水者，应积极进行脑室穿刺引流和冲洗，清除凝血块。同时应用脱水剂。

6. 病因治疗　病因治疗是防止再出血的有效措施。蛛网膜下腔出血病因明确后，应进行针对性处理。动脉瘤或脑血管畸形者，可视具体情况行介入或手术治疗。

（明峰宇）

第六节　颅内动脉瘤

颅内动脉瘤多为发生在颅内动脉管壁上的异常膨出，是造成蛛网膜下腔出血的首位病因。

一、临床表现

（一）发病年龄

多在 40~60 岁，女性多于男性，约为 3∶2。

（二）症状

1. 动脉瘤破裂出血　主要表现为蛛网膜下腔出血，但少数出血可发生于脑内或积存于硬脑膜下，分别形成脑内血肿或硬脑膜下血肿，引起颅内压增高和局灶性脑损害的症状。颅内动脉瘤一旦出血，以后将会反复出血，每出血一次，病情也加重一些，死亡率也相应增加。

2. 疼痛　常伴有不同程度的眶周疼痛，成为颅内动脉瘤最常见的首发症状。部分患者表现为三叉神经痛，偏头痛并不多见。

3. 抽搐　比较少见。

4. 下丘脑症状　如尿崩症、体温调节障碍及脂肪代谢紊乱。

（三）体征

1. 动眼神经麻痹　动眼神经麻痹是颅内动脉瘤所引起的最常见的症状。可以是不完全的，以眼睑下垂的表现最为突出。

2. 三叉神经的部分麻痹　较常见于海绵窦后部及颈内动脉管内的动脉瘤。

3. 眼球突出　常见于海绵窦部位的颈内动脉瘤。

4. 视野缺损　视野缺损是动脉瘤压迫视觉通路的结果。

5. 颅内血管杂音　不多见，一般都限于动脉瘤的同侧，声音很微弱，为收缩期吹风样杂音。

二、辅助检查

（一）腰椎穿刺

腰椎穿刺用于检查有潜在出血的患者，或临床怀疑出血而 CT 检查显示蛛网膜下腔未见高密度影的患者。

（二）影像学检查

1. 颅脑 CT 检查　在急性患者，CT 检查可诊断 90% 以上的出血，并可发现颅内血肿、水肿，脑积水等。

2. 颅脑 MRI 和 MRA　可提供动脉瘤更多的资料，可作为脑血管造影前的无创伤筛选方法。

（三）脑血管造影

脑血管造影在诊断动脉瘤上占据绝对优势，可明确动脉瘤的部位和形状，评价对侧循环情况，发现先天性异常以及诊断和治疗血管痉挛有重要价值。

三、诊断

既往无明确高血压病史，突然出现自发性蛛网膜下腔出血症状时，均应首先怀疑有颅内动脉瘤的可能，如患者还有下列情况，则更应考虑颅内动脉瘤可能。

1. 有一侧动眼神经麻痹症状。
2. 有一侧海绵窦或眶上裂综合征（即有一侧Ⅲ、Ⅳ、Ⅵ等脑神经麻痹症状），并有反复大量鼻出血。
3. 有明显视野缺损，但又不属于垂体腺瘤中所见的典型的双颞侧偏盲，且蝶鞍改变不明显者，应考虑颅内动脉瘤的可能，应积极行血管造影检查，以明确诊断。

四、鉴别诊断

（一）颅内动脉瘤与脑动静脉畸形的鉴别（表4-5）

表4-5 颅内动脉瘤与脑动静脉畸形的鉴别

鉴别点	颅内动脉瘤	脑动静脉畸形
年龄	较大，20岁以下，70岁以上少见，发病高峰为40~60岁	较小，50岁以上少见，发病高峰20~30岁
性别	女性多于男性，约3∶2	男性多于女性，约2∶1
出血症状	蛛网膜下腔出血为主，出血量多，症状较重，昏迷深、持续久，病死率高	蛛网膜下腔出血及脑内出血均较多，脑脊液含血量相对较少，症状稍轻，昏迷较浅而短，病死率稍低
癫痫发作	少见	多见
动眼神经麻痹	多见	少见或无
神经功能障碍	偏瘫、失语较少	偏瘫、失语较多
再出血	相对较多，间隔时间短	较少，间隔时间长
颅内杂音	少见	相对较多
CT扫描	增强前后阴性者较多，只有在适当层面可见动脉瘤影	未增强时多数可见不规则低密度区，增强后可见不规则高密度区，伴粗大的引流静脉及供血动脉

（二）有动眼神经麻痹的颅内动脉瘤

应与糖尿病、重症肌无力、鼻咽癌、蝶窦炎或蝶窦囊肿、眼肌麻痹性偏头痛、蝶骨嵴内侧或鞍结节脑膜瘤及托洛萨-亨特（Tolosa-Hunt）综合征鉴别。

（三）有视觉及视野缺损的颅内动脉瘤

应与垂体腺瘤、颅咽管瘤、鞍结节脑膜瘤和视神经胶质瘤鉴别。

（四）后循环上的颅内动脉瘤

应与脑桥、小脑角的肿瘤，小脑肿瘤及脑干肿瘤鉴别。

五、治疗

（一）手术治疗

首选手术治疗，由于外科手术技术的不断进步，特别是显微神经外科的发展及各种动脉瘤夹的不断完善，其手术效果大为提高，手术的病残率与死亡率都显著低于其自然病残率及死亡率。因此，只要能达到手术指征，一般可较安全地采用不同的手术治疗。

（二）非手术治疗

颅内动脉瘤的非手术治疗适用于急性蛛网膜下腔出血早期，病情的趋向尚未能明确时；病情严重不允许做开颅手术或手术需要延迟进行者；动脉瘤位于手术不能达到的部位；拒绝手术治疗或等待手术治疗的患者。

1. 一般治疗　卧床应持续4周。
2. 脱水治疗　主要选择甘露醇、呋塞米等。
3. 降压治疗　药物降压须谨慎使用。
4. 抗纤溶治疗　可选择6-氨基己酸，但对于卧床患者应注意深静脉栓塞的发生。

（明峰宇）

第七节　脑动静脉畸形

脑动静脉畸形是一种先天性脑血管发育异常。脑内血管呈集团状的迂回走行，动静脉之间直接沟通或吻合短路，两者之间正常的毛细血管联络结构缺如，又称脑动静脉瘘。

一、病因、发病机制与病理

病因为胚胎发育异常的先天性畸形，在胚胎期脑血管胚芽演化过程中的不同阶段发生病变。由于动脉压力高而静脉压力低，短路血流通畅，其通路日益扩大，畸形血管团的体积范围也日益增大，有几条灌注动脉和引流静脉可增粗如索。畸形区的静脉压增高，远端静脉因血液回流不畅而怒张，病变区血管壁菲薄，极易破裂出血。瘘口大小不一，大型者血管畸形成团，通常有核桃大小，甚至拳头大小，可涉及1~2个脑叶，呈楔形或三角形；小型者肉眼难见，通常不超过30 mm，如米粒大小。绝大部分病变区位于幕上半球浅部，而位于中线及深部较少。供血动脉以大脑中动脉为多，而颈外动脉的脑膜支及头皮动脉供血较少。

二、临床表现

1. 头痛　约60%的患者表现为长期慢性头痛或突发性加重，常呈搏动性，可伴有颅内杂音，低头时更明显。周期性头痛者可能与血管痉挛有关。

2. 癫痫　约30%的患者表现为癫痫大发作或颞叶性精神运动性发作形成。

3. 定位征　天幕上病变可进行性出现精神异常、偏瘫、失语、失读、失计算等局灶症状；天幕下病变可见眩晕、复视、眼球震颤、步态不稳及构音障碍等症状。

4. 脑水肿　约25%的患者出现视盘水肿，多继发于出血后导致的脑水肿。

5. 颅内出血　40%~60%的患者为蛛网膜下腔出血，以10~40岁多发，其中约65%的患者发病于20岁以前。颅后窝动静脉畸形以蛛网膜下腔出血为首发症状者占80%以上。

6. 血管杂音　当病灶伸展于大脑表面时，相应头颅骨或眼眶部、颈部听诊可闻及血管杂音，压迫颈总动脉可使杂音减低或消失。

7. 单侧眼球突出　单侧眼球突出常是由于眼静脉压力增高，回流不畅所致。

8. 并发症　常见的并发症有颅内动脉瘤、多囊肾、先天性心脏病、肝海绵状血管瘤等。

三、辅助检查

1. 颅脑 X 线检查　颅脑 X 线摄片显示颅骨板障血管影明显，或颅骨内板局限被侵蚀而显示模糊影或骨质菲薄，脑膜中动脉沟迂曲变宽，少数病灶伴有病理性环形钙化影。

2. 脑脊液检查　血管未破裂前脑脊液正常，出血时脑脊液呈均匀血性。

3. 脑血管造影　脑血管造影可发现畸形血管，扩张迂曲而成簇团。如有血肿则常见血管移位，有时显示来自颈外的供血动脉。

4. 脑电图　脑电图异常率占 61%。

5. 颅脑 CT 检查　颅脑 CT 检查可显示大脑局限性或半球部位低密度影，必要时增强扫描。凡脑血管造影阴性而被 CT 检查证实者，则称为隐匿性脑血管畸形。

四、诊断和鉴别诊断

（一）诊断

诊断主要依据：①青年人多发，有蛛网膜下腔出血和（或）脑出血史；②有癫痫发作史，特别是局限性癫痫，或偏头痛发作史；③有局限性神经定位征，头顶部血管杂音，单侧眼球突出等；④依靠脑血管造影或 CT 检查证实。

（二）鉴别诊断

本病主要应与偏头痛及其他病因所致的癫痫相鉴别。

五、治疗

（一）控制癫痫

选用镇静剂控制或减轻癫痫发作程度及次数，苯妥英钠 0.1 g，每日 3 次；或苯巴比妥 0.03 g，每日 3 次。

（二）出血期治疗

出血期参见本章脑出血的治疗方案进行。

（三）病因治疗

病因治疗主要是手术治疗或血管内栓塞治疗。凡出血形成血肿者，应及时行血肿清除术，并争取同时将畸形血管切除。若仅为蛛网膜下腔出血，经内科治疗待病情稳定后，选择适当时机再施行畸形血管切除术，目的在于防止出血，控制癫痫，改善脑功能。脑动静脉畸形是由动脉与静脉构成，有的包含动脉瘤与静脉瘤，脑动静脉畸形有供血动脉与引流静脉，其大小与形态多种多样。一般部位的脑动静脉畸形，可采用手术切除病灶或微导管血管内栓塞治疗。位于重要功能区、位置特别深的脑内或巨大病灶，可采取数字减影下动脉内栓塞的方法，以减少畸形血管病灶的血液供应，使病变减小或有利于进一步的手术切除或 γ 刀放射治疗。手术方法是先找到供应动脉，于靠近病变处夹闭切断，切勿远离病变以防阻断供应邻近脑组织的分支；然后分离畸形血管，完全分离后再夹闭引流静脉，将病变切除。对大的高血流病变应分期手术,先行人工栓塞或手术阻断供应动脉,使病变血流减低,改善周围脑血液循环,1~2周后再做病变切除。

(张正霞)

第八节 血管性认知功能障碍

1993年加拿大Hachinski教授首次提出了血管性认知功能障碍(VCI)的概念,重新界定了与血管因素相关的认知损害范畴。此后,Bowler等人又不断对这一概念进行了补充,即VCI是指由脑血管病危险因素(如高血压、糖尿病、高脂血症等)、明显的脑血管病(如脑梗死、脑出血等)和(或)不明显的脑血管病(如白质疏松、慢性脑缺血等)引起的不同程度认知功能障碍综合征。在充分认识VCI的基础上,从VCI初期发展到血管性痴呆之前做到早期预防、早期诊断和早期治疗,对预防和控制血管性痴呆的发生和发展有重要意义。

一、危险因素

(一)遗传因素

主要表现在遗传异质性和基因多态性方面。例如Joutel等发现CADASIL的缺陷基因为Notch3,该基因突变可导致Notch信号传导通路中断,影响血管的结构和功能,从而影响认知功能。另外载脂蛋白E(ApoE)4可增高血浆总胆固醇和低密度脂蛋白水平,加速动脉粥样硬化形成,从而增加VCI的患病风险。其他可能的遗传因素包括高同型半胱氨酸血症的亚甲基四氢叶酸还原酶基因的多态性、血管紧张素基因插入/缺失多态性和芳香烷基磷酸酯酶基因多态性等。

(二)脑血管病危险因素

1. 高血压 高血压是脑卒中的独立高危因素,长期高血压可导致小动脉损害,血管阻力增加,血流明显减少,亦可导致血管自主调节功能丧失从而引起白质病变,最终影响脑代谢和破坏脑结构从而引起认知功能受损。一项关于VCI的流行病学调查发现55%的血管性痴呆患者和48%的VCI患者患有高血压。

2. 糖尿病 流行病学研究已经证实糖尿病与认知功能下降相关。糖尿病可引起认知功能受损的主要机制包括:①糖尿病可致大血管及微血管病变。②高血糖对脑组织的毒性作用。③胰岛素抵抗及血清胰岛素水平增高可引起脑组织特定的病理改变。

3. 高脂血症 高胆固醇血症不仅可致动脉粥样硬化和血管狭窄,还可促进神经纤维缠结和淀粉样蛋白在脑组织内的形成,从而损害认知功能。Solomon等的研究已经表明中年期血浆胆固醇水平升高是老年认知功能损害的重要危险因素之一。

4. 高同型半胱氨酸血症 流行病学研究已经显示高同型半胱氨酸血症与认知功能受损有关,另外沈树红等的研究亦显示,皮质下动脉硬化性脑病认知功能障碍严重者的血浆同型半胱氨酸水平明显升高。高同型半胱氨酸血症可通过多种机制导致动脉粥样硬化,进一步导致VCI的发生。

(三)脑血管病

1. 脑卒中 缺血性或出血性脑血管病引起大脑执行功能、行为及记忆等重要功能区的损害是导致VCI或痴呆的最主要原因。目前的研究显示卒中后1年内10%~70%的患者会发生认知功能损害,并且卒中患者痴呆的发病时间会比正常人群提早10年左右。

2. **短暂性脑缺血发作（TIA）** TIA是加速低灌注、脑萎缩、脑皮质和白质缺血，进而导致VCI的重要因素之一。Mever等研究发现认知功能障碍的人群中TIA的患病率（26.8%）显著高于正常对照组（10.3%），谭纪萍等使用Logistic回归分析亦发现TIA可能是血管性痴呆的独立危险因素之一。

3. **脑白质病变** 当各种原因造成脑灌注压下降时，首先影响脑白质，白质损伤后可引发同侧皮质总代谢率下降，造成皮质功能减退，继而出现认知功能下降。Scott等的研究已经证实，认知功能受损程度与深部白质低密度严重程度密切相关。

（四）生活习惯

1. **吸烟** 吸烟可导致动脉斑块增厚及血液黏稠度增加，加重动脉硬化，进而影响认知功能。已有研究发现，既往吸烟但已戒烟者认知功能障碍的相对危险为0.74，而一直吸烟者为2.30。

2. **饮酒** 适度饮酒可能对认知功能有保护作用，但大量饮酒既能引起慢性酒中毒性脑病，又是脑卒中的重要危险因素。另外多饱和脂肪酸摄入过量、独居、丧偶或未婚、居住条件差、喜欢甜食、缺乏体力活动和维生素摄入不足者均易发生认知功能受损。

（五）其他

1. 心律失常、心肌梗死和充血性心脏病等可致脑血流量减低，脑组织低灌注和脑细胞受损，从而导致认知功能下降。

2. 偏头痛由于可增加高血压、高脂血症、缺血性卒中和心血管疾病等的风险，因此可能是VCI的一个危险因素。

3. 老年贫血患者中认知功能损害的患病率相对较高，提示贫血可能是痴呆的危险因素之一。

4. 抑郁症患者发生血管性痴呆的相对危险度是非抑郁症患者的1.91倍。Kimura等的研究亦表明，脑卒中后严重抑郁可导致抑郁性痴呆，而有效地治疗和改善脑卒中后的抑郁状况可促进认知功能的恢复。另外VCI的患病率随年龄的增长而增高，血管性痴呆更多见于中国和日本等地。

二、分类

根据临床表现的不同可分为血管性非痴呆性认知功能障碍（VCI-ND）、血管性痴呆（VaD）和混合性痴呆（MD）。

根据VCI的严重程度可分为轻、中和重度。轻度VCI常见于皮质下白质损害或有血管性危险因素的人群，主要表现为注意力和执行功能障碍，而记忆力可相对保留；中度VCI表现为语言、记忆力、视空间、人格、计算力、判断及概括功能中至少1项以上受损，但尚未达到痴呆的诊断标准，可有或无局灶性神经系统症状和（或）体征；重度VCI常见于有明显脑血管病患者，伴有局灶性神经系统症状和（或）体征，多表现为痴呆。

根据有无遗传因素可分为散发性VCI和遗传性VCI。散发性主要是由于脑血管病变的危险因素或脑血管病引起的各种不同程度的认知功能障碍；遗传性VCI主要包括伴有皮质下梗死和白质脑病的常染色体显性遗传性脑动脉病（CADASIL）、脑淀粉样血管病等所引起的认知功能障碍。

根据病因和发病机制可分类如下。

1. **血管危险因素相关性VCI** 包括高血压、糖尿病和高脂血症等。

2. **缺血性VCI** 包括大血管性VCI（多发性脑梗死、关键部位梗死等）和小血管性（宾斯旺格病、腔隙性脑梗死等）。

3. 低灌注性VCI　如血容量不足、心脏射血功能障碍和（或）其他原因引起的血压偏低等。

4. 出血性VCI　包括脑出血、蛛网膜下腔出血、脑淀粉样血管病和慢性硬膜下血肿等。

5. 其他脑血管病性VCI　包括脑静脉窦血栓形成和脑动静脉畸形等。

6. 脑血管病合并AD。

三、临床表现

（一）VCI-ND的临床表现

不同病因可致不同的认知功能域受损，如脑卒中后早期最易受损伤的认知功能包括思维速度、计算力、执行功能和视空间构象等；脑白质病变常致思维加工速度降低和执行功能障碍，进而继发视觉记忆和视空间功能障碍等；2型糖尿病常使非文字记忆、信息加工速度和执行功能等方面受损；年轻CADASIL患者的认知功能障碍常表现为注意力、记忆和执行功能障碍，老年患者还会出现视空间和推理功能障碍等，以上均未达到痴呆的诊断标准。

（二）VaD的临床表现

VaD一般在50~60岁发病，男性多于女性，病程短则数月长可达数十年。VaD的临床表现亦很大程度上取决于脑损伤的部位，通常以突然起病、波动或阶梯样病程和局灶神经功能缺失为主。早期主要表现为头痛、眩晕、肢体麻木、睡眠障碍以及耳鸣等，可有近期记忆力受损、注意力不集中和一些情绪变化，随着病情的进展会出现明显的认知功能受损和精神行为症状。

VaD患者的认知功能受损主要表现为注意、执行、语言、视空间能力、记忆和学习等方面的受损。大血管病变一般导致多发性皮质梗死和灶性皮质痴呆综合征等，如大脑中动脉供血区受损常表现为失语和偏侧忽视等，大脑前动脉供血区受损常表现为无动性缄默和淡漠等，后循环供血区受损常表现为遗忘、失算和失认等。高血压和糖尿病等所致的小血管病变则主要表现为皮质下痴呆，其特征为执行功能障碍、信息处理速度减慢、注意力不集中、帕金森病样症状、步态改变、尿失禁和假性球麻痹等。

VaD患者的精神行为异常多表现为抑郁、淡漠、人格改变、精神运动迟缓、幻听、幻视、情感脆弱易激惹和哭笑无常等，其中以抑郁最为常见。另外，VaD患者的抑郁主要表现为始动性差和精神运动迟缓等，而非突出的情绪低落。

（三）MD的临床表现

其主要临床表现包括AD和VaD的临床表现，且更为复杂。

四、影像学标记

（一）磁共振成像（MRI）

常规MRI技术是临床上诊断和评估VCI最常用的手段，主要集中用于对梗死的部位、体积、数量以及脑萎缩和脑白质高信号等的研究上。已有研究表明脑梗死的出现及其数量与执行功能、反应速度和认知的灵活性之间存在显著的相关性。另外梗死的部位对认知功能损害的影响也很大，通常认为丘脑、额叶和基底节等部位的梗死易导致认知功能受损。脑萎缩是VCI的另一个重要特征，Nitkunan等发现脑体积的改变与执行功能和全局认知功能显著相关，Viswanathan等基于多模态MRI对147例CADASIL患者的研究发现，脑萎缩是评估致残率和认知功能损害的最重要因素。Debette等的研究表明脑白质病变的体积亦可很好地预测老年人卒中和痴呆的发生。同样，脑白质病变部位的不同发生痴呆的风险也不同，皮质下部位的白质病变与痴呆的发生并无显著相关，而脑室周围的白质病变则与痴呆的发生显著相关。

(二) 血氧水平依赖功能磁共振成像 (BOLD-fMRI)

BOLD-fMRI 的基本原理是利用大脑活动变化时产生的血流动力学和代谢改变，导致局部脑区的脱氧血红蛋白与氧合血红蛋白的比例增高，从而对功能区进行定位。已有研究发现 AD 和皮质下缺血性血管性痴呆患者的双侧额上回、额中回、前扣带回和顶下叶的激活相对于正常人显著减弱。

(三) 静息态功能磁共振成像 (rs-fMRI)

rs-fMRI 是让受试者在处于静息状态下进行全脑 MRI 扫描，检测脑区基线状态下的自发神经元活动，判断各个相关脑区之间的网络连接。Sun 等比较了 16 例 VCI-ND 患者与 18 例无认知功能障碍的皮质下血管疾病患者的功能连接，发现 VCI-ND 患者相对于正常人在默认网络的重要节点，即前扣带回、额中回和颞下回的功能连接减弱，而这些节点正是执行功能和记忆编码所必需的。

(四) 弥散张量成像 (DTI)

DTI 是一种利用水分子的扩散运动各向异性进行成像的检查技术，可反映脑白质纤维的结构变化，显示常规 MRI 无法观察到的白质纤维损害。DTI 有两个常用的测量参数：各向异性分数 (FA) 和平均扩散度 (MD)。MD 值的升高和 FA 值的降低均表示白质完整性受到破坏。

(五) 磁共振波谱分析 (MRS)

MRS 能利用原子磁共振频率的微小变化，测量活体脑内化学物质的代谢信息。主要指标包括：N-乙酰天门冬氨酸 (NAA)、胆碱 (Cho)、肌醇 (MI) 以及肌酸 (Cr) 等。由于 AD 和 VaD 的危险因素、临床表现以及脑组织病理改变之间常有复杂的联系，通过对脑组织的波谱分析，可为两者的鉴别提供一定的参考信息。

(六) 单光子发射计算机断层成像 (SPECT)

SPECT 在 VCI 的研究中主要以 ^{99m}Tc 为示踪剂检测局部脑血流来反映不同脑区的功能状态。Shim 等研究发现与健康对照组比较，皮质下缺血性血管性痴呆患者的双侧丘脑、前扣带回、颞上回、尾状核头和左侧海马旁回的脑血流量显著降低。

(七) 正电子发射计算机断层成像 (PET)

PET 可检测不同脑区葡萄糖代谢率、氧代谢和血流状态等变化以反映不同脑区的功能。Reed 等研究发现皮层下腔梗可引起额叶代谢率降低，尤其是前额皮层，该区域代谢活性的下降与执行功能下降显著相关。另有 Kerrouche 等应用基于像素的多变量分析技术分析氟脱氧葡萄糖 PET 图像以鉴别 VaD 和 AD，观察到 VaD 与 AD 代谢模式的不同。

五、生物学标志物

(一) C-反应蛋白 (CRP)

CRP 是一种非糖基化聚合蛋白，为炎症时的急性时相蛋白，是临床最显著的炎症标记物。张荣伟等研究发现高炎症反应可促进认知功能下降，Xu 等对 168 例轻度认知功能障碍患者追踪随访 2 年也发现，血浆 CRP 水平升高可促进认知功能衰退，并增加了轻度认知功能障碍患者发生 VD 的风险。

(二) 血脂

包括胆固醇、三酰甘油、磷脂和游离脂肪酸等。血脂异常在 VCI 的发生和发展过程中起着重要作用。已有多项大样本的研究证实高胆固醇血症与老年期痴呆的患病率呈正相关，并且服用降脂药后发生痴呆的风险显著降低。

(三) 同型半胱氨酸 (HCy)

在正常机体内 HCy 的生成和清除保持着严格的动态平衡，任何原因的半胱氨酸代谢障碍，都可导致高 HCy 血症。高 HCy 可导致缺血性脑血管病的发生，而更高水平的 HCy 则可直接导致认知功能障碍的发生。

(四) 血糖

糖尿病是导致记忆力受损和执行能力减退甚至痴呆发生的重要危险因素之一。Hassing 等在对 702 例 80 岁以上老年患者的研究中发现，2 型糖尿病患者发生 VaD 的可能性是非糖尿病患者的 3 倍。

(五) 凝血因子Ⅶ (FⅦ)

FⅦ是凝血过程中的一个重要辅助因子，它与组织因子结合形成Ⅶa 组织因子复合物，激活 FX 和 FⅨ，从而启动外源性凝血途径。已有研究显示，血浆 FⅦ活性增高与血脂代谢紊乱和动脉粥样硬化等的发生密切相关。

(六) 纤维蛋白原 (Fg)

Fg 是凝血过程中的一个重要凝血因子，Fg 交联是凝血过程的最后步骤，已有研究提示血浆 Fg 水平与心脑血管疾病相关。虽然 Fg 在痴呆发病中的确切机制尚不明确，可能的机制是 Fg 作为一种炎症递质，参与调节炎性细胞的黏附和迁移，进一步促进炎症反应和动脉粥样硬化的形成。

(七) D-二聚体

D-二聚体是纤维蛋白单体经活化因子交联后，再经纤溶酶水解所产生的一种特异性降解产物，是一个特异性的纤溶过程标记物。Carcaillon 等发现血管性痴呆发生的风险随着 D-二聚体水平的增高而增加。

(八) β-淀粉样蛋白 (Aβ)

Aβ 是淀粉样前体蛋白的裂解产物，对神经元的毒性作用主要表现在破坏细胞膜的完整性、扰乱细胞内环境的稳定和诱发中枢神经系统免疫炎性反应等方面。Bibl 等的研究表明，VaD 患者血浆 Aβ40 升高，Aβ38/Aβ40 比值降低。

六、诊断

目前还没有国际普遍接受的 VCI 的诊断标准，对其诊断主要依赖于临床表现、神经心理学和神经影像学检查等。我国《血管性认知障碍诊治指南》推荐的分类诊断标准如下：

(一) VCI 的诊断

需具备以下 3 个核心要素：①认知损害。主诉或知情者报告有认知损害，而且客观检查也有认知损害的证据，和（或）客观检查证实认知功能较以前减退。②血管因素。包括血管危险因素、卒中病史、神经系统局灶体征和影像学显示的脑血管病证据等，以上各项不一定同时具备。③认知障碍与血管因素有因果关系。通过询问病史、体格检查、实验室和影像学检查确定认知障碍与血管因素有因果关系，并能排除其他导致认知障碍的原因。

（二）程度诊断

VCI-ND：日常能力基本正常，复杂的工具性日常能力可以有轻微损害，不符合痴呆诊断标准；VaD：认知功能损害明显影响日常生活能力、职业或社交能力，符合痴呆诊断标准。

（三）分类诊断

1. 危险因素相关性 VCI ①有长期血管危险因素（如高血压病、糖尿病、血脂异常等）。②无明确的卒中病史。③影像学无明显的血管病灶（关键部位无血管病灶，非关键部位大于 1 cm 的血管病灶≤3 个）。

2. 缺血性 VCI

（1）大血管性：明确的脑卒中病史；认知障碍相对急性起病，或呈阶梯样进展；认知障碍与卒中有明确的因果及时间关系；影像学显示大脑皮质或皮质下病灶（直径>1.5 cm）。

（2）小血管性：有或无明确卒中病史；认知障碍相对缓慢发病；影像学显示有多发腔隙性脑梗死或广泛白质病变，或两者并存。

（3）低灌注性：有导致低灌注的病因：如心脏骤停、急性心肌梗死、降压药过量、失血性休克、脑动脉狭窄等；认知障碍与低灌注事件之间有明确的因果及时间关系。

3. 出血性 VCI ①明确的脑出血病史（包括脑实质出血、蛛网膜下腔出血、硬膜下血肿等）。②认知障碍与脑出血之间有明确的因果及时间关系。③急性期影像学可见相应的出血证据。

4. 其他脑血管病性 VCI ①除上述以外的血管病变，如脑静脉窦血栓形成、脑动静脉畸形等。②认知障碍与血管病变之间有明确的因果及时间关系。③影像学显示有相应的病灶。

5. 脑血管病合并 AD

（1）脑血管病伴 AD：首先有脑血管病病史，发病后一段时间内逐渐出现以情景记忆为核心的认知障碍，这种记忆障碍不符合血管病变导致记忆障碍的特征；影像学有脑血管病的证据，同时存在海马和内侧颞叶萎缩；高龄发病，有 AD 家族史支持诊断；脑脊液总 tau 蛋白和异常磷酸化 tau 蛋白增高，Aβ42 降低支持诊断。

（2）AD 伴脑血管病：临床符合 AD 特征，隐袭起病，缓慢进展，以情景记忆为核心认知损害；病程中发生脑血管病，可使已存在的认知损害加重；影像学有海马和内侧颞叶萎缩，同时有本次脑血管病的证据；高龄发病，有 AD 家族史支持；脑脊液 tau 蛋白和异常磷酸化 tau 蛋白增高，Aβ42 降低支持诊断。

美国精神病协会的精神障碍与统计手册第 5 版（DSM-5）标准如下：

1. 符合重度或轻度认知功能障碍的诊断标准。

2. 临床特征和血管性病因一致。

（1）认知损害发生的时间与一个或多个的血管事件有关。

（2）有证据显示复杂注意（包括加工速度）和额叶执行功能显著下降。

3. 来自病史、体格检查和（或）神经影像学的存在脑血管病的证据，充分解释了此认知功能障碍。

4. 此症状不能用其他脑疾病或系统性障碍来更好地解释。

满足以下一项，则诊断为可能的血管性认知功能障碍，否则，诊断为可疑的血管性认知功能障碍。

（1）临床诊断标准被归因于脑血管病的显著的脑实质损伤的神经影像学支持。

(2) 神经认知障碍的时间与一个或多个有记录的脑血管事件相关。

(3) 同时存在脑血管疾病的临床或遗传学的证据（如CADASIL）。

混合型AD与脑血管病的IWG-2诊断标准如下：

同时满足1和2。

1. 具备AD的临床和生化标志物证据（以下两者均须具备）

(1) 海马类型的遗忘症或者不典型AD的临床表现。

(2) 脑脊液Aβ1~42降低同时T-tau或者P-tau升高，或者PET显示脑内淀粉样标志物的滞留。

2. 具备脑血管病混合型病理的临床和生化标志物的证据（以下两者均须具备）

(1) 卒中或者局灶神经功能缺损的证据。

(2) MRI证实相应的血管病灶、小血管病、腔隙性梗死或者脑出血。

七、防治

VCI的防治分三级，一级预防包括调整生活方式，如戒烟、限酒、合理膳食及加强锻炼等，并对脑血管病的危险因素进行综合干预。二级预防是指对已经发生了卒中的患者积极寻找并干预卒中发生的原因，防止卒中的再发。主要包括管理血压、控制血糖、降脂和抗血小板聚集等。VCI的治疗目前仍尚无特效药物，胆碱酯酶抑制剂、NMDA受体阻滞剂及其他药物和方法可能有效。

（一）VCI的预防

由于脑小血管病和血管危险因素是VCI发生的重要因素，因此包括抗血小板聚集、管理血压、控制血糖和降脂等在内的综合干预是减少脑血管损伤、预防VCI发生发展的重要途径。

1. 抗血小板聚集　吴瑛等将7 000例VaD患者随机分为两组，实验组和对照组各3 500例。对照组给予神经保护和控制血压等常规治疗，实验组在此基础上增加每晚饭后顿服阿司匹林100 mg。3个月后发现实验组简易精神状态检查表（MMSE）的得分明显优于对照组。另有研究报道，对中国人群而言，西洛他唑的安全性和疗效可能优于阿司匹林。但目前仍没有系统评价或Meta分析证实抗血小板聚集治疗对VCI的预防确切有效。

2. 管理血压　目前已有一系列研究报道通过降压治疗可以改善认知功能或防止认知功能下降，从而起到预防VCI的作用。有学者研究结果提示收缩压降低到130mmHg以下，可以显著降低卒中风险。Shah等人的系统评价亦发现降压药，特别是血管紧张素转换酶抑制剂和利尿剂不但可以降低VaD的发生风险，还可以延缓VaD的进展。另有研究表明高血压仅与卒中前的认知功能受损相关，与卒中后无关，提示降压治疗应尽早开始。

3. 管理血糖　已有研究证实控制血糖不但可以减少大血管病变的发生，还可以减少小血管病变的发生。由于脑卒中本身就是VCI的危险因素，由此推测控制血糖可能对于VCI的预防有益。

4. 降血脂　虽然李森等人的Meta分析提示他汀类药物可以改善VCI患者的认知功能，且安全性良好。SPARCL研究的亚组分析亦发现强化降血脂能有效降低脑小血管病的卒中复发。但大部分系统评价和Meta分析提示脑血管疾病高危人群使用他汀类药物，对VaD没有预防作用。

（二）VCI的治疗

1. 胆碱酯酶抑制剂　已有研究指出VaD患者的皮质、海马和纹状体等部位存在乙酰胆碱通路的破坏、乙酰胆碱含量的减少和乙酰胆碱活性的下降等，这些为胆碱酯酶抑制剂治疗VaD提供了理论基础。

多奈哌齐可特异性抑制脑内乙酰胆碱的降解，提高中枢神经系统，尤其是皮质和基底节等部位的乙酰胆碱浓度，已经被批准应用于对 AD 的治疗。Roman GC 等人对两项大样本多中心双盲随机对照试验结果的合并分析发现，连续服用多奈哌齐 24 周后，低剂量（5 mg/d）和高剂量（10 mg/d）治疗组的 VaD 患者在认知功能、综合行为能力和日常生活能力等方面较安慰剂组均有改善。并且治疗过程中两个剂量组中由于不良事件而终止治疗的发生率均较低，显示出多奈哌齐良好的耐受性。但近期 Rockwood K 等人的研究表明多奈哌齐虽然表现出一定的临床疗效，但作用有限。关于多奈哌齐疗效的 Meta 分析有的表明其能够显著改善 VaD 患者的认知功能，并且安全性较好，亦有的提示其临床疗效尚不能确定。另外，多奈哌齐对不同 VCI 亚型的作用也不尽一致，例如有研究发现多奈哌齐的作用效果与海马的萎缩的程度有关，当海马萎缩较轻时多奈哌齐的效果才较好。

加兰他敏不但可以通过抑制胆碱酯酶增加乙酰胆碱的水平，还可以通过调节烟碱受体增加乙酰胆碱的传导效能。在一项多中心双盲随机对照试验中，按 NINDS-AIREN 标准诊断为很可能的 VaD 患者和 AD 合并脑血管病的患者被分为两组，分别给予加兰他敏 24 mg/d 和安慰剂。6 个月后治疗组的 ADAS-cog 评分和日常生活能力等较安慰剂组显著提高。另外一项随机对照研究显示：虽然加兰他敏能够改善 VaD 患者的认知功能和执行功能，但不能改善日常生活等能力。关于加兰他敏治疗 VaD 的系统评价和 Meta 分析指出：目前尚没有足够的证据来证明加兰他敏对 VaD 确切有效。

卡巴拉汀是毒扁豆碱的氨基甲酸衍生物，为一种选择性作用于脑部的非特异性的乙酰胆碱酯酶和丁酰胆碱酯酶抑制剂，可通过增加皮质和海马等区域神经细胞突触间隙乙酰胆碱的浓度改善认知功能。Roman GC 等发现 VaD 患者经过 12 个月的卡巴拉汀治疗后，注意力和执行功能等行为缺陷可得到改善。Ballard C 等发现经过 24 周卡巴拉汀（3~12 mg/d）的治疗，治疗组的部分认知功能评分优于对照组。此外，在脑血管疾病导致的认知功能损害的早期治疗中，卡巴拉汀对于执行能力的提高亦有潜在的优势。但 2007 年 Lancet 杂志上的 Meta 分析提示卡巴拉汀对于改善 VaD 患者认知功能的临床疗效并不确切。

石杉碱甲是从石杉科植物千层塔中提取的一种生物碱，它同时是乙酰胆碱酯酶抑制剂和 NMDA 受体拮抗剂。已有不少研究表明石杉碱甲可显著改善 VaD 和 AD 患者的认知功能。2014 年的一份关于石杉碱甲的系统评价亦指出石杉碱甲可以显著改善 VaD 和 AD 患者的 MMSE 评分和 ADL 评分，并且 VaD 患者服用石杉碱甲的耐受性要优于 AD 患者。

2. NMDA 受体拮抗剂　美金刚是非竞争性 NMDA 受体拮抗剂，能降低谷氨酸的毒性，既有神经保护作用，又不会影响谷氨酸受体在学习和记忆等方面的生理作用。MMM300 和 MMM500 是两项关于服用美金刚 20 mg/d 的随机对照试验。在 MMM300 研究中，147 例患者服用美金刚，141 例服用安慰剂。28 周后美金刚组 ADAS-cog 的评分平均提高了 0.4，而安慰剂组下降了 1.6。在 MMM500 研究中，277 例患者服用美金刚，271 例服用安慰剂，28 周时美金刚组 ADAS-cog 的评分提高了 0.53，安慰剂组下降了 2.28。近期闫斌等人的研究亦提示美金刚安全有效。但美金刚的确切疗效仍缺乏 Meta 分析数据的支持。

3. 尼莫地平　尼莫地平为二氢吡啶类钙通道阻滞剂，理论上可通过阻断钙离子通道减少钙内流造成的神经细胞损伤，从而改善记忆和认知功能。虽然绝大多数临床试验支持尼莫地平对 VCI 的治疗有效，但关于尼莫地平对 VaD、AD 及 MD 疗效的 Meta 分析结果却不尽相同。

4. 抗抑郁药　SSRIs 为目前临床上最常用的抗抑郁药，有研究发现 SSRI 能改善脑血管病患者的认知功能，并且其作用独立于抗抑郁作用之外。如 Royall DR 等报道舍曲林可以改善 VCI 患者的执行功能，Jorge RE等发现西酞普兰可以改善卒中患者的全脑认知功能和延迟记忆功能。刘旋等的随机双盲研究亦表明氟西汀不但能够显著改善VaD患者的认知功能障碍，还可以提高患者血浆BDNF的水平。但此类药物的疗效及安全性仍需进一步研究。

5. 中药及针灸 有研究表明丹参、银杏、健脑益智颗粒和针灸等可以改善VaD和MD患者的认知功能，但大部分此类研究质量不高，难以进行高质量的系统评价和Meta分析。基于目前研究的系统评价和Meta分析仅能指出中药对改善VaD患者的认知功能可能有效，针灸的疗效尚不能确定。

6. 其他 己酮可可碱为一种嘌呤衍生物，关于其对VaD患者治疗作用的系统评价指出己酮可可碱有改善认知功能的趋势。张香菊等对50例前交通动脉瘤术后患者进行高压氧治疗，治疗前后分别进行MMSE和ADL评分，发现早期行高压氧治疗可有效改善前交通动脉瘤患者术后的认知功能障碍。但2012年发表的系统评价指出目前尚没有足够的证据表明高压氧治疗对VaD患者确切有效。陆强彬等人将61例轻中度VaD患者随机分为实验组和对照组，实验组加用经颅磁刺激，频率3 Hz，强度为静息态阈值的100%。治疗4周后发现实验组的认知功能评分高于对照组。Alvarez-Sabin J等发现给第一次卒中后患者12个月的胞磷胆碱治疗，可以安全有效的防治患者的认知功能下降。2013年的一份关于脑活素的系统评价指出：虽然脑活素可能对改善VaD患者的认知功能有效，但没有足够的证据推荐对VaD患者常规应用。

（三）VCI精神行为症状的治疗

抑郁是VaD患者常见的症状，有效的抗抑郁治疗能改善患者的认知功能和生活质量，选择性SSRI为常用的抗抑郁药。抗精神病药物常用于幻觉、妄想、激越和攻击行为等症状的治疗。我国指南推荐治疗精神行为症状时应首选非药物治疗，使用第二代抗精神病药物时应充分考虑患者的临床获益和潜在风险。

目前预防VCI的主要策略还应该是干预脑血管病的危险因素，包括高血压、糖尿病和高脂血症等。早期治疗高血压确实能减少VCI的风险，阿司匹林和他汀类药物的确切疗效有待进一步证实。虽然目前大部分用于治疗VaD的药物并未取得理想的疗效，各种临床试验的结果也不尽相同，但这并不能否认这些药物在治疗VaD中的地位。胆碱酯酶抑制剂和美金刚作为治疗VaD的主要药物，对减缓VaD的进展已体现出一定的疗效。总之，目前的研究还没有达到人们的期望，有待不断的探索，以寻找治疗VaD更为有效的药物和手段。

八、总结及展望

VCI的概念涵盖了所有与血管因素相关的不同程度的认知功能损害，其提出有助于研究者更好地认识什么人群更易受血管因素的影响，并且寻找可干预的靶点。由于卒中和AD在老年人中均常见，并且可以共存，因此很难判断两者在认知功能损害上各自的权重。对VCI的认识有助于对可控制危险因素的控制，如高血压、糖尿病、高脂血症和生活方式等，有利于降低VCI的发生。VCI作为一类具有个体差异性和可干预性的痴呆综合征，围绕其发病机制、早期诊断和治疗的研究将会成为今后的重点。虽然诸如胆碱酯酶抑制剂等药物对改善VaD患者的认知功能显示出一定的疗效，但远期疗效仍尚不明确。进一步的临床研究可有助于识别特定VCI人群可能更能获益。在目前尚无理想药物治疗的情况下，应大力提高VCI早期诊断的敏感性和准确率，做到早发现、早预防、早治疗。此外还要深入探讨VCI的发病机制，为开发新的检测指标和药物靶点提供帮助。

（张正霞）

第五章 神经系统感染性疾病

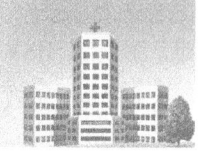

第一节 疱疹病毒性脑炎

造成人类疱疹病毒性脑炎的病毒有单纯疱疹病毒（HSV）、水痘-带状疱疹病毒、巨细胞病毒以及EB（Epstein-Barr）病毒。前两种病毒主要是嗜神经性的；后两种病毒主要为嗜淋巴性的，但也可侵犯中枢神经系统（CNS）。此外，还有人类疱疹病毒6型、7型和8型（HHV-6，7，8），均可引起疱疹病毒性脑炎。近年来，已有较多关于HHV-6脑炎的报道。人类疱疹病毒类型如下：人类疱疹病毒1型（单纯疱疹病毒1型，HSV-1）、人类疱疹病毒2型（单纯疱疹病毒2型，HSV-2）、人类疱疹病毒3型（水痘-带状疱疹病毒，VZV）、人类疱疹病毒4型（EB病毒，EBV）、人类疱疹病毒5型（巨细胞病毒，CMV）、人类疱疹病毒6型（HHV-6）人类疱疹病毒7型（HHV-7）、人类疱疹病毒8型（HHV-8）。疱疹病毒是中等大小的双链脱氧核糖核酸（DNA）病毒，病毒粒子直径150~200 nm，根据其理化性质分为α、β、γ 3个亚科。α疱疹病毒（如单纯疱疹病毒、水痘-带状疱疹病毒）增殖速度快，能引起细胞病变；β疱疹病毒（如CMV、HHV-6），生长周期长，感染细胞形成巨细胞；疱疹病毒（如EBV）感染的靶细胞是淋巴样细胞，可引起淋巴增生。疱疹病毒几乎均在细胞核内发育，伴细胞核内包涵体的形成。疱疹病毒对乙醚和三氯甲烷敏感；在-70℃的条件下易于保存，但在-20℃时是不稳定的。不同属、型的疱疹病毒进行血清学检查，可存在交叉反应。疱疹病毒还具有引起宿主潜伏性感染的特性，有些疱疹病毒能在宿主体内持续终身。

一、单纯疱疹病毒性脑炎

（一）概述

单纯疱疹病毒性脑炎（HSVE）又称单纯疱疹脑炎（HSE）。在已知病因的脑炎中，HSVE占5%~20%。HSVE呈全球性分布，发病季节不限，任何年龄均可发病。它是由HSV引起的CNS病毒感染性疾病。主要累及大脑叶、额叶和边缘系统，引起脑组织出血性坏死，又称为急性坏死性脑炎、急性出血性脑炎或急性包涵体脑炎。

（二）病因、发病机制和病理

1. 病因　HSV以1、2两型居多，HSV-2是绝大多数新生儿HSVE的病原体；HSV-1是成人HSVE的病原体，是散发性致命性脑炎最常见的病因。HSV-1所致的脑炎多为成年患者，大龄儿童也可罹患。约30%的HSVE患者为原发性感染；其余多为潜伏病毒的再活化，或由新的病毒株再感染所致。并非所有患者同时存在唇部疱疹和脑炎，但脑炎症状伴皮肤黏膜疱疹或具有疱疹的反复发作史者有助于本病的诊断。

HSV-2引起的新生儿脑炎常见于播散性疱疹感染的病程中，由于CNS严重受损，易留下后遗症。婴儿感染HSV-2后，约32%的患儿将发生脑炎。具有生殖器疱疹史或与具有与HSV病变者性接触史的母亲是新生儿发生HSV-2感染的危险因素。约70%的妇女在分娩时并无感染症状，造成诊断上的困难。新生儿HSV-2感染的总死亡率为19%。成人感染HSV-2通常引起脑膜炎而非脑炎。

HSV-1所致的脑炎较HSV-2脑炎多见（前者约占90%），以下主要阐述HSV-1所致的脑炎。

2. 发病机制与病理改变　病变为双侧性的，受损程度多不对称，疾病早期可以仅累及一侧。以颞叶内侧、额叶下部（眶额）和"边缘"结构如海马、杏仁核、嗅皮质、脑叶以及扣带回损害最为严重，脑干偶可受累。肉眼观可见脑组织肿胀、坏死、软化和斑片状出血。显微镜检查在出血性坏死区有单核细胞、多形核细胞及巨噬细胞浸润，神经元与神经胶质细胞内常见考德里（Cowdry）A型包涵体，内含病毒颗粒和抗原。

HSV通常引起口腔和呼吸道原发性感染，持续23周，病毒沿三叉神经分支经轴索逆行至三叉神经节，潜伏存在，当机体抵抗力低下时可诱发病毒活化，累及眶额和颞叶；HSV或经嗅觉通路侵入脑底。

（三）临床表现

HSVE的临床表现并无特异性。患者可有上呼吸道感染等前驱症状（历时1~2周），也可突然发生局限性或弥漫性脑功能受损的征象。

发热、头痛、精神异常、意识障碍、部分性或全身性癫痫发作、失语或言语障碍以及偏瘫等颇为常见，还可有嗅觉丧失或视野缺损。有的患者精神异常重于神经症状，因额叶、颞叶和边缘系统易于受累所致。

体温明显增高（40~41℃），但也有不发热的患者。对出现急性精神障碍的患者，即使无体温增高，也应考虑到HSVE的诊断。

头痛通常十分剧烈，与脑水肿、颅内压增高有关，可伴有视盘水肿。精神意识障碍可呈定向不良、妄想、躁动不安、精神错乱、人格变化、嗜睡或昏迷。其他的神经系统体征尚有自主神经功能障碍和脑膜刺激征，后者并不常见。

本病来势凶猛，进展迅速，仅神经系统症状恶化，脑疝形成，即可导致死亡；至于某些并发症，如肺炎、电解质紊乱也可为致死因素。未经治疗患者的死亡率高达60%~80%；经过抗病毒治疗的患者中，约半数可能死亡或留下严重后遗症；也有报道，抗病毒治疗可使死亡率降低到19%~28%。

（四）辅助检查

1. 脑脊液检查　早期检查，10%~20%的患者脑脊液压力及实验室检查正常，但许多患者颅内压增高，并且白细胞增多为$(50~1\,000)\times10^6$/L，起初以多形核为主，很快转变为淋巴细胞占多数。75%~85%的患者脑脊液中含红细胞，很可能表明HSV感染引起出血性坏死，对本病的诊断有一定帮助；蛋白质定量轻至中度增高，也可能正常；葡萄糖和氯化物正常，有时可以降低。

2. 病原学检查　从脑脊液中分离HSV-1常为阴性。大多数嗜神经病毒（包括疱疹病毒科）可进行血清学检测，这些也可同时用于测定血液和脑脊液的标本，但在疾病早期难以测出病毒特异性抗体，而且比较急性与康复期抗体滴度，对于尽早治疗无太大意义。

应用聚合酶链反应（polymerase chain reaction，PCR）扩增技术，检测病毒性脑炎患者脑脊液中的DNA已取得成效。PCR检测脑脊液的HSV DNA已被认定为诊断的"金标准"，特别是HSV特异性

DNA序列的敏感性和特异性分别达到95%和98%。阳性结果出现在发病后第1日,可持续到开始抗病毒治疗后的1周。在疾病早期,PCR偶可获得阴性反应,如果仍旧高度怀疑HSV感染,则需要随后的3~7日再复查以便明确诊断。近年来在普通PCR基础上开展巢式PCR（nested PCR）、实时PCR（real-time PCR）,得以更加快速准确地定量检测HSV DNA,有助于拟定治疗方案及判断预后。还开展了多重PCR（mPCR）,可以同时检测多种常见病毒抗原的DNA,包括HSV-1、HSV-2、VZV、EBV CMV、HHV-6A和HHV-6B等人类疱疹病毒,有利于筛选致病的病毒。PCR已取代常规的脑脊液培养方法。

3. 脑电图检查　80%~90%的患者在病程早期即显示脑电图异常,虽然特异性较低,但可先于CT的改变。常在一侧区出现周期性尖波、棘波或棘慢复合波。脑电图的异常也可见于双侧,为预后不良的征兆。

4. 影像学检查

（1）CT检查：CT改变为病变好发部位如颞叶的低密度灶和对比增强,还可见到脑水肿和占位效应。病程早期CT可以正常,CT表现异常者病情已进展到某一阶段。

（2）MRI检查：MRI是最为敏感的影像学检查方法,有助于诊断本病和排除其他的疾病。病灶在T_1WI序列呈低信号,T_2WI呈高信号,有出血灶则上述序列均为混合信号。此外,FLAIR能早期察见内下颞叶的高信号病灶,DWI也能早期察见异常变化。

（3）SPECT：可显示弥漫性异常或在颞叶的坏死部位显示低灌注区。异常的阳性率约占半数。

5. 脑组织活检　脑组织活检也是诊断HSE的"金标准",必须在设备完善的医院开展,阳性率很高（96%）,但不易被患者及家属接受,渐由脑脊液PCR技术所取代；但当病情加重又难以确诊时,活检仍然是重要的手段。检查项目包括以下几项。

（1）组织病理学检查观察Cowdry A型包涵体。

（2）电镜证实HSV颗粒。

（3）免疫荧光技术发现HSV抗原。

（4）病毒分离、培养及鉴定。

（5）PCR或原位杂交检测病毒核酸。

（五）诊断和鉴别诊断

1. 诊断　鉴于本病病情严重,发展迅速,尽早诊断以便及时治疗非常必要。诊断要点如下：

（1）临床表现呈急性起病,高热、精神异常、意识障碍和癫痫发作,早期可查及神经系统定位体征。如有皮肤疱疹有助于临床诊断。

（2）上述辅助检查的有关改变。

2. 鉴别诊断

（1）流行性乙型脑炎：起病急骤,有明显季节性,病前有蚊虫叮咬史,患者以儿童及青少年居多,常有高热、抽搐和意识障碍,血和脑脊液乙型脑炎病毒抗体阳性。

（2）化脓性脑膜炎：婴幼儿多见,冬、春季好发,全身感染中毒症状明显；外周血象白细胞总数明显升高,以中性粒细胞为主；脑脊液外观浑浊,压力增高,白细胞总数明显增高,以中性粒细胞为主,葡萄糖含量显著降低；脑脊液沉渣涂片可查及致病菌。

（3）脑肿瘤：慢性病程,无感染症状,神经系统局灶性体征明显,脑脊液蛋白质含量增高,细胞数正常,CT或MRI有助于诊断。

（六）治疗

1. 抗病毒治疗　抗疱疹病毒的药物较多，应用时需要注意有无耐药性，对一种药物发生耐药性时，宜更换其他的药物；并且要观察药物的不良反应，此类药物的常见不良反应除肾毒性外，还有皮疹、发热、恶心、骨髓抑制、心肌病和电解质紊乱等。

（1）阿昔洛韦（acyclovir）：又称无环鸟苷，是鸟嘌呤衍生物，能抑制多种疱疹病毒 DNA 的合成，抑制病毒的复制。此药被认为是治疗 HSVE 的主要药物。常用量每日 30 mg/kg，分 3 次静脉滴注（每 8 小时 1 次），每次 1~2 小时滴完，疗程为 14~21 日，药物主要经肾脏代谢，肾功能不全者慎用。已发现耐阿昔洛韦的病毒株，因而可换用其他敏感的抗疱疹病毒药物。

（2）更昔洛韦（ganciclovir）：也是鸟嘌呤衍生物，具有更强和更广谱的抗疱疹病毒作用，主要不良反应是肾功能损害与骨髓抑制，与剂量相关，停药后可恢复。用量每日 5 mg/kg，分 2 次静脉滴注，每次滴注时间 1 小时以上，连用 14~21 日。

（3）其他：膦甲酸钠（foscarnet sodium）、西多福韦（cidofovir）、泛昔洛韦（famciclovir）等药物都具有抗疱疹病毒作用。

2. 使用肾上腺皮质激素　HSVE 是否应用激素（如地塞米松）治疗意见不一。一种意见是，激素能破坏淋巴细胞，对抗 B 细胞和 T 细胞的功能，抑制干扰素和抗体的形成；另一种意见是，激素可减轻非特异性炎症反应，降低毛细血管通透性，保护血-脑脊液屏障，克服应用脱水剂所致的颅内压反跳现象，还能稳定溶酶体系统，防止 CNS 内病毒抗原与抗体反应时释放有害物质。因此，多数学者主张抗病毒药物与激素联合治疗。一旦诊断为 HSVE，激素宜早期、大量和短程使用。

3. 对症支持治疗　包括物理降温、降低颅内压、控制癫痫发作、心肺功能监护、补充营养物质等，以维持患者内环境的稳定。

二、水痘-带状疱疹脑炎

（一）概述

水痘和带状疱疹是水痘-带状疱疹病毒引起的 2 种临床表现不同的疾病。水痘多见于儿童；带状疱疹多见于中、老年人，且随年龄增加而有增多趋势。许多水痘患儿有与带状疱疹患者的接触史；有水痘病史者，病毒可潜伏于体内，某一时期再活化而发生带状疱疹。水痘-带状疱疹病毒是唯一仅感染人类的嗜神经疱疹病毒。

水痘的流行季节通常为冬、春季，具有传染性；带状疱疹则全年均可见到，一般没有传染性。除水痘和带状疱疹的皮肤损害外，VZV 还可引起神经系统不同部位的病损（包括三叉神经和面神经等脑神经、周围神经、脊髓、脑膜、脑血管以及脑实质等），产生相应症状。脑实质受侵犯时称为水痘-带状疱疹病毒性脑炎。

（二）病因、发病机制和病理

1. 病因　VZV 能侵犯 CNS 与周围神经系统（PNS）的每一部分，是水痘-带状疱疹性脑炎或称水痘-带状疱疹病毒性脑炎的病原体，VZV 的结构特征与其他疱疹病毒相似。电镜观察与 HSV 近似，血清学试验可鉴别。老年人或免疫功能受损者是易感人群，但儿童或具有免疫活性者也可受感染而发病。

2. 发病机制与病理改变　原发性 VZV 感染引起水痘（发病潜伏期 10~21 日），也可发生急性脑炎、脑膜炎、急性小脑炎和急性脑血管疾病（卒中），均以儿童多见。

经原发性感染后，VZV 沿神经轴潜伏到脑神经神经节（三叉神经节或面神经膝状神经节）、后根神经节和自主神经神经节的细胞内。若干年后，当细胞介导的免疫功能随年龄增长或免疫功能受损而下降时，如霍奇金病、恶性淋巴瘤、细胞毒性药物、放射治疗、接受器官移植及人类免疫缺陷病毒（HIV）感染均可导致免疫功能受损，造成 VZV 再活化引起带状疱疹（95%的成年人曾感染过 VZV，但一生出现带状疱疹的概率仅 3%~5%）。VZV 被激活后，沿神经纤维传播，首先引起带状疱疹，继而发生疱疹后神经痛、视网膜坏死、脑膜炎、脊髓炎、大血管的脉管炎、多灶性白质脑炎或伴有弥漫脑血管病的脑炎。但 VZV 再活化也可能仅有疼痛而无皮疹（带状疱疹），造成诊断上的困难。

VZV 从神经节到皮肤出现带状疱疹是逆行性传播；VZV 也可从患有局限性或播散性带状疱疹免疫受损的患者血液中分离出来，表明还存在血源性播散途径。

目前，有的学者认为 VZV 脑炎是一种血管病而不是真性脑炎，现已证明，VZV 是唯一能在人类动脉内复制并引起血管病的病毒；而纯 VZV 脑炎也可能存在。对于有免疫活性的老年人，VZV 血管病是继三叉神经节（通常为眼支）带状疱疹后数周或数月，侵犯脑内的大动脉，产生急性局灶性病状，罕见慢性、缓解—复发的病程；对于免疫受损的个体，VZV 再活化累及脑内中、小动脉，引起多灶性血管病；也有学者认为大和小动脉均受累更为常见。

不论是 VZV 的原发性感染（水痘）还是 VZV 再活化（带状疱疹），产生的血管病变包括缺血性梗死、动脉瘤、颈动脉夹层、蛛网膜下腔出血以及脑出血。

基本的病理特点取决于受损害的范围，受损部位可能重叠。呈炎性改变和出血性坏死，局限性软脑膜炎、单侧节段性脊髓灰质炎、相关运动和感觉神经根变性。脑动脉和血管周围间隙单核细胞与多形核巨细胞浸润、小胶质细胞增生、神经元变性以及脱髓鞘改变。受感染的神经细胞内可查见核内包涵体、病毒抗原和病毒颗粒。

（三）临床表现

1. 水痘脑炎

（1）小脑炎：是良性自限性疾病，起病突然，通常在水痘出现后 1 周才发病，见于 15 岁以下的儿童和少年，属于感染后脑炎。主要症状为构音障碍、眼球震颤、共济失调、恶心、呕吐和头痛等。预后较好，能完全康复。

（2）水痘脑炎：水痘-带状疱疹病毒直接侵犯 CNS 所致，也发生于水痘出现后不久，呈暴发性病程，发热、头痛、意识障碍和癫痫发作，可有脑膜刺激征及神经系统受损的局限性体征。

（3）血管病变（参见水痘-带状疱疹脑炎的临床表现）。

2. 水痘-带状疱疹脑炎　VZV 脑炎与带状疱疹的发病年龄一样，好发于年长者。脑炎的发生时间与出疹关系不尽相同。多数患者出疹在前，随后发生脑受损征象，二者间隔时间平均为 9 日，可长达 3~5 周，此时皮疹已消退，仅遗留色素沉着斑；偶见脑部症状先于皮肤损害者，间隔时间也可长达 3 周；脑炎与皮肤损害同时发生者也属偶发现象。

几乎由 VZV 感染引起的 CNS 感染都包括卒中，大多数疾病不是原发性脑炎，而是继发于脑动脉受到大量病毒感染引起的单灶性或多灶性脑梗死。这种观念与以往报道不同，因为早年缺乏先进的影像学设备，即使确实存在轻度纯 VZV 脑炎，远不如 VZV 血管病常见。虽然有的迁延患者的脑实质内可见VZV，多为原发血管病受损区播散的结果。

VZV 血管病虽以免疫受损患者多见，但也可见于具有免疫活性的患者；水痘或带状疱疹后均可发生；呈单一病灶或多个病灶，动脉受累通常不止1支，因此以多个病灶居多。

常见缺血性脑血管疾病的临床特点，除短暂脑缺血发作外，还有头痛、精神状态改变、失语、共济失调、偏身感觉障碍、偏盲和单眼视力丧失等。至于动脉瘤、颈动脉夹层、蛛网膜下腔出血以及脑出血，则是较为少见的并发症。

（四）辅助检查

鉴于VZV脑炎的临床表现多样化，VZV再活化引起的神经系统并发症可无皮疹，辅助检查显然具有重要的诊断价值。

1. 脑脊液检查　脑脊液常清亮无色，白细胞轻至中度增多，少于$100×10^6/L$，以单核细胞为主，常可查见红细胞，蛋白质含量轻至中度增高，葡萄糖和氯化物正常。

2. 病原学检查

（1）对于儿童水痘患者，在病程的第1周应用PCR测定脑脊液的VZV DNA与测定血清免疫球蛋白M（IgM）特异性抗体，有助于诊断VZV的CNS并发症；对于成年患者，可同时测定脑脊液VZV DNA和脑脊液（鞘内合成）IgM特异性抗体。

（2）对于VZV脑血管病患者，可应用PCR测定脑脊液的VZV DNA和酶联免疫吸附试验（ELISA）测定脑脊液的抗VZV IgG抗体，以抗VZV IgG的诊断价值更高，阳性VZV DNA虽有助于诊断，但阴性却不能排除VZV血管病，只有二者均为阴性时才能排除。PCR测定包括巢式PCR与实时PCR。一般而言，不论有无带状疱疹和水痘皮肤损害病史，PCR对VZV所致神经系统感染有诊断价值，VZV DNA可存在于患者的脑脊液内。

（3）其他方法：直接免疫荧光染色或免疫过氧化酶染色检测病毒抗原，当日可获结果，有助于区分感染源是VZV还是HSV。

（4）病毒培养：从皮疹基底取材，再用Tzanck法涂片进行细胞学检查；从病变组织培养分离病毒，也可见Cowdry A型包涵体、VZV抗原和核酸。病毒培养是诊断的"金标准"。

3. 影像学检查　脑血管受损是VZV所致脑病的主要部位，纯脑炎较少见，MRI或CT常显示缺血性脑梗死的改变，以MRI更有优势，有如下特点：

（1）单或多灶性。

（2）深部梗死较浅表梗死居多，多在基底核区。

（3）灰-白质联合处易受累。

（4）大或小动脉可单独受累，但以二者均受累多见。

（五）诊断和鉴别诊断

1. 诊断

（1）水痘或带状疱疹的典型皮肤损害有助于诊断，无皮疹的患者需通过其他环节进行判断。

（2）带状疱疹的好发部位除后根神经节外，还有三叉神经节受累，引起疱疹性角膜炎；面神经的膝状神经节受累，引起外耳道疱疹及周围性面瘫。

（3）上述辅助检查的有关变化。

2. 鉴别诊断

（1）病毒感染：详细了解病史及症状至关重要。出现皮疹者要与其他的疱疹病毒脑炎（如HSVE）区分，如果是老年人或免疫功能受抑制者，即使未见带状疱疹，也应仔细查明病因；夏季发病者需与虫媒病毒或肠道病毒感染相鉴别；冬季发病提示流感病毒感染；所在地区如为亚洲，应考虑流行性乙型脑炎。结合临床表现和各种辅助检查一般不难鉴别。

(2) 脑血管疾病：VZV 的神经系统并发症易累及脑血管，呈卒中样起病。但水痘或带状疱疹等皮肤损害是 VZV 感染的主要依据。

(3) 脑炎或脑膜脑炎：许多病原体可引起脑炎或脑膜脑炎，包括化脓性细菌、结核分枝杆菌和真菌，施行腰椎穿刺检测脑脊液可获得重要的诊断依据。

（六）治疗

1. 抗病毒治疗　与 HSVE 相似。

(1) 阿昔洛韦 10~15 mg/kg，静脉滴注，每日 3 次，至少 14 日为 1 疗程。口服阿昔洛韦每次 800 mg，每日 5 次，7 日为 1 个疗程。

(2) 伐昔洛韦（valaciclovir，万乃洛韦）：静脉注射阿昔洛韦疗效欠佳时，可再口服伐昔洛韦，每次 1 g，每日 3 次，应用 1~2 个月。VZV 血管病可有上述选择。

(3) 膦甲酸钠 60 mg/kg，静脉滴注，每 8 小时 1 次，14~21 日，可作为以上两种药物的替代治疗。

(4) 泛昔洛韦：500~750 mg，口服，每日 3 次，7 日。

2. 使用肾上腺皮质激素　水痘患者应用皮质酮有造成皮疹发展的危险，应用激素治疗带状疱疹并发症也有争议。主张应用的学者提出，激素必须与抗病毒药物联合使用，可能缓解急性期症状，用于无主要禁忌证的患者。有学者建议泼尼松剂量为每日 60 mg 或 1 mg/kg，连用 5 日即可，以免加重感染；有学者赞同泼尼松龙用量为每日 40 mg，以后逐渐减量，共用 3 周。

3. 对症支持治疗　包括物理降温、降低颅内压、控制癫痫发作和补充营养等，加巴喷丁或普瑞巴林可用于治疗疱疹后神经痛。

（七）预防

接种疫苗：已获得美国 FDA 批准，用于 60 岁以上的人群，据统计预防注射可减少 51% 的带状疱疹发病率，减少 66% 的疱疹后神经痛，最常见的不良反应是注射部位的不适。

三、传染性单核细胞增多症脑炎

（一）概述

传染性单核细胞增多症脑炎（infectious mononucleosis encephalitis，IME）又称 EB 病毒脑炎（Epstein-Barr virus encephalitis，EBVE），由 EB 病毒感染引起的脑炎，国外以 EB 病毒脑炎命名更多。虽然冠名传染性，其实传染性不强，可呈散发或小范围传播。

原发性 EBV 感染可能无临床症状，可表现为非特异性发热，或呈典型的传染性单核细胞增多症，如颈淋巴结炎、咽炎、扁桃体炎以及肝脾大等，通常为良性疾病。明显的神经系统并发症仅占传染性单核细胞增多症患者总数的 1% 以下，包括脑炎、小脑炎、脑膜炎、脊髓炎、神经根炎和周围神经炎等，可以单独或合并存在，表明神经系统的各部位均可受累，以脑膜炎最为常见。EBV 脑炎是较为少见的疾病，通常见于儿童患者。

以下主要阐述 EBV 脑炎。

（二）病因、发病机制和病理

1. 病因　EBV 是 EB 病毒脑炎的病原体，基本生物学特性与其他的疱疹病毒相似，是全球分布的一种存在于人群中的病毒，童年时期即可感染，90%~95%的成年人可查到EBV，病毒的感染可以是终身的。EBV存在于B淋巴细胞内，通过口咽部分泌物间歇性排出。

2. 发病机制　EBV引起CNS疾病的发病机制尚不能确定，由于病毒、病毒抗原或病毒核酸很少直接从EBV脑炎与脊髓炎患者的CNS组织中分离出来，推测为感染后或副感染引起的免疫介导现象。但是也有研究表明，脑脊液中可查获EBV DNA，且常与可扩增的病毒RNA并存，提示CNS受到病毒直接侵犯。EBV也可以再活化。

3. 病理改变　除了淋巴结肿大、淋巴组织增生和脾大外，CNS的病理检查可见脑实质水肿、小胶质细胞增生、神经细胞变性及血管周围单核细胞浸润。

（三）临床表现

大多数急性EBV感染无临床症状。EBV脑炎常在传染性单核细胞增多症典型临床现象的同时出现，也可在病程之前或之后发生，甚至可能缺乏典型临床症状。典型临床现象多见于儿童和青年，急性或亚急性起病，发热、全身淋巴结肿大和咽喉炎是三大主要征象。半数患者有脾大，肝脏也可受损。EBV脑炎的临床表现与其他类型的脑炎相似，除发热、头痛、恶心呕吐、抽搐发作、精神紊乱、意识障碍外，局灶性改变与脑受损部位有关，如复视、偏瘫、共济失调及手足徐动症等。

（四）辅助检查

1. 血液和脑脊液的常规实验室检查

（1）血常规：白细胞总数增高，早期以中性粒细胞为主，随后以淋巴细胞居多，可查见非典型淋巴细胞。

（2）脑脊液：细胞数和蛋白质含量可能正常，或可能出现蛋白质含量增高以及淋巴细胞增多，若存在异型淋巴细胞，则具有诊断意义。

2. 免疫学检查

（1）血清学检查

1）EBV特异性抗体：应用免疫荧光或ELISA方法检测。此类抗体的存在是诊断急性EBV感染的"金标准"，因此检测EB病毒衣壳抗原（EBV-VCA）的IgM抗体很有价值。IgG抗体可持续存在，对急性EBV感染诊断意义不大。

2）EB核抗原（EBNA）抗体：产生时间较EBV-VCA抗体略晚，有一定诊断价值。

3）早期抗原（EA）抗体：有助于诊断。

4）异染（heterophile）抗体：此抗体滴定度增高也有助于诊断。

（2）脑脊液检查

1）EBV-VCA抗体。

2）异染抗体。

脑脊液查获上述两种抗体是中枢神经系统受累的证据。

3）EBV DNA：应用PCR检测血清和脑脊液的EBV DNA，可以获得快速、精确以及特异性的病因学诊断，并可了解病毒是否在中枢神经系统内再活化。

3. 脑电图描记　EBV脑炎患者的脑电图无特异性改变，可出现弥漫性或局限性慢波，提示脑实质受病变所累。

4. 影像学检查

(1) CT 检查：病变部位显示非特异性低密度区。

(2) MRI 检查：MRI 的敏感性优于 CT，阳性率超过 80%。T_2WI 与 FLAIR 在大脑半球皮质和皮质下白质、基底核区、双侧丘脑、胼胝体压部和脑干等部位呈高信号。丘脑和基底核区等深部核受累是 EBV 脑炎的特征。磁共振波谱（magnetic resonance spectroscopy，MRS）分析显示 N-乙酰天门冬氨酸（NAA）降低，肌醇和氨基酸部分升高。

5. 病理学检查　脑组织活检采用 PCR 可测得 EBV DNA。

(五) 诊断和鉴别诊断

1. 诊断　疾病若发生在上述全身性典型症状的同时或以后，则较易诊断；如脑炎是最初或唯一的表现，患者又是儿童或青少年，应考虑本病，然后进行相关的实验室检查以便明确病因。诊断要点如下：

(1) 有脑部受损征象。

(2) 发热（>38℃）。

(3) 局部或弥漫性神经系统受损体征。

(4) 脑脊液白细胞增多，免疫学改变。

(5) 影像学检查和脑电图异常。

2. 鉴别诊断

(1) 巨细胞病毒感染：此病较少急性起病，较少发生咽炎。

(2) 淋巴细胞脉络丛脑膜炎：本病由淋巴细胞脉络丛脑膜炎病毒引起，偶可侵犯脑实质，临床表现与 EBV 脑炎类似，应借助辅助检查予以区分。

(3) 结核性脑膜炎：本病发病多呈亚急性，多有肺结核史，脑脊液虽有淋巴细胞增多，但葡萄糖及氯化物降低。

(4) 鼠弓形虫感染：也可出现非特异性发热，更为少见。

(六) 治疗

关于 EBV 脑炎的预后，有些学者认为是良性、自限性的疾病，可以完全康复；也有些学者认为可导致死亡或遗留神经系统后遗症。治疗方法与其他疱疹病毒脑炎相似。

1. 支持对症治疗　抗抽搐、降低颅内压等。

2. 抗病毒药物　更昔洛韦、阿昔洛韦、膦甲酸钠等。

3. 肾上腺皮质激素　有时与抗病毒药物联合应用，治疗 EBV 所致的急性播散性脑脊髓炎和其他免疫学介导的疾病，可取得较好效果。目前意见尚不一致，有的学者推荐激素共应用 10~14 日（含减量时间），剂量等同于泼尼松 0.5 mg/kg 即可；有的学者主张应用大剂量的甲泼尼龙，一名 15 岁患者曾接受抗病毒药与甲泼尼龙联合治疗，后者为脉冲式施治，第 1 次为每日 1 g，共 3 日；随后间断应用，每次仅用 1 日。

4. 丙种球蛋白　可应用丙种球蛋白，每日 400 mg/kg，共 5 日。

四、巨细胞病毒脑炎

(一) 概述

巨细胞病毒（cytomegalovirus，CMV）也是一种遍布于全球的疱疹病毒，CMV 的命名来源于病理变化可见特征性的巨细胞。孕妇在妊娠期原发性感染 CMV 后，40%~50% 的婴儿可在子宫内感染 CMV，其中 10%~15% 出现症状。此种病毒在子宫内对胎儿的破坏作用引起死胎或早产，或先天性（宫内）感染导致新生儿许多系统（包括中枢神经系统）的病变或畸形。围生期通过受感染的产道或新生儿通过母乳都可引起 CMV 感染。受 CMV 感染的婴儿，常有多个器官的损害，出现贫血、黄疸、瘀斑、肝脾大、视网膜炎等，头部可发现明显的异常，包括脑积水、小头畸形、小脑回畸形、脑内钙化和脑穿通畸形等。脑部病变组织内能查见具有核内包涵体的巨细胞。成人 CMV 感染所致中枢或周围神经系统的疾患多见于免疫功能受抑制的情况下，可引起脑炎、脑膜脑炎、脊髓炎和多发性神经根炎。

(二) 病因、发病机制和病理

1. 病因　CMV 脑炎的病原体是 CMV。CMV 具有典型的疱疹病毒形态，其 DNA 结构也与 HSV 相似，但对宿主或培养细胞有高度的种特异性。人类巨细胞病毒（HCMV）只能感染人，HCMV 属于一种异构性的 β-疱疹病毒，体外培养只能在人胚成纤维细胞中增殖。CMV 可以是许多临床疾病的病原体，可从轻度隐性（亚临床）感染到重度致死性播散性感染。

2. 发病机制　CMV 在人群中感染非常广泛，除先天性感染外，CMV 感染随年龄增长而增多，我国成人感染率达 90% 或接近 100%。感染 CMV 多数无临床症状，但在一定条件下侵袭多个器官和系统而产生严重疾病。病毒可侵入肺、肝、肾、唾液腺、乳腺和其他腺体、多形核白细胞和淋巴细胞，乃至神经系统。可长期或间断地自唾液、乳汁、汗液、血液、尿液、精液、子宫分泌物等多处排出病毒。通常经口腔、生殖道、胎盘、输血或器官移植等多途径传播。

CMV 可通过原发性感染的病毒血症直接播散到脑部；还可在原发性感染后，在体内潜伏终身。免疫功能受抑制或体质虚弱的人群，包括受 HIV 感染的患者，应用免疫抑制剂、恶性肿瘤、器官移植受体产生排异或接受输血的患者，CMV 感染和再活化能导致眼部感染、肝炎和脑炎等，可称作机会性感染。CMV 脑炎也可见于存在于免疫活性的人群中。

3. 病理改变　病损细胞的普遍特点是细胞肿大、核变大，细胞核内出现大而居中的包涵体，状如猫头鹰眼，细胞质内的包涵体多位于一侧。CMV 感染可累及全身许多器官，头部的变化如下：

婴儿：肉眼观可见小头畸形、脑积水、小脑回畸形、脑内钙化和脑穿通畸形；镜检显示脑膜增厚，脑组织和脑室壁有广泛的坏死灶和弥散的小胶质结节，胶质细胞增生，血管充血，血管周围间隙有淋巴细胞和浆细胞浸润。

成人：病变主要累及大脑、小脑和脑干。镜检的病理改变与婴儿变化相似，病变部位可见散在的小胶质结节、坏死性室管膜炎和血管周围浸润、坏死性白质脑病以及脑实质深部局限性坏死等。

(三) 临床表现

1. 新生儿和儿童　先天性感染 CMV 后，可发生脑炎、室管膜炎和视网膜炎，可以出现小头畸形、脑内钙化、精神发育迟缓、癫痫发作、单侧或双侧听力丧失，这些患儿的母亲在妊娠期几乎均存在 CMV 的原发性感染。神经系统的后遗症包括精神运动抑制、智力障碍、癫痫发作、视网膜炎、视神经萎缩和听力下降等。

2. 有免疫活性个体的 CMV 感染　大多数感染 CMV 后无临床症状；少数患者可出现类似传染性单核细胞增多症的症状，但咽炎和淋巴结炎轻微，且异染抗体滴定度不高。可以有畏寒、发热、头痛、疲乏、肌痛、癫痫发作、轻瘫、感觉异常、视觉丧失、定向障碍、精神错乱乃至昏迷等症状和体征。

3. 免疫受抑制成人的 CMV 感染　表现为非特异性热性脑病，伴或不伴局灶性改变。CMV 脑炎发生在 CD4$^+$T 细胞数低于 50/mm^3 的 AIDS 患者时（正常成人的 CD4$^+$T 细胞在 500~1 600/mm^3，艾滋病病毒感染者的 CD4$^+$T 细胞出现进行性或不规则性下降，标志着免疫系统受到严重损害），可表现为急性精神错乱和谵妄；也可呈较为缓慢进行性起病的脑室脑炎，其特点为精神错乱和脑神经麻痹。

(四) 辅助检查

1. **病理学检查**　细胞学和组织学异常表明存在 CMV 的感染。

2. **病毒培养**　血、尿和脑脊液进行 CMV 培养，阳性者可确定诊断，假阴性者也可能发生，且需培养 4~6 周；或应用快速培养方法，将离心标本置于接种了双倍成纤维细胞的培养瓶（Shell vial）内 1~2 日后用间接免疫荧光观察。

3. **CMV 抗原检查**　应用免疫过氧化物酶技术，在外周血的白细胞内（抗原血症），以单克隆抗体染色，观察 CMV 的 pp65 抗原。

4. **病毒核酸检查**　采用 PCR 或杂交捕获方法检测 CMV DNA，已能进行定量分析，较病毒培养更为敏感，可以观察治疗效果。此外，检测 RNA 还能了解病毒复制的状况。PCR 方法测出脑脊液 CMV DNA 提示鞘内合成病毒，是中枢神经系统受感染的证据。

5. **血清学检查**　CMV-IgG 抗体滴定度增高提示 CMV 的原发性感染，是既往感染的敏感标志。CMV-IgM 抗体阳性见于原发性感染，也可见于潜伏病毒再活化时。

6. **影像学检查**　先天性 CMV 感染的影像学特点包括脑室周围钙化、巨大脑室、髓鞘形成延缓、海马发育不良、脑室周围枕部囊肿、无脑回畸形以及皮质移行异常。CMV 脑膜脑炎的 MRI 变化无特异性，与其他病毒性脑炎类似，通常在额顶叶皮质和皮质下区 T$_1$WI 呈低信号，T$_2$WI 呈高信号；增强扫描显示脑膜强化、脑室周围强化；FLAIR 序列的图像更为清晰。艾滋病伴发 CMV 的患者，可见 CMV 引起脑实质包块的单独强化或环形强化。

(五) 诊断和鉴别诊断

1. **诊断**　新生儿体检如果发现黄疸、贫血和肝脾大，加上中枢神经系统的病变，应考虑 CMV 感染的可能性，需进行相关的实验室检查。成年人患 CMV 脑炎无特异性症状，对存在中枢神经系统病变，又发现免疫功能受损或 HIV 阳性的患者，也应进行实验室筛查，以便确定诊断。

2. **鉴别诊断**　先天性 CMV 感染应与其他的先天性疾病相区别，如先天性风疹综合征、先天性弓形虫病和先天性梅毒均与先天性 CMV 感染有相似的临床表现，但也有各自的特点。先天性风疹综合征常有先天性心脏畸形和白内障；先天性弓形虫病的脑内钙化灶常较散在；先天性梅毒具有特征性的皮疹——水疱。以上的特征再结合实验室检查有利于确诊。

(六) 治疗

1. **抗病毒治疗**

(1) 更昔洛韦、膦甲酸钠、西多福韦和泛昔洛韦：均可用于治疗 CMV 的神经系统病变，有文献报道，更昔洛韦和膦甲酸钠可单独或联合应用治疗本病，但疗效有限；也有报道，膦甲酸钠和西多福韦联合治疗取得成功的案例。

(2) 艾滋病伴 CMV 的患者：高效抗反转录病毒治疗（highly active antiretroviral therapy，HAART）后的免疫重组可能控制 CMV 复制。

(3) 免疫受抑制（包括艾滋病）的患者：抗病毒药物的应用方法为更昔洛韦 5 mg/kg，静脉滴注，每 12 小时 1 次，用 2~3 周，随后更昔洛韦每日 5 mg/kg，静脉滴注，每周 5 日，或缬更昔洛韦每日 900 mg，口服。膦甲酸钠用于耐受更昔洛韦的 CMV，90 mg/kg，静脉滴注，每 12 小时 1 次，共 2~3 周；然后每日 90~120 mg/kg，静脉滴注维持。维持治疗的疗程需待 HIV 患者的 CD4$^+$T 细胞计数在（100~150）/mm^3 达 6 个月以上为止。

(4) 新生儿的先天性 CMV 感染：应用更昔洛韦 4~6 mg/kg，每 12 小时 1 次，共 6 周。

2. 对症支持治疗　参见其他的疱疹病毒性脑炎。

五、人类疱疹病毒 6 型脑炎

（一）概述

人类疱疹病毒 6 型是 1986 年发现的病毒，是造成边缘性脑炎的主要原因。HHV-6 又分为 HHV-6A 与 HHV-6B 两种变异体，后者可感染儿童，呈全球分布，95% 的相关人群可查出此病毒的抗体，多数在 2 岁以前感染，有些患儿并无临床症状；成人也可罹患 HHV-6 脑炎。当前的文献资料多未精确区分上述两种变异体。

（二）病因、发病机制和病理

1. 病因　人类疱疹病毒 6 型脑炎的病原体是 HHV-6，它与 CMV 一样，属于嗜淋巴性的 β-疱疹病毒，能引起一系列从无明显症状到播散性的、致命的疾病。幼儿急疹（婴儿玫瑰疹）和淋巴结病综合征是最常见原发性感染的表现形式，常与热性惊厥（HHV-6B）有关。HHV-6 作为机会性感染能导致免疫受抑制儿童和成人的脑炎和脑膜炎；也可作为罕见病因引起有免疫活性儿童和成人的脑膜脑炎。HHV-6 脑炎和脑膜炎的患病率尚不明确，但根据回顾性脑脊液 PCR 分析，不是由 HSV 引起的局灶性脑炎患者中，约 6% 是由 HHV-6 感染所致。

2. 发病机制　HHV-6 感染的发病机制有待确定。原发性感染、病毒再活化或外源性再感染都可引起急性 HHV-6 感染。原发性 HHV-6 感染是急性散发性脑炎的常见原因之一。与其他的疱疹病毒相似，HHV-6 于原发性感染后可长期潜伏在宿主的淋巴细胞、唾液腺和脑内。当宿主的免疫功能下降时，HHV-6（主要为 HHV-6B）再活化同样会致病。临床症状具有多变性，病情可能很严重，常见于免疫功能受抑制者（包括骨髓移植和造血干细胞移植受体、艾滋病患者等）。

3. 病理改变　肉眼观察可见双侧海马和内侧颞叶明显萎缩及呈褐色改变，侧脑室下角扩大。

镜检显示海马、杏仁核、乳头体、屏状核和丘脑等部位的神经元丧失伴星形细胞增生、斑片状坏死伴巨噬细胞浸润；血管周围和实质内轻度淋巴细胞浸润。大脑新皮质、中脑、脑桥基底与小脑白质也可见散在的相似病变。有些病灶内髓鞘脱失，轴索相对保持完好。

（三）临床表现

急性发病。出现头痛、发热、精神紊乱、记忆障碍、定向不良、症状性瘙痒、失眠、易激动、幻觉、癫痫发作等症状。其他系统的损害还有不典型间质性肺炎、心包炎或心肌炎、胃肠或肝胆疾病等。

（四）辅助检查

1. 脑脊液检查　白细胞轻度增多，以淋巴细胞为主；蛋白质定量轻度增高。

2. 脑电图检查 颞叶痫样放电。

3. 病毒培养 血和脑脊液进行病毒分离、培养。

4. 病毒核酸检查 PCR 方法检测血和脑脊液 HHV-6 DNA。RT-PCR 进行定量分析，敏感性达 95%，特异性为 98.8%。

5. 血清学检查 进行 HHV-6 IgG 抗体和 HHV-6 IgM 抗体的检测。

6. 影像学检查

(1) CT 检查：疾病早期通常无明显异常。婴幼儿的原发性 HHV-6 感染累及基底核区，病变部位呈低密度异常。

(2) MRI 检查：内侧颞叶和边缘系统水肿，增强扫描呈无强化的异常信号。双侧或单侧海马、杏仁核和（或）海马旁回在 $T_2WI/FLAIR/DWI$ 序列呈高信号。原发性 HHV-6 感染的婴幼儿，基底核区如有病变 T_2WI 呈高信号，常双侧对称，除纹状体和丘脑外，小脑和脑干也可受累。

(五) 诊断和鉴别诊断

1. 诊断

(1) 具有 HHV-6 脑炎的临床表现。

(2) 曾接受造血干细胞或骨髓移植，免疫功能低下。

(3) 上述辅助检查的佐证。

2. 鉴别诊断 常与单纯疱疹，病毒性脑炎（HSVE）相鉴别，因为二者均累及内侧颞叶，临床表现相似。主要的区别如下：

(1) 阿昔洛韦治疗：HSVE 敏感，HHV-6 脑炎疗效不佳。

(2) MRI 检查：在疾病的早期和中期，HHV-6 脑炎一般仅损害内侧颞叶；而 HSVE 则颞叶外的区域也可受损。系列 MRI 检查，HHV-6 脑炎 T_2WI 与 FLAIR 的高信号可以消散；而 HSVE 则仍然存在。

(3) CT 检查：HHV-6 脑炎的早期多为正常，HSVE 的异常改变较为多见。

(六) 治疗

1. 抗病毒药物 阿昔洛韦治疗无效时，推荐应用大剂量的更昔洛韦每日 18 mg/kg，静脉滴注。更昔洛韦耐药时，还可应用膦甲酸钠，起始剂量为每日 90 mg/kg，静脉滴注；或西多福韦 5 mg/kg，每周 1 次，静脉滴注；或西多福韦需与丙磺舒合用。

2. 对症支持治疗 同其他疱疹病毒性脑炎。

(付 霜)

第二节 病毒性脑膜炎

一、概述

病毒性脑膜炎是由多种不同病毒感染引起的软脑膜弥漫性炎症。主要临床表现为急性或亚急性起病的发热、头痛，脑膜刺激征阳性，脑脊液检查有炎性改变。病程较短，一般预后良好。

二、病因和发病机制

（一）病因

常见的非疱疹病毒感染的病毒性脑膜炎的致病微生物，夏季以微小 RNA 病毒，如柯萨奇（Coxsackie）病毒和埃可（ECHO）病毒等肠道病毒为主；冬季和春季以流行性腮腺炎病毒为主。下列病毒感染过程中也可导致急性病毒性脑膜炎，如病毒（EBV）、巨细胞病毒（CMV）和人类免疫缺陷病毒（HIV）等。

（二）发病机制

约90%的病毒性脑膜炎是由各种肠道病毒感染所致，主要是粪-口传播。通常，病毒进入宿主体内，在肠道内发生次感染，扩散至淋巴系统，少量病毒进入血液循环系统，播散至宿主的单核吞噬细胞系统。在宿主免疫功能低下时，病毒大量复制，产生严重的病毒血症，突破血脑屏障，传播至蛛网膜下腔，感染脑和脊髓的软膜、蛛网膜等。

三、临床表现

（一）全身感染中毒症状

急性或亚急性起病的发热、周身酸痛、肌痛、食欲减退、恶心呕吐、全身乏力等。

（二）某些病毒感染的表现

如皮疹（埃可病毒、VZV）、阵发性肋间神经痛（B组柯萨奇病毒）、疱疹性咽峡炎（A组柯萨奇病毒）、腮腺炎（腮腺炎病毒）、生殖器疱疹（单纯疱疹病毒-2型）等。

（三）脑膜刺激症状

头痛，位于前额和颈枕部，呕吐。

四、辅助检查

（一）血常规检查

白细胞计数正常或稍低，少数也可轻度升高。淋巴细胞脉络丛脑膜炎时淋巴细胞相对增多，血小板计数可下降。如出现大量非典型单核细胞，且异嗜反应阳性时，提示为EB病毒感染。

（二）脑脊液检查

压力增高，外观清亮，白细胞计数轻至中度增加，一般为 $(20\sim100)\times10^6/L$，有时可高达 $300\times10^6/L$ 以上，早期以中性粒细胞为主，几小时后则以淋巴细胞占优势（淋巴细胞脉络丛脑膜炎时单核细胞可达85%~100%），蛋白质正常或稍高，葡萄糖及氯化物正常（但腮腺炎病毒性脑膜炎及淋巴细胞脉络丛脑膜炎时，葡萄糖含量可稍降低）。可见寡克隆（oligoclonal）IgG带。

（三）红细胞沉降率

正常或轻度增快。

（四）血清学检查

在腮腺炎病毒所致的病毒性脑膜炎，有70%~90%的患者血清淀粉酶轻至中度升高，C反应蛋白阴性或弱阳性。

（五）免疫学检查

1. 补体结合试验　特异性较差。

2. 免疫荧光抗体检查　敏感，对黏液病毒、疱疹病毒、巨细胞病毒、狂犬病毒、腺病毒等可作出早期诊断，但特异性不强。

3. 抗体中和试验　特异性强，敏感，但因中和抗体出现较晚，故对早期诊断无帮助。

（六）病毒学检查

从血清、脑脊液粪便、尿液和咽拭子中分离出病毒，常可作出特异性的病毒学诊断。PCR 技术能在短时间内将人工选定的基因片段迅速大量地扩增，经简单的凝胶电泳分析就可观察结果，对病毒性脑膜炎的病原学诊断具有高度的特异性和敏感性。

五、诊断和鉴别诊断

（一）诊断

（1）急性或亚急性起病的全身感染中毒症状，如发热、畏冷、食欲减退、全身酸痛和乏力等。

（2）有脑膜刺激症状，如头痛、呕吐等。

（3）脑膜刺激征阳性。

（4）脑脊液检查，颜色清亮透明。压力正常或轻度增高，白细胞计数轻度增高，一般为（20～100）×10^6/L，以淋巴细胞为主。蛋白质正常或轻度增高，葡萄糖和氯化物含量正常。

（5）有皮肤疱疹和腮腺肿大等病毒感染证据。

（6）病毒学检查分离出某种病毒，特别脑脊液中分离出病毒可确诊。

（二）鉴别诊断

1. 结核性脑膜炎　缓慢起病、病程较长。脑脊液外观微浑浊，静置后有薄膜形成，白细胞计数更高，蛋白质定量增高，葡萄糖及氯化物含量降低，脑脊液涂片可检出结核分枝杆菌。不经特殊治疗病情将逐渐严重。

2. 化脓性脑膜炎　脑脊液外观浑浊，白细胞计数增加，以中性粒细胞为主，涂片检查或细菌培养可找到化脓性致病菌。脑脊液中纤维结合蛋白浓度及溶菌酶活性的测定有助于疾病的鉴别，化脓性脑膜炎时纤维结合蛋白浓度及溶菌酶活性均明显升高；而病毒性脑膜炎时纤维结合蛋白浓度明显降低，溶菌酶活性不升高。

3. 新型隐球菌性脑膜炎　起病缓慢，病程迁延。脑脊液葡萄糖含量降低，涂片墨汁染色可发现厚荚膜圆形发亮的就是隐球菌。在沙氏培养基上有真菌生长，即可确诊。

六、治疗

病毒性脑膜炎是一种良性、自限性疾病，一般不需要应用抗病毒药物。

1. 一般治疗　急性期要卧床休息，头痛较重者可口服镇痛药，如布洛芬每次 300 mg，每日 2 次。

2. 降颅内压、抗癫痫治疗　有颅内高压症状者，可给予 20% 甘露醇，每次 125 mL，静脉滴注，每日 4 次。有癫痫发作者可给予丙戊酸钠，每次 200 mg，每日 3 次。

3. 抗病毒治疗　对水痘-带状疱疹病毒感染可给予阿昔洛韦，剂量为每日 10～15 mg/kg，加 5% 葡萄糖注射液或生理盐水 250 mL，静脉滴注，连用 10~15 日。

4. 肾上腺皮质激素　有抗炎、抗水肿作用。可给予地塞米松，每次 10 mg 加入抗病毒药物中，静脉滴注。

（付　霜）

第三节　急性化脓性脑膜炎

一、概述

急性化脓性脑膜炎（acute purulent meningitis，APM）是指由化脓性细菌引起的急性软脑膜、蛛网膜的感染性疾病，表现为急性或亚急性起病的发热、畏寒、头痛、呕吐、抽搐和（或）意识障碍，脑膜刺激征阳性，脑脊液呈化脓性改变。如不及时治疗，本病的致死率和致残率都很高。目前随着疾病早期确诊和抗生素的足量和合理应用，病死率已有显著性下降，但是仍有部分病患遗留癫痫发作、肢体瘫痪和智力障碍等神经系统后遗症。

二、病因和发病机制

（一）病因

脑膜炎球菌、肺炎球菌、流感嗜血杆菌、金黄色葡萄球菌等是化脓性脑膜炎的常见致病菌，在世界各地的发病没有地域性差异。其次为链球菌、铜绿假单胞菌和大肠埃希菌等。其中脑膜炎球菌感染所致的流行性脑脊髓膜炎最为常见，本节主要介绍脑膜炎球菌以外的化脓性细菌感染所致的急性化脓性脑膜炎。

引起急性或亚急性脑膜炎的路径有以下几种：

1. 血源性播散　常继发于菌血症，细菌可能是首先通过脉络丛，进入脑室系统，使脑脊液受到感染，然后通过第四脑室进入蛛网膜下腔，而形成脑膜炎。

2. 细菌从邻近部位进入软脑膜　如颅骨骨折或穿通伤时，以及化脓性中耳炎、乳突炎、鼻窦炎、颅骨骨髓炎等。

3. 颅内病灶的直接蔓延　脑脓肿破溃时，脓液进入脑蛛网膜下腔或脑室系统，脑脊液循环系统受到感染，形成脑膜炎。

（二）发病机制

细菌侵入蛛网膜下腔即开始繁殖，但是患者是否发病，取决于病原体与宿主之间的相互作用。大多数情况下宿主为健康带菌者，当宿主的抵抗力低下或病原体的毒力较强时，宿主会出现急性脑膜炎的症状。通过血-脑屏障的病原体，部分细菌自身细胞溶解，崩解的细胞壁成分（如脂多糖等）和炎症细胞（如白细胞、小胶质细胞等）、炎性因子（如白介素-1、肿瘤坏死因子）等相互作用，使脑脊液中的炎性渗出物不断集聚，导致脑脊液循环通路受阻，蛛网膜颗粒吸收障碍，导致严重的脑水肿、脑积水，颅内压增高。如果不及时治疗，在颅内压力增高的过程中，脑血管的自动调节功能丧失，可发生继发性的脑缺血或脑梗死。

三、临床表现

为急性或暴发性起病,各种年龄均可发病,以儿童多见。

(一) 感染中毒症状

有发热,常为高热;畏寒,精神不振,全身酸痛,四肢乏力,食欲减退和嗜睡等。

(二) 脑膜刺激症状和体征

有头痛,颈项强痛,克尼格征和布鲁津斯基征呈阳性。

(三) 颅内高压症状

有头痛,常为剧烈头痛;呕吐,部分患者呈喷射状呕吐;视力障碍,可有视盘水肿。婴幼儿表现为前囟饱满,角弓反张。严重时发生小脑幕切迹疝或枕骨大孔疝,表现为意识障碍,呼吸困难严重时呼吸停止,一侧瞳孔或双侧瞳孔散大。

(四) 大脑皮质刺激症状

有癫痫发作,呈强直-阵挛性发作或部分性发作,甚至为难以控制的癫痫发作或癫痫持续状态。

(五) 脑局灶性损害的症状

患者表现为偏瘫、失语、偏身感觉障碍等。

(六) 脑神经损害的症状

常累及动眼神经、外展神经、面神经和听神经,引起受累脑神经受损的症状和体征。

(七) 并发症

可引起硬膜脑下积液,常见于2岁以下幼儿;硬脑膜下积脓,常见于青壮年;其他有脑脓肿、脑梗死、静脉窦血栓形成和脑积水等。

四、辅助检查

(一) 周围血象检查

白细胞总数增高,中性粒细胞占比高达80%~90%。

(二) 脑脊液检查

脑脊液检查是化脓性脑膜炎的重要诊断依据。脑脊液颜色浑浊,脓性或呈米汤样。压力明显增高,白细胞计数增高,大多数为 $1\,000×10^6/L$ 以上,以中性多形核细胞为主。蛋白质定量明显增高,葡萄糖和氯化物含量降低。50%以上的患者脑脊液中可找到致病菌,脑脊液离心后沉渣做革兰染色涂片,阳性率可高达80%~90%,为早期病原学诊断和正确选择抗生素提供初步依据。脑脊液细菌培养,有助于进一步提高病原学确诊的阳性率,应常规进行细菌培养和药敏试验。

(三) 免疫学试验

对于已经接受抗生素治疗的疑似急性化脓性脑膜炎的患者,常规的脑脊液涂片和培养,有时很难确定到病原菌。近年来脑脊液细菌抗原的特异性免疫学检查,能快速作出病原菌和菌型诊断,敏感性和特异性均高,并不受抗生素治疗的影响,方法简便、快速,可作为早期快速诊断的手段,常用的方法有PCR、对流免疫电泳法(CIE)、乳胶凝集试验(LAT)、ELISA、放射免疫分析(RIA)等。

但是，目前对于上述检测手段也存在争议，假阳性率高，不能替代脑脊液革兰染色和病原学培养。

（四）与病原学有关的实验室检查

1. 乳酸（LA） 细菌性脑膜炎脑脊液乳酸含量高达 25 mg/dL，而在病毒性脑膜炎常低于 25 mg/dL，有学者主张把脑脊液乳酸>35 mg/dL 作为细菌性脑膜炎的诊断标准。但脑脊液乳酸增高的机制是脑缺氧和脑水肿，因此也见于脑真菌感染、脑外伤、脑出血和其他脑缺氧的病例，应加鉴别。但可作为与病毒性脑膜炎鉴别的方法。

2. 乳酸脱氢酶（LDH） 急性化脓性脑膜炎脑脊液总 LDH 含量持续增高，其中 LDH_4 和 LDH_5 与中性粒细胞浸润有关，反映脑膜炎的轻重，有助于与病毒性脑膜炎的鉴别。脑脊液总 LDH 含量增高对疾病的预后有一定的价值。LDH_1 和 LDH_2 与脑组织损害有关，急剧增高，提示神经系统脑实质性损害严重，死亡风险高。

（五）影像学检查

1. 颅脑 CT 检查 早期可无明显异常，当炎性渗出物沉积时，可见蛛网膜下腔扩大、模糊。在化脓期增强扫描时，可见脑底池脑膜密度增强。在晚期，可见到脑动脉炎所致的脑梗死和脑软化，脑膜粘连所致的脑积水以及儿童常并发的硬脑膜下积液、积脓。当并发脑脓肿时，可见一低密度区，有占位效应；脓肿包膜形成期增强扫描可显示出较薄的、厚度均匀、边界光整的典型脓肿包膜。同时，CT 检查可以一定程度反映出颅骨骨髓炎、乳突炎、重症鼻窦炎等。CT 检查可以显示颅骨或椎体是否存在骨质破坏，揭示出化脓性病原菌入侵的途径。

2. 颅脑 MRI 检查 MRI 平扫和增强扫描对脑实质炎症、脑水肿、脑疝、脑脓肿及其他脑部并发症可提供清晰的影像。

五、诊断和鉴别诊断

（一）诊断

（1）急性起病，有明显的感染中毒症状。如发热、寒战、全身酸软乏力、食欲减退和嗜睡等。

（2）有脑膜刺激症状和体征。头痛，颈项强痛和脑膜刺激征阳性。

（3）可能有身体其他部位的感染病灶，如化脓性中耳炎和肺部感染等。

（4）脑脊液检查符合化脓性脑膜炎改变，革兰染色涂片和细菌培养阳性可以确诊。

（5）颅脑 CT 和 MRI 检查，有脑膜强化，特别是脑底部脑膜密度增强。

（二）鉴别诊断

1. 主要与结核性脑膜炎、真菌性脑膜炎和病毒性脑膜炎相鉴别 根据病史、临床表现及脑脊液改变的不同特点，一般不难鉴别。

2. 注意排除其他病原所致的脑实质感染 如脑型疟疾、脑型血吸虫病、脑囊虫病、脑阿米巴和脑肺吸虫病等，根据上述寄生虫病的病原学、免疫学和影像学检查的特点，可以鉴别。

六、治疗

（一）一般支持治疗

（1）首要的治疗是保持患者的有效血容量，维持患者的血压，治疗败血症性休克。

（2）保持呼吸道通畅，呼吸道分泌物多者，要及时吸痰。

（3）保持静脉通道通畅，以确保水与电解质的平衡。

（4）监测生命体征，维持收缩压在 12 kPa（90 mmHg）以上；输液不能过多、过快，以免发生充血性心力衰竭；如有呼吸功能障碍，必要时气管插管和辅助呼吸。

（二）抗生素治疗

急性化脓性脑膜炎是神经科急症，早期及时的抗菌治疗是降低病死率、改善预后的关键。一旦确诊应立即开始抗生素治疗，并根据药敏试验及时调整治疗方案。但是，随着脑膜炎耐药菌株的出现，初始抗生素的选择也越来越困难。

1. 抗菌药物　在病因不明、无细菌培养结果前，按不同年龄的常见细菌，治疗经验，选用广谱抗生素，病原菌明确后再调整用药。急性化脓性脑膜炎特异性抗生素的选择见表5-1。

表 5-1　急性化脓性脑膜炎特异性抗生素的选择

病原学种类	标准治疗	替代治疗
流感嗜血杆菌		
β-内酰胺酶阴性	氨苄西林	第三代头孢菌素，氯霉素
β-内酰胺酶阳性	第三代头孢菌素	氯霉素，头孢吡肟
脑膜炎球菌	青霉素或第三代头孢菌素	氯霉素
肺炎链球菌		
青霉素最低抑制浓度（MIC）<0.1 g/mL（敏感）	青霉素或氨苄西林	第三代头孢菌素，氯霉素，万古霉素加利福平
青霉素 MIC<0.1~1.0 g/mL（中度敏感）	第三代头孢菌素	万古霉素，美罗培南
青霉素 MIC<2.0 g/mL（高度耐药）	万古霉素加第三代头孢菌素	美罗培南
肠杆菌	第三代头孢菌素	美罗培南，氟喹诺酮，复方磺胺甲噁唑或头孢吡肟
铜绿假单胞菌	头孢他啶或头孢吡肟	美罗培南，氟喹诺酮，哌拉西林
李斯特菌	氨苄西林或青霉素	复方磺胺甲噁唑
无乳链球菌	氨苄西林或青霉素	第三代头孢菌素，万古霉素
金黄色葡萄球菌		
甲氧西林敏感	奈夫西林或苯唑西林加上第三代头孢菌素	万古霉素
耐甲氧西林	万古霉素加上第三代头孢菌素	利奈唑胺，奎奴普丁，达福普汀，替加环素
表皮葡萄球菌	万古霉素	利奈唑胺，替加环素

（1）肺炎球菌性脑膜炎和流感嗜血杆菌脑膜炎患者，对青霉素敏感者仍首选大剂量青霉素治疗；对青霉素耐药者，改用头孢菌素。金黄色葡萄球菌感染者可按此原则选药，也可直接选用头孢菌素，必要时加万古霉素。

（2）大肠埃希菌、肺炎杆菌、铜绿假单胞菌、沙门菌属及变形杆菌等革兰阴性杆菌，多用氨基糖苷类和第三代头孢菌素类抗生素。

（3）新生儿化脓性脑膜炎（PM）可首选第三代头孢菌素代替经验用药，以避免耳毒性、肾毒性等不良反应，必要时合用氨苄西林。

2. 疗程　急性化脓性脑膜炎常用药物的疗程为10~14日。

（1）青霉素G：成人每日800万~1 200万U静脉滴注（用生理盐水），儿童依体重酌减。

（2）头孢菌素类：常用于APM的有头孢噻肟、头孢唑肟、头孢曲松钠、头孢哌酮钠。而头孢塔齐定被认为更适用于铜绿假单胞菌。除头孢曲松外，头孢菌素用于APM的剂量均为每次50 mg/kg，每6~8小时1次；头孢曲松的剂量为每次50 mg/kg，每8~12小时1次，每日4.0~6.0 g。

（3）万古霉素：成人每日2.0 g，分2~4次静脉滴注。

（4）氨基糖苷类：多用阿米卡星，每日400 mg静脉滴注；或庆大霉素，成人每次40~80 mg（4万~8万U）加入5%葡萄糖注射液250 mL静脉滴注，每日2~3次，儿童依体重减量，注意耳毒性、肾毒性的不良反应。

（5）对难治性感染还可选用其他的β-内酰胺类抗生素：①β-内酰胺酶抑制剂的复合制剂，如青霉烷砜、氨苄西林；②单胺菌素类，如氨曲南；③碳青霉烯类，如亚胺培南。

（三）有颅内高压、脑水肿者

应用20%甘露醇，成人每次125~250 mL，静脉滴注，每6小时1次，脑水肿情况改善后逐渐减量和停药。

（四）颅内并发症的处理

1. 脑脓肿　脓肿形成期须做穿刺抽脓或脓肿切除术。

2. 急性阻塞性脑积水　可从前囟或经颅骨钻孔行穿刺。注意有活动性感染时应局部注入抗生素，严重病例可用导管做持续外引流，若感染消散后仍有梗阻，则需考虑行脑室—腹腔分流术。

3. 硬膜下积脓、积液　可行硬膜下穿刺。

（刘贤俊）

第四节　结核性脑膜炎

一、概述

结核性脑膜炎是结核杆菌导致的脑膜和脊髓膜非化脓性炎症。各个年龄段均可发病，以青少年最多；患者亚急性或慢性起病，可出现发热、头痛、脑膜刺激征及神经功能缺损症状等。

全球结核性脑膜炎的平均发病率为1.37/10万人，其中发病率最高的国家依次为印度、中国、印度尼西亚、尼日利亚。我国结核性脑膜炎的发病率为（0.34~3.19）/10万人，19世纪80年代发病率曾逐渐降低。但近年来随着耐药菌的出现以及HIV感染患者的增加，目前结核性脑膜炎在世界范围内重新呈现上升趋势。

二、发病机制

结核性脑膜炎占全身性结核病的6%左右，绝大多数病例是由人型结核分枝杆菌致病，少数病例是由牛型结核分枝杆菌所致。通常通过血液播散后在脑膜和软脑膜下种植，形成结核结节，之后结节破溃，大量结核菌进入蛛网膜下隙，形成粟粒性结核或结核瘤病灶，最终导致结核性脑膜炎。另外部分患者由于颅骨或脊柱骨结核病灶直接破入颅内或椎管内而发病。患者免疫力低下或发生变态反应是造成结核性脑膜炎的重要条件。

三、病理生理

结核性脑膜炎的病理生理机制，见图5-1。结核杆菌进入蛛网膜下隙后引起局灶性T淋巴细胞依赖性免疫应答，以导致干酪样肉芽肿炎性反应为特点。肿瘤坏死因子-α（TNF-α）在其中发挥重要作用。研究显示，脑脊液（CSF）中TNF-α浓度与疾病的严重程度密切相关，给予抗生素或抗TNF-α抗体能够改善结核性脑膜炎模型兔的预后。

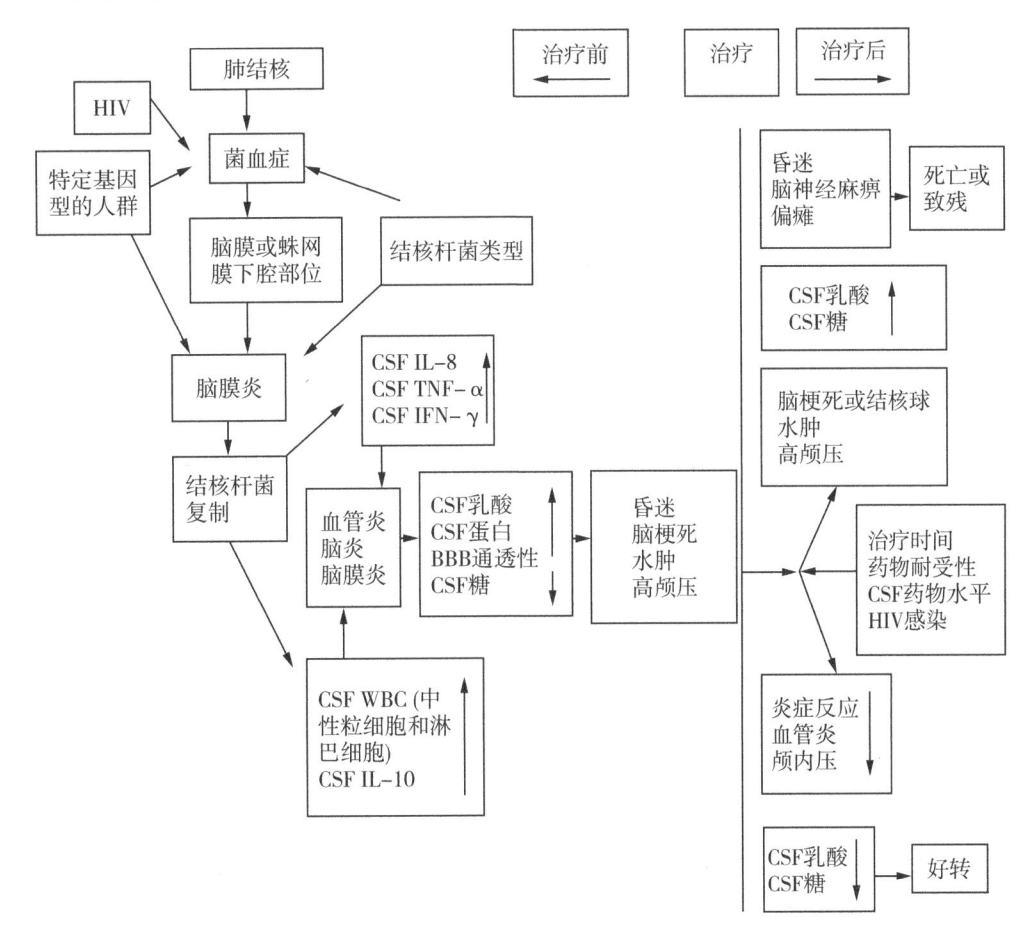

图5-1 结核性脑膜炎病理生理模式

IL：白介素；IFN：干扰素；WBC：总白细胞；BBB：血-脑屏障

结核性脑膜炎的主要病理变化体现在软脑膜上，亦常伴有轻重程度不一的脑实质炎症或是结核病灶。患者软脑膜和蛛网膜下隙内有大量炎性渗出物，主要为单核细胞、淋巴细胞和纤维素，在病情进展的结核性脑膜炎中常见有结核性肉芽肿，病灶中心是干酪样坏死，周围是上皮细胞、朗格汉斯多核巨细胞和淋巴细胞浸润，并可见有成纤维细胞增生。此外，小动脉可见血管周围炎和动脉内膜炎性增生，部分病例有血栓形成和脑组织软化。

四、临床表现

结核性脑膜炎患者前驱症状包括周身不适、疲劳、食欲减退、体重减轻、发热、肌痛等非特异性症状。

结核性脑膜炎主要累及外侧裂、大脑基底池、脑干和小脑,并由此引发相应临床表现。①由于炎性渗出物阻塞脑脊液循环从而导致脑积水及压迫脑神经。②炎性肉芽肿常融合成为结核球并在不同部位导致不同神经功能缺损。③闭塞性血管炎可导致脑梗死及卒中样症状。这些症状的严重程度与颅内炎症反应情况有关,并与患者预后密切相关。

故患者发病早期表现为头痛(96%)、发热(91.1%)、颈项强直(91.1%)和呕吐(81.2%)等,但是在老年患者中,其脑膜炎症状并不是很突出。随着病情进展,患者逐渐出现神经系统功能缺失症状。其中73.5%的患者出现高颅压,主要由于交通性脑积水所致;10%~47.4%的患者发生抽搐,主要为结核病变对大脑皮质直接刺激及脑水肿引起;20%~31.5%的患者出现脑神经损害,主要为渗出物包绕、压迫所致,其中以视力减退、面瘫、听力受损最为常见;11.3%~45%的患者发生偏瘫,多由于动脉炎所致;8.2%~19.2%的患者出现四肢瘫或截瘫;部分结核性脑膜炎患者表现不典型症状,如基底核受累会导致运动障碍,13.3%的患者可出现震颤、不自主运动等。少数结核性脑膜炎可累及脊髓,常导致截瘫,发生率低于10%。另外,结核性脑膜炎尚可以造成代谢异常,50%的患者可出现低钠血症。

以 Glasgow 昏迷评分和是否存在神经系统局灶性体征为标准,结核性脑膜炎的严重程度可以分为3期,见表5-2。

表5-2 英国医学研究委员会修订的结核性脑膜炎严重程度分级标准

Ⅰ期:意识清醒,无神经系统定位体征

Ⅱ期:Glasgow 昏迷评分10~14分,伴或不伴局灶性神经系统定位体征;或 Glasgow 评分15分,伴神经系统定位体征

Ⅲ期:Glasgow 评分低于10分,伴或不伴有神经系统定位体征

五、辅助检查

1. 脑脊液检查

(1)常规及生化检查:①外观,无色透明或微混,静置24小时后约50%可见薄膜形成(因析出纤维蛋白所致)。②细胞,白细胞呈中度增加,大多数为(10~500)×10⁶/L,个别可达1 000×10⁶/L;分类以淋巴细胞为主,但早期可见多核细胞增多。③糖,大多明显降低,通常在2.22 mmol/L以下。Donald 强调如 CSF 糖浓度低于血糖的0.4则对诊断结核性脑膜炎更有意义。④蛋白质,一般在1~5 g/L,晚期有椎管梗阻者可高达10~15 g/L,并出现 CSF 黄变。⑤氯化物,早期常明显降低,可能与患者血清中氯化物降低有关。⑥乳酸盐,CSF 中乳酸盐的含量是鉴别细菌性脑膜炎和病毒性脑膜炎的重要方法,通常以0.3 g/L(儿童)和0.35 g/L(成年人)为鉴别浓度,结核性脑膜炎患者 CSF 中乳酸盐明显增高。

(2)脑脊液病原学检查:①细菌培养和抗酸染色涂片镜检,传统方法特异性高,但阳性率较低,涂片镜检阳性率仅为15%~30%,而结核杆菌培养的阳性率仅为30%~40%,且耗时长,很难满足临床诊断要求。Kennedy 等通过 Ziehl-Neelsen 染色显示能提高发现结核杆菌的敏感性到80%,使得病原学检查再次受到关注。②聚合酶链反应(PCR),通过基因扩增方式检测结核基因序列,敏感性91%~95%,特异性100%,准确性95%~98.4%。一项针对 PCR 诊断结核性脑膜炎的 meta 分析显示,其敏感性为56%(95%CI 为46~66)、特异性为98%(95%CI 为97~99),结果显示该方面的敏感性仍然偏低,并不明显优于病原学检查。对病原学检查和 PCR 技术进一步观察发现,治疗前应用 Ziehl-Neelsen 染色和 PCR 技术诊断结核性脑膜炎的敏感性分别为52%和38%,治疗5~15天后两种检查方法分别为2%和

28%。结果提示在治疗前应用 Ziehl-Neelsen 染色较为恰当,而治疗后应用 PCR 技术更合适。

2. X 线胸片或胸部 CT 检查 约 50% 的结核性脑膜炎患者有活动性肺结核或者陈旧肺结核征象,其中粟粒性结核强烈提示患者可能并发多脏器病灶。故怀疑该病时,应尽快完善相关检查。

3. 影像学检查 头颅 CT 对于结核性脑膜炎的诊断无特异性。Kumar 的研究显示结核性脑膜炎常表现为颅底脑膜增强、脑积水、结核瘤及脑梗死等,并发现颅底脑膜增强加上结核瘤对于结核性脑膜炎诊断的敏感性达 89%、特异性达 100%。脑 MRI 检查比 CT 更为敏感,可以清楚地显示脑干和小脑病理改变、结核瘤、梗死及脑膜增强情况,但是亦无特异性改变。隐球菌性脑膜炎、病毒性脑膜炎、脑膜转移瘤、淋巴瘤等在影像学上与结核性脑膜炎有时很难鉴别。

六、诊断

结核性脑膜炎的诊断需要结合患者病史、头痛、脑膜刺激征及 CSF 改变等作出;但由于结核性脑膜炎患者症状常不典型,且病情进展后病死亡率高,故对于不能排除结核性脑膜炎的患者应多次、多方式完善相关检查以免漏诊。

对结核性脑膜炎患者特点进行分析显示,有 5 项特点提示为结核性脑膜炎:①症状超过 6 天。②视神经炎。③局灶性神经功能缺损。④运动异常。⑤脑脊液中性粒细胞数量低于淋巴细胞数量的 50%。符合其中 2 项时诊断的敏感性为 98%、特异性为 44%;符合其中 3 项及以上指标时特异性可达 98%。Thwaites 等亦建立了一个结核性脑膜炎诊断指标(表 5-3),对结核性脑膜炎的诊断敏感性达 86%,特异性达 79%。

表 5-3 结核性脑膜炎的诊断指标

参数	分数
年龄	
≥36 岁	2
<36 岁	0
血液白细胞计数	
≥15 000×10^6/L	4
<15 000×10^6/L	0
病史	
≥6 天	5
<6 天	0
脑脊液白细胞总数	
≥750×10^6/L	3
<750×10^6/L	0
CSF 中性粒细胞	
≥90%	4
<90%	0

注:诊断指标,总分≤4 支持结核性脑膜炎;总分>4,不支持结核性脑膜炎诊断。

七、鉴别诊断

主要和隐球菌性脑膜炎、病毒性脑膜炎、细菌性脑膜炎、脑膜癌病、淋巴瘤等相鉴别。

八、治疗

对于结核性脑膜炎的治疗原则：早期治疗、联合用药、足够剂量和疗程、分阶段治疗。

1. 抗结核治疗　联合用药应首选杀菌药、配用抑菌药，分阶段治疗指分别给予强化期治疗和巩固期治疗，总疗程9~12个月。常用的杀菌药有异烟肼（H）、利福平（R）、链霉素（S）和吡嗪酰胺（Z）四种；抑菌药有乙胺丁醇（E）。儿童因乙胺丁醇有视神经毒性、孕妇因链霉素有听神经毒性，故尽量不应用。目前研究认为异烟肼是不可缺少的一种抗结核药物。主要的一线药物及其用法，见表5-4。

表5-4　ATS/IDSA/CDC委员会治疗指南

药物	成年人日用量	儿童日用量	用药途径	用药时间	作用
异烟肼（H）	5 mg/（kg·d）	10~15 mg/kg	qd, po	9~12个月	细胞内外杀菌
利福平（R）	10 mg/（kg·d）	10~20 mg/kg	qd, po	9~12个月	细胞内外杀菌
吡嗪酰胺（Z）	40~55 kg：1 000 mg	20~30 mg/kg	tid, po	2个月	细胞内杀菌
	56~75 kg：1 500 mg				
	76~90 kg：2 000 mg				
乙胺丁醇（E）	40~55 kg：800 mg	15~20 mg/kg	qd, po	2个月	抑菌药
	56~75 kg：1 200 mg				
	76~90 kg：1 600 mg				
链霉素（S）	750 mg	20~30 mg/kg	qd, im	3~6个月	细胞外杀菌

注：ATS，美国胸科协会；IDSA，美国感染性疾病协会；CDC，疾病控制中心。

一般主张应至少选用3种药物联合治疗，常用异烟肼、利福平和吡嗪酰胺。其中异烟肼在治疗前2周起主要作用，因为异烟肼主要作用于快速复制期的结核杆菌；随后利福平和吡嗪酰胺起主要作用，利福平主要作用于低复制或无复制的结核杆菌，而吡嗪酰胺则作用于细胞内的结核杆菌。1期患者可给予3HRZ/7HR方案治疗，即应用异烟肼、利福平加吡嗪酰胺治疗3个月后，继续给予异烟肼、利福平治疗7个月。2期或3期患者则可给予3HRZS/7HRE方案，即给予异烟肼、利福平、吡嗪酰胺加链霉素治疗3个月后，继续给予异烟肼、利福平和乙胺丁醇治疗7个月。治疗过程中应注意药物不良反应，包括肝功能异常（异烟肼、利福平和吡嗪酰胺）、多发性神经炎（异烟肼）、视神经炎（乙胺丁醇）、癫痫发作（异烟肼）等。为预防异烟肼引起的多发性神经炎，可治疗同时给予维生素B_6。

2. 糖皮质激素治疗　在足量应用抗结核治疗的基础上，应用糖皮质激素可降低结核性脑膜炎患者粘连性蛛网膜炎和椎管梗阻等并发症的发生率，并减轻脑水肿。既往研究结果显示能改善患者生存率，其治疗方法包括：成年人应用地塞米松治疗，用法是第1周0.3 mg/（kg·d），iv；第2周0.2 mg/（kg·d），iv；第3周0.1 mg/（kg·d），po；第四周3 g/d，po；并在第5周逐渐减药到停药。儿童给予泼尼松治疗，用法是4 mg/（kg·d）po，连用4周，第5周逐渐减量并停药。

重症患者还可以给予鞘内注射地塞米松5~10 mg、α-糜蛋白酶4 000 U、透明质酸酶1 500 U，每周3次，以防治颅内粘连。

3. 多药耐受性结核性脑膜炎的治疗　如果结核性脑膜炎患者患病之前与多药耐受性肺结核患者有密切接触史或者尽管给予足量治疗但患者临床症状几乎无变化，则应考虑为多药耐受性结核性脑膜炎。资料显示，全球约有50万病例为多药耐受性结核性脑膜炎患者，且在HIV感染患者中更为普遍。对于这部分患者的治疗，建议一般起始即使用五种药物联合治疗（表5-5）。

表5-5 多药耐受性结核性脑膜炎的治疗策略

药物	用法	最大剂量
强化治疗期：4个月		
阿米卡星或卡那霉素	静脉注射或肌内注射 15~30 mg/kg	1 000 mg
乙硫异烟胺	15~20 mg/kg	1 000 mg
吡嗪酰胺	20~30 mg/kg	1 600 mg
氧氟沙星	7.5~15 mg/kg	800 mg
乙胺丁醇或环丝氨酸	10~20 mg/kg	1 000 mg
巩固治疗期：12~18个月		
乙硫异烟胺	5~10 mg/kg	750 mg
氧氟沙星	7.5~15 mg/kg	800 mg
乙胺丁醇或环丝氨酸	10~20 mg/kg	1 000 mg

九、预后

结核性脑膜炎患者的预后主要与是否能够及早规范治疗密切相关，另外受患者年龄、病情及颅内高压严重程度、脑神经受累情况以及是否并发其他部位感染等影响。Ramachandram等发现治疗起始时间不同预后差异很大，1期患者病死率为9%，2期患者病死率为25%，3期患者病死率为73%，故早期规范治疗是非常必要的。

（刘贤俊）

第五节　中枢神经系统螺旋体感染性疾病

一、神经梅毒

近10年，神经梅毒已非常少见，但它在临床仍不能被所忽略。来自美国和其他国家的报道显示，神经梅毒患者（通常是与AIDS相伴随）的数目正在增加。在一些大都市，梅毒螺旋体感染的人数正在增加，而梅毒螺旋体感染也正是发展为梅毒的始动因素。异性恋吸毒者为主要的感染高危人群。

根据密螺旋体感染的发病机制，梅毒被分为3个临床期，并在二、三期间有一个间歇的潜伏期。第一期，早期梅毒以局部的、有明显界限的皮肤损害为特征，这种皮肤损害被称为下疳或梅毒溃疡。溃疡在感染的部位进一步发展，在最初的暴露（通常是通过性接触）之后10天至10周的时间内，溃疡的外观会变化得比较明显。在这个阶段，使用暗视野或荧光抗体显微镜可以在主要的感染部位观察到密螺旋体。

通常认为60%~90%的病菌能躲避宿主的局部防御反应。如果不给予及时的治疗，病原菌通过血源性和淋巴源性的扩散则会促使病情进展为二期梅毒。该期典型的临床表现有发热、不适、全身性淋巴结病、皮肤病症状等，如斑点、丘疹、环状或滤疱疹，最常见发生在手掌和足底，子宫内膜、头皮、眼、关节和肾脏也可能被累及。被感染人群中约1/3的患者出现脑脊液的异常，如中度的脑脊液淋巴细胞增多，轻微的糖含量增加（乳酸盐增加）、总蛋白轻微的增加。患者可能表现为无临床症状，或有头痛。

通常，在多数病例中，脑脊膜的症候群是较少见的，但脑神经（尤其是第Ⅷ、Ⅶ和Ⅲ对脑神经）的损害仍有可能发生。在这个阶段，存在于皮肤损害中的密螺旋体可以很容易用暗视野显微镜观察到，而存在于脑脊液和眼前房液体中的密螺旋体仅偶尔被观察到。

在第二期，约1/3的患者可表现出脑膜受累的症状，并伴有脑脊液淋巴细胞增多，大多数这个阶段的患者都没有或只伴有轻微的临床症状。15%~30%的患者脑脊液中可以发现密螺旋体而其他脑脊液相关的检查则表现为正常。及时的抗生素治疗能够消除二期梅毒的症状，但即使不采取特殊的治疗，早期梅毒的症状也常会自动消失。

第二期后会出现一个间歇的潜伏期。"Oslo"研究对不予干预梅毒的自然进程进行了观察，其结果提示，约25%的潜伏期患者在其后最初的1年中会定期反复出现皮肤黏膜的损害，这种损害带有传染性。疾病控制中心将苍白密螺旋体感染持续时间少于1年的定义为早期潜伏期（感染性）梅毒，超过1年的定义为晚期潜伏期（非感染性）梅毒。潜伏期可能持续2~10年，潜伏期后大约有1/3的未经治疗的患者会表现出三期梅毒的体征。三期梅毒被称为梅毒瘤（在不同的器官中发生肉芽肿反应，发生率大约为15%），心血管梅毒（10%），神经梅毒（5%~10%）。近10年，或许是因为筛查程序的改变以及抗生素在治疗其他疾病时不经意地发挥了协同治疗作用，梅毒瘤和心血管梅毒已经变得非常少见。

（一）诊断

在梅毒发生的早期，通过使用荧光或暗视野显微镜，常可以在病变部位的渗出物中找到梅毒螺旋体（苍白密螺旋体），也可能在脑脊液中发现梅毒螺旋体。迄今为止，体外培养梅毒螺旋体尚未获得成功。20世纪90年代早期，人们对使用PCR技术检测临床样本中梅毒螺旋体的DNA这一技术寄予厚望，但随后的事实证明，该方法对诊断梅毒晚期患者缺乏足够的敏感性。因此，血清学检查在二、三期梅毒的诊断中仍然保持优势。

常用的实验室检查方法有两种类型：

1. 定量非螺旋体或反应素检查　如性病研究实验室检查（VDRL）、快速血浆反应素检查（RPR）或心肌磷脂补体结合反应检查（由Wassermann test发展而来）。

2. 特殊的密螺旋体检查　即荧光螺旋体抗体吸收（FTA-ABS）实验、梅毒螺旋体血凝集测定（PHA）、梅毒螺旋体微粒凝集测定（TPPA）。

中枢神经系统梅毒的活动性可以通过对脑脊液淋巴细胞增多和血清中抗螺旋体IgM抗体检测来加以评估。然而，约1/3的未经治疗的神经梅毒患者不会出现脑脊液淋巴细胞增多。因此，有必要寻找其他关于疾病活动期的指标。不管早前是否使用过抗生素治疗，阳性的脑脊液-VDRL检查结果，在一些特殊的病例（如同时感染HIV）可能是阳性的脑脊液PCR检查结果，这些阳性结果均可能被认为疾病活动期的证据。IgG指数并不能作为判断疾病活动性的有效指标，但它可被用于长期治疗反应的监测，因为在治疗后，IgG指数排列呈对数线性方式分布。在抗生素治疗6~12个月后，脑脊液淋巴细胞增多会消退，螺旋体IgM抗体也应当从血清中消失，脑脊液VDRL检查应当为阴性。

对可疑的神经梅毒患者进行诊断的其他方法包括头颅CT、MRI、EEG、胸部X线摄影、眼科和耳科检查，使用诱发电位来衡量中枢神经系统的功能状态，通过这些检查可以监测神经梅毒严重的并发症并与其他的中枢神经系统疾病进行鉴别。这包括与结核性和隐球菌性脑膜炎、神经利斯特菌病、莱姆病、播散性中枢神经系统弓形虫病、病毒性脑膜脑炎、中枢神经系统结节病、脑血管炎等病进行鉴别。

（二）无症状的神经梅毒

无症状的神经梅毒是指缺乏神经系统损害的表现，但脑脊液异常，且有梅毒血清学证据的梅毒患者。

1. 诊断

（1）所有经不规则治疗后超过 1 年的梅毒患者，即使缺乏神经系统症状和体征，都应做腰穿。而且，所有曾治疗过的一期和二期梅毒患者，只要有梅毒血清试验效价的持续高水平或上升提示治疗可能失败者，都应接受腰穿检查。

（2）脑脊液行细胞、蛋白质分析和梅毒血清学试验。脑脊液梅毒血清试验阳性能确诊神经梅毒。但疾病活动状态的最好的指示剂是细胞计数。外观正常的脑脊液梅毒血清试验阳性的意义还不清楚。

（3）人免疫缺陷病毒感染的患者梅毒血清试验阳性，即使有一期或二期梅毒治疗的证明，仍须进行腰穿。对这类患者的早期梅毒，常规治疗还不够，应高度怀疑有神经梅毒。然而，HIV 疾病的所有阶段常见非特异性的脑脊液异常且难以解释。

2. 治疗

（1）有免疫力的患者，青霉素是首选药，且能有效阻止进展为有症状的梅毒。有几种可行的方案，但是只有大剂量的水剂青霉素能在脑脊液中达到杀灭梅毒螺旋体的药物水平。临床常用水剂青霉素 400 万 U，静脉滴注，每 4 小时一次，共 14 天；或普鲁卡因青霉素 G 每天 240 万 U，肌内注射，联用丙磺舒 500 mg 口服，每天 4 次，共用 4 天；或苄星青霉素 240 万 U，肌内注射，每周一次，共 3 周。

（2）青霉素过敏的患者的供选方案还没有得到很好的研究。常推荐使用四环素 500 mg 口服，每天 4 次，共 30 天；或红霉素 500 mg 口服，每天 4 次，共 30 天。

3. 随访检查　第 1 年每隔 3~6 个月随访 1 次，作脑脊液的检查及梅毒血清试验。12~24 个月内，梅毒血清试验应转阴或到达一个稳定的低效价。治疗后 1 年脑脊液外观正常提示治愈。

再治疗的指征：①6 个月内脑脊液细胞计数未转为正常；6 个月时蛋白质水平本应降低，但仍未正常。②一些临床医师认为脑脊液梅毒血清试验效价上升或第 1 年末脑脊液试验的效价经 1 次以上的稀释仍不下降。

（三）有症状的神经梅毒

1. 当梅毒螺旋体侵入中枢神经系统时，可导致两大类损害：①脑脊膜和血管梅毒，包括弥漫性或局灶性的脑膜梅毒、脑血管梅毒或脑脊膜和血管梅毒。②梅毒的脑实质性损害，包括脊髓痨、麻痹性痴呆和视神经营养不良。

因为晚期神经梅毒的外周血和脑脊液的梅毒血清试验，甚至荧光梅毒螺旋体抗体吸收试验（较少见）都可能为阴性，故诊断主要依据临床表现。诊断脑脊膜血管梅毒或麻痹性痴呆时，脑脊液的异常为重要依据，主要为白细胞数增多和蛋白含量升高。极少数病例用暗视野显微镜能观察到脑脊液中的梅毒螺旋体。脊髓痨患者的脑脊液偶有正常，尤见于长病程患者。

2. 药理学及药代动力学　过去 50 年的临床经验已经表明，梅毒螺旋体除对青霉素以外，对其他的 β 内酰胺类、大环内酯类和四环素族均敏感。因为梅毒螺旋体不能被标准的微生物学技术所培养，所以要明确梅毒螺旋体对各个抗生素的敏感程度非常困难。影响抗生素防御病菌效果的因素包括：①在感染部位能获得的抗生素浓度。②梅毒螺旋体在相关组织中的复制时间。③感染部位组织防御机制的抵抗力等。

实验数据显示：血清中青霉素浓度为 0.1 mg/mL 是最佳的抑制螺旋体的有效浓度，低于这个浓度采用较长的治疗时间也可达到治疗的目的。Idsoe（1972）认为，血清中青霉素浓度超过 0.018 mg/mL

（或 0.03 U/mL）持续 7~10 天，间歇时间持续不超过 24~30 小时，是治疗早期梅毒的标准方案。后来，这一标准又被扩充到包括治疗神经梅毒患者脑脊液中的浓度标准。但一系列对神经梅毒患者药代动力学的研究表明，低剂量的标准治疗不足以在脑脊液中维持 0.018 mg/mL 的治疗浓度。维持这个浓度可能需要高浓度的青霉素（20~30 U），每天给予 3~6 次这样的剂量。

第二个需要考虑的关键点是，应当减缓梅毒螺旋体的复制，梅毒螺旋体离体的复制周期为 30~33 小时。在人体内密螺旋体的细胞分裂比体外要慢得多，尤其是在潜伏期或梅毒第三期。由于大多数抗生素仅仅在有活性的微生物新陈代谢中发挥作用，所以延长治疗时间是十分必要的。

第三个与抗生素治疗效果相关的因素是目前尚未完全清楚的中枢神经系统的防御机制的作用。长期以来，中枢神经系统被认为是对病原体微生物免疫功能较弱的地方之一。梅毒螺旋体被认为有特殊的策略以逃避组织的防御机制，故强调大剂量系统的抗生素治疗对消灭病原体的必要性。离体实验表明，使 50% 密螺旋体停止运动的浓度青霉素为 0.002 μg/mL，阿莫西林为 0.07 mg/mL 以及头孢曲松 0.01 μg/mL。体内实验可能需要扩大 10 倍这样的浓度。头孢曲松 2 g/d 的剂量（首剂量为 4 g）是获得相对应的脑脊液浓度的需要剂量。临床研究已经证实了头孢曲松治疗神经梅毒的有效性。头孢曲松由于具有较长的半衰期和良好的渗透入脑脊液的能力，所以，该药物是有吸引力的候选药物之一。头孢曲松抗梅毒螺旋体的活性可能并不比大剂量的青霉素强，但 1 天 1 次的治疗方案和适用于青霉素过敏患者是其优势所在。氯霉素和多西环素也被应用于小部分神经梅毒患者，但基于原前可用的研究数据尚不足以将这两种药物选入明确地推荐治疗方案中。

3. 抗生素治疗　近来的资料表明，目前推荐的抗生素疗法需要进一步修正，其理由如下：①普鲁卡因青霉素 240 万 U（或 480 万 U），每天肌内注射，另加口服丙磺舒每天 4 次，共 10~14 天，在多数患者脑脊液中未能到达抑制螺旋体的浓度标准。②既然目前推荐的用于治疗早期及潜伏期梅毒的氨苄西林（240 万 U）疗法在脑脊液中达不到抑制螺旋体的浓度标准，那么青霉素制剂也不适合于治疗无症状性神经梅毒患者。

现在治疗神经梅毒的一线疗法是静脉滴注水溶性青霉素，1 800 万~2 400 万 U/d（或者 300 万~400 万 U，每 4 小时一次），至少持续 14 天。这一疗法应当被应用于有或无症状的神经梅毒患者以及那些与 HIV 共同感染的患者。

一些欧洲的医疗中心执行 1 000 万 U 青霉素静脉给药，每天 3 次。目前看来这种疗法是成功的。这种治疗方法能够维持脑脊液中抑制螺旋体的青霉素的浓度标准，并且不需要重复治疗。

可供选择的另一种药物是头孢曲松（2 g 静脉滴注，每天 1 次），首剂量为 4 g，疗程为 10~14 天。这类药物被推荐用于那些具有中枢神经系统症状伴或不伴脑脊液病理发现的患者，使用时无须考虑梅毒的进程。

作为第 3 个一线药物，多西环素多用于那些对内酰胺类抗生素过敏的患者。推荐的剂量为 200 mg 口服，每天 4 次，共 28 天。多西环素（强力霉素）不应用于妊娠和母乳喂养的患者。

另一种有效的抗生素是氯霉素。氯霉素的有效性目前尚待有控制的对照性研究来进一步明确，它一般仅用于那些对上述抗生素无效的特殊病例。

晚期神经梅毒规则的治疗方案还不清楚，尽管给予极大剂量的抗生素，仍不能阻止临床进展。可能晚期梅毒的某些表现不是由直接感染引起，而是由自身免疫机制引起。

对青霉素过敏的患者，还没有很好地治疗方案，其最佳剂量和疗程也不清楚。但常规的方案包括：①四环素 500 mg，口服，每天 4 次，共 30 天。②红霉素 500 mg，口服，每天 4 次，共 30 天。③氯霉素

1g 静脉注射，每6小时一次，共6周。并随时进行骨髓功能检查，根据结果调整剂量。④头孢曲松，每天2g，静脉滴注或肌内注射，共14天。

4. 其他治疗　癫痫发作应当按照抗惊厥治疗的指导原则进行。闪电样痛患者大多对镇痛剂反应迟钝，应当试验性地使用卡马西平、加巴喷丁、阿米替林或者氯吡汀等药治疗。脑积水是一种罕见的神经梅毒并发症，常需要脑室分流术来治疗。由于目前没有数据显示皮质激素的疗效，所以在应用皮质激素（随同抗生素一起）治疗神经梅毒必须要有依据。

5. 疗效检测　给予有效治疗后，脑脊液淋巴细胞增多会在几周或几个月的时间内减弱，血清中特有的IgM抗体也会在6~12个月中消失。在一些特殊的病例中，19S（IgM）FTA-ABS检查可能要在2~3年后才会成为阴性。血清中特异性IgM抗体检测在抗生素治疗后再次出现阳性，这提示发生了复发感染或再次感染。在有效治疗后，VDRL检查特异性抗体的滴度在3个月内会减少4倍，在1年后，VDRL检查应为阴性。鞘内IgG生成可能会持续若干年。但抗体产生的数量会逐渐减少。TPHA和FTA-ABS检查不应当被用于评估治疗的效果，因为这些检查在即使给予有效治疗的情况下也可能在长时间内保持阳性。那些具有阳性VDRL结果的患者应当每6个月进行一次血清学检查直到检查结果为阴性。伴有中枢神经系统受损的患者，不管处于梅毒的哪个阶段，都应当每6个月进行一次脑脊液检查直到其细胞计数恢复正常。治疗失败的提示包括：临床症状进一步恶化、非梅毒螺旋体2倍或更多倍数的稀释后其滴度反而增加、脑脊液淋巴细胞增多再次出现。

在治疗最初12~24小时，如果出现一系列的症状（发热、头痛、肌痛、不适、心悸、高血压或低血压、外周血液系统白细胞增加和淋巴细胞减少症等）或神经系统体征恶化（包括惊厥），则首先必须考虑雅里希-赫克斯海默反应，虽然该反应在梅毒早期的发生率并不高（该反应在神经梅毒中的发生率为1%~2%）。对该反应应当对症治疗，包括解热、监测心血管的功能。给予的抗生素治疗也不应当被停止。

6. 随访　治疗中，每周检查脑脊液以证明有白细胞计数的下降。如果脑脊液细胞计数不下降，大多数临床医师在常规疗程结束之后，还会延长治疗。治疗完成后，第1年每3~6个月随访1次。每次随访均要行梅毒血清试验检查，至少每6个月做1次腰穿。如果1年以后患者病情稳定，脑脊液细胞计数正常，脑脊液蛋白下降或稳定于低值，则每年随访1次即可。治疗后第2年行最后1次腰穿。

同无症状性神经梅毒一样，如果治疗有效，治疗后的6个月内脑脊液细胞计数应恢复正常。脑脊液蛋白可能在更长的时间内仍较正常升高，且可能不能回复正常水平，应停滞于一个固定的低水平。

患者的血清和脑脊液的STS试验可能终生阳性。因此，对每例随访患者，STS效价的价值不大，脑脊液细胞计数和临床情况才是决定治疗的基础。

7. 神经梅毒并发症的处理　①交通性脑积水：由于神经梅毒的产生导致脑基底部脑脊液循环阻塞；尽管应用抗生素治疗，如果局部的瘫痪加重，仍应进行脑室分流术。②闪电样疼痛：如果并发脊髓痨，则预后较差。可试用苯妥英钠和卡马西平，但常常效果不明显。

（四）先天性神经梅毒

1. 先天性神经梅毒常常诊断困难，因为胎儿在没有感染的情况下，母体的抗体被动运输，新生儿血浆梅毒血清学试验（STS）和荧光梅毒螺旋体抗体吸附试验（FTA-ABS）甚至脑脊液梅毒血清学试验也可以是阳性。长骨的X线检查发现干骺端炎以及其他的骨损害有助于诊断。

新生儿IgM荧光梅毒螺旋体抗体吸附试验测试和脐带血总IgM检测助于诊断。但是如果母亲怀孕晚期患梅毒，母体和婴儿血清学试验可阴性。

有患先天性神经梅毒危险的所有婴儿可作腰穿。排除其他原因后，脑脊液的细胞数异常，一定要考虑先天性神经梅毒的诊断。但是1个月左右健康的新生儿，脑脊液可出现WBC数（30~40个细胞）和蛋白质（可达到15 g/L）轻微的增高。

2. 对先天性二期梅毒的治疗可用水剂青霉素，每天静脉注射250 000 U/（kg·d），至少10天，在脑脊液里达到杀灭密螺旋体的药物水平。

（五）雅里希-赫克斯海默反应

雅里希-赫克斯海默反应是一种发热反应，是开始治疗的24小时内，大量的密螺旋体产物释放入血液循环所致。其特点是发热、寒战、肌痛、头痛、心动过速、呼吸急促、白细胞计数增高、血压下降。如果有二期梅毒疹，反应中二期梅毒疹加重。它常发生于开始抗梅毒治疗时，通常使用第1个剂量的抗生素治疗后2小时内出现，7小时达高峰，24小时后消退。

标准的治疗方案是补液和退热，尤其要注意的是，雅里希-赫克斯海默反应不要与青霉素的过敏反应混淆。有些医生为了防止这种反应的发生，会在二期或三期梅毒治疗的开始给一剂类固醇激素。

二、神经莱姆病

神经莱姆病是由疏螺旋体所致的神经系统感染性疾病，属于一种经硬蜱叮咬而传播的流行性疾病。

（一）临床表现

典型病例有3期临床表现。

1. Ⅰ期　游走红斑表现为环状或类似的皮肤斑疹，因而能很好地被确认。蜱咬之后，游走红斑按离心的顺序进展，通常会持续1~3周，但很少超过3个月。大多数患者在几周或几个月的时间内，环形红斑会自然消失，与游走红斑相伴随的可能是一些流行性感冒样症状，如疲乏、头痛、关节痛、肌痛等，而发热在北美患者中的发生率较欧洲患者高。在Ⅰ期进行脑脊液检查不会发现炎症反应变化。

2. Ⅱ期　蜱叮咬后，5%~10%被伯氏螺旋体感染的患者因为没有得到及时的抗生素治疗而在2~6周内出现神经症状（其时间范围为1~18周），这些人中分别有约25%和50%的人遭到蜱的再次叮咬和再次出现环形红斑。10%~20%确诊的神经莱姆病患者会长期保留残余的环形红斑。在欧洲Ⅱ期患者中最常见（60%~80%的患者）的神经系统损害的表现是淋巴细胞脑膜神经根炎。典型的Bannwarth综合征为神经根痛、脑神经炎（特别是颜面神经）和脑脊液淋巴细胞增多三联征。除了脑脊液的炎症表现外，这些患者通常不会出现假性脑脊膜炎的体征。运动和感觉障碍的表现十分复杂。约25%的患者仅仅表现出脊神经根痛，并不伴局部运动障碍体征。其他的神经系统的临床表现，尤其是对处于Ⅱ期的儿童和成年人，主要表现为伴有头痛、淋巴细胞性脑膜炎和假性脑脊髓炎。不超过5%的患者可表现出轻微的脊髓炎，更少的患者表现为脑炎。在欧洲，神经莱姆病同时伴有Ⅱ期其他系统症状（如心肌炎、关节炎）的患者非常少见，通常<2%。

3. Ⅲ期　晚期或慢性神经莱姆病患者占总神经莱姆病例的1%~2%，当患者病情持续进展和脑脊液炎症反应超过6个月以上可予诊断。慢性神经莱姆病患者可能表现为慢性脑膜炎、脑脊髓炎、缓慢进展的脊髓病或者如脑膜血管神经梅毒一样导致腔隙性脑梗死。大多数患者也表现出一些共同的症状，如体重减轻、头痛和不适。所有患者均表现出脑脊液的炎症反应和伯氏螺旋体特异性鞘内IgG的合成。在欧洲，慢性伯氏螺旋体病患者较北美少见。

（二）诊断

神经螺旋体病的诊断主要依靠对临床症状的判断。大多数神经螺旋体病患者均表现出典型的临床症状（时间病程、临床症候群和异常的脑脊液），非典型的病例十分少见。

对每一个可疑神经螺旋体病患者必须进行脑脊液检查。病情早期，在血清中检测伯氏螺旋体抗体可能呈阴性结果。阳性的血液检查结果仅仅提示以前或近来接触过伯氏螺旋体，实际上对诊断没有帮助。活动性伯氏螺旋体病最好的指标是伴有淋巴细胞增多的脑脊液的炎症反应和特异性伯氏螺旋体鞘内抗体反应。特异性伯氏螺旋体鞘内抗体通常在神经系统症状出现后 2~3 周出现，最迟不会超过 8 周。除了与 ACA 关联的周围神经病以外，患者如果在超过 2 个月的时间中脑脊液保持正常并且没有检测到特异性抗伯氏螺旋体抗体的生成，则需要高度怀疑是否患有神经螺旋体病。

（三）鉴别诊断

神经莱姆病需要与各种常见的脑膜炎综合征进行鉴别，包括病毒性脑膜炎、癌性脑膜炎、神经类肉瘤病、真菌性脑膜炎、结核性脑膜炎、莫拉雷脑脊膜炎等，并要与其他一些螺旋体感染（如梅毒等）进行鉴别。如果神经莱姆病症状中出现周围神经性面瘫，则需要与吉兰-巴雷综合征、米勒-菲希尔综合征，尤其是特发性面瘫进行鉴别诊断。Bannwarth 综合征中常见的剧烈神经根痛也需要与其他病因相鉴别，如椎间盘突出、臂或腰神经丛病变、带状疱疹神经根炎及脊柱的一些病变。慢性的神经莱姆病还应与早期进行性多发性硬化症、神经类肉瘤病以及脑卒中样综合征进行鉴别。在脑脊液中检测到抗伯氏螺旋体特异性鞘内抗体是将神经莱姆病与其他疾病相鉴别的关键。神经莱姆病与多发性硬化之间没有必然的联系，因此可以通过 MRI 检查来加以鉴别，慢性神经螺旋体病 MRI 检查可能提示脑膜对比增强以及与缺血相似的损害，但不会出现多发性硬化所致的脑室周围白质的病变特征，也不会在胼胝体中出现病灶。

（四）治疗

活动期神经螺旋体病需要治疗。患者应当接受一个疗程为 14 天的抗生素治疗。

已有一些关于抗生素易感性的离体实验报道，但由于在伯氏螺旋体的培养条件下（5~7 天，35℃）各种抗生素的稳定性不同，以及在这种情况下各种抗生素的 MIC 或 MBC 值也有所不同，因此，其实验结果与实际在临床中的观察不相一致。所以，有时实验结果并不能反映有机体真正的抗生素易感性。例如，青霉素的 MBC 值明显高于头孢曲松钠，这一现象可用在培养的条件下青霉素不稳定易于降解来解释。过去，人们认为伯氏螺旋体能阻抗青霉素，但迄今为止的实验尚未完全证实这种看法。实验表明，磺胺和氨基糖苷类的抗生素也是无效的，这些抗生素均曾应用到伯氏螺旋体培养基中以避免被其他病菌污染。目前推荐的抗伯氏螺旋体的基本用药是 β-内酰胺类和四环素族抗生素。离体实验显示，大环内酯类是有效的，但在体实验证明其效力较弱，可能导致治疗失败。

鉴于早期的局部性疾病仅以口服药物治疗为主，针对神经螺旋体病，除了口服多西环素以外，还需要抗生素静脉滴注治疗。较早进行的对神经螺旋体病患者药物治疗效果的对照研究显示，高浓度的青霉素静脉滴注治疗是有效的。这种治疗能够消除一些常见的症状，如神经根痛、头痛等，但在改善面瘫等长期的运动功能缺陷方面并没有明显效果。

大剂量静脉滴注青霉素的随机对照实验研究结果提示，青霉素、头孢曲松和多西环素在治疗神经螺旋体病方面具有等效性。由于多西环素具有脂溶性，因而该药能有效地穿透血-脑屏障和血-脑脊液屏障，所以该药是目前唯一的能通过口服治疗神经螺旋体病的药物。

各种治疗对神经螺旋体病患者都有近似的良好效果，即使那些不予治疗的患者也可能预后良好，所以要评价不同治疗药物对神经螺旋体病的疗效差异显得十分困难。因此，这种关于疗效上的细微区别需要征集大样本的患者进行研究。整体上来说，治疗失败的神经螺旋体病的病例很少见。口服多西环素或每天1次静脉滴注头孢曲松相对于每天3次静脉滴注青霉素更具有优越性，因为这样可以在门诊处理患者。由于多西环素与四环素族药物一样均可导致牙齿变色，所以这些药物不能用于8~10岁或更小的儿童。

附加的激素治疗可能会加速减轻神经根痛，但在常规治疗伯氏螺旋体病中并不推荐使用激素。

目前尚没有关于早、晚期治疗神经螺旋体病疗效差异的文献报道，但慢性神经螺旋体病患者的临床表现和脑脊液的炎症反应对同一种治疗方案都有同样的反应。

根据临床经验，一般治疗周期为10~14天。一些治疗方案或教科书推荐的疗程为4周，甚至更长。然而，并没有决定性的药物实验显示，3~4周的相关治疗比14天的治疗方案优越。因此，目前没有证据显示需要更长的治疗疗程。

（五）疗效监测与预防

抗生素治疗能够促使脑脊液中的炎症反应较快的恢复正常。

寡克隆IgG带和螺旋体特异性鞘内抗体的形成如同在神经梅毒中的情况一样可能会持续若干年，所以上述指标不应当被认为是治疗中患者病情正在活动的证据。同样，治疗后连续检测患者血清抗伯氏螺旋体抗体对评估疗效意义不大。

观察疗效最可靠的指标是神经系统症状的消失和增多的脑脊液淋巴细胞恢复正常。二期神经螺旋体病患者脑脊液淋巴细胞增多会在1~3个月内逐渐消失，而慢性患者的恢复正常可能要6个月以上时间。

雅里希-赫克斯海默反应可能会出现在开始治疗的第1天。然而，相对于神经梅毒而言，这种反应在神经螺旋体病患者中的发生率非常少且程度较轻。

在疫区，最重要的措施是意识到蜱叮咬的可能性，在室外活动之后应当自我检查以尽早赶走骚扰的蜱。早期除去蜱可以预防传播。实验研究显示，伯氏螺旋体感染需要12~24小时。蜱咬后预防性抗生素治疗的研究结果尚存在争议，不宜采取抗生素预防治疗。

有一种莱姆病疫苗被核准使用，于1999年在北美市场上市。这种疫苗以螺旋体外膜蛋白A重组体为基础。3次注射后，如果以游走性红斑为参照物，则可以获得76%的保护作用。预防神经螺旋体病值得期待，但在Sigal等对约10 000例接受活性疫苗个体的观察中，并没找到相关的支持证据。

疫苗诱导的免疫反应可能会迅速衰减，为了维持保护效果，需要每1~3年加强注射。在欧洲，由于伯氏螺旋体不同种属间存在相当大的遗传异质性，因而疫苗的交叉保护作用是低下和不充足的。

三、钩端螺旋体病

钩端螺旋体病是一种由钩端螺旋体感染引起的，并在世界范围内分布的人兽共患病，大多数钩端螺旋体患者的血清类型是出血性黄疸型和犬型。

（一）临床表现与自然进程

人类通过接触被污染的尿或土壤、水或其他被感染尿所污染的病媒而感染。钩端螺旋体的宿主是野生（大鼠、小鼠等）和家养（犬、牛和猪等）动物。当牛和其他的家畜被感染后，农民和农业工作者可能会有一定的职业风险。该病的临床发病率在7~10月达到高峰。不伴黄疸的低热是钩端螺旋体病最常见的症状，其发病率约占总发病率的90%。钩端螺旋体病的潜伏期是2~26天。典型的钩端螺旋体病可分两个阶段。在钩端螺旋体病的第1个阶段，持续4~7天，临床症状主要是一些非特异性的流行性感冒样症状，如头痛、胃肠道症状和肌痛等。临床检查中较特异性的发现是结膜充血，这个症状大概可以在30%~85%的患者中观察到。在1~3天的无热阶段之后，则进入第2个阶段（免疫或沟端螺旋体表现时期），这个时期最常见的并发症是伴有脑脊液淋巴细胞增多的淋巴细胞性脑膜炎（细胞数可以达到500×10^6/L）以及脑脊液总蛋白含量中等程度升高。在腰穿检查的患者中，70%~90%的患者脑脊液中存在炎症反应变化，但这些患者中只有约一半的患者表现出临床症状。在这一阶段，一些较少的症状，如脑炎、脊髓炎、多发性神经炎和心内膜炎等都可出现。韦尔病（钩端螺旋体性黄疸）代表钩端螺旋体病较严重的一种形式，在钩端螺旋体病病例中占5%~10%。其他一些并发症也可能发生，如肾功能不全、成血小板物质减少和毛细血管漏综合征等。

在第1阶段的脑脊液和血液中或在第2阶段的尿中检测（通过PCR、直接的免疫荧光检测、体外培养等）到钩端螺旋体就能够确定诊断。虽然如此，诊断的确定通常需要建立在血清学检查的基础上。临床中最常用的血清学检查是显微镜凝集检查。

大多数钩端螺旋体病患者即使病情较重也多在2~4周的时间内恢复良好。临床复发的病例较少见。在美国，钩端螺旋体病患者的死亡率为2%~10%，死亡原因多为肾衰竭（急性肾小管坏死）而不是肝功能衰竭。预后不良的因素包括年龄超过60岁以及病情严重伴有黄疸。

（二）治疗

目前推荐治疗钩端螺旋体病的方案是多西环素（200 mg/d 静脉注射或口服）。可选择的方案还有青霉素［(4~5)×10^6 U/d，静脉注射］或第三代头孢菌素（如头孢曲松，2 g/d，静脉注射或头孢氨噻 2 g/d，每日三次，静脉注射）。推荐的疗程是7~10天。抗生素治疗后几个小时，伴随发热、头痛和肌痛的雅里希-赫克斯海默反应可能会发生。通常认为，在患病最初的4天内使用抗生素治疗能改善钩端螺旋体病的病程。

四、回归热

流行性虱媒介回归热（病原体为回归热螺旋体）主要发生在中非和东非，偶发现于亚洲和南美洲。病原体主要通过人类体虱进行传播。流行性蜱传回归热也可由几种不同种类螺旋体感染所引起。流行性回归热也可由各种钝缘蜱属蜱、壁虱等传播。

（一）临床表现与自然进程

经约7天（4~18天）的潜伏期后，回归热患者突然出现高热（39~40℃）、头痛、寒战、嗜睡、畏光、肌痛、关节痛和不适，其他伴随体征包括皮疹、肝脾大、淋巴结增大、黄疸和虹膜睫状体炎。回归热以周期性的发热为特征。第1次发热在持续3~6天后突然结束，并可能导致低血压和休克。在大约8天（3~36天）的无热间歇后，发热再次出现。发热持续的时间和症状的严重程度随着每次发热逐渐减轻。典型的未经治疗的虱媒介回归热发热次数多为1~2（直到5）次，而蜱传回归热发热次数多为3~5（直到13）次。

10%~30%的病例出现神经系统损害，表现为脑膜炎、神经炎和较少见的脑炎或脊髓神经炎等。脑脊液检查有轻至中度的淋巴细胞增多［(20~700)×10^6/L］以及总蛋白含量增高。约10%的患者脑脊液中可以分离出螺旋体。蜱传回归热较虱媒介回归热更易出现神经症状。发热时，通过在血涂片中检测到螺旋体可以做出回归热的诊断。

经过治疗，约95%的患者可以痊愈。未经治疗虱媒介回归热患者的死亡率大约是40%，而未经治疗蜱传回归热的死亡率约为5%。导致死亡的主要原因是心肌炎、休克和肝功能衰竭。

（二）治疗

四环素族类药通常被推荐用于治疗回归热（多西环素 200 mg/d，口服 10 天），目前尚有少量关于治疗失败的报道。作为选择方案之一，头孢曲松（2 g/d，静脉滴注）或红霉素（500 mg/d，每天两次）也被应用。在抗生素治疗后的几个小时内，约 1/3 的患者出现雅里希-赫克斯海默反应（发热、寒战、心悸、低血压、罕有皮肤损害加重）。雅里希-赫克斯海默反应的病理生理机制可能与细胞因子的溶解或内生阿片样物质的产生有关。应用减轻雅里希-赫克斯海默反应的策略（如降低初次使用抗生素的剂量、使用抗感染药物等）并不一定会获得成功。

（刘贤俊）

第六章 周围神经疾病

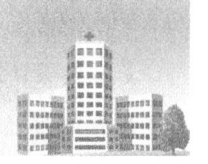

第一节 脊神经疾病

一、单神经病

单神经病（mononeuropathy）是单一神经病损产生与该神经分布一致的临床症状。神经痛（neuralgia）是受损神经分布区疼痛，分为特发性与症状性两类。特发性神经痛是受损神经分布区的特发性疼痛，通常神经传导功能正常，无病理形态学改变；症状性神经痛是多种病因所致神经病的早期症状，可以无明显感觉及运动功能缺失，需要仔细查找脊椎或神经通路上邻近组织的病变。

（一）病因

单神经病主要由于创伤、缺血、物理性损伤和肿瘤浸润等局部病因所致，也可由全身代谢性或中毒性疾病引起。

(1) 创伤：是单神经病最常见的原因。外伤过程中的骨折、脱位、穿通伤及压迫性麻痹均可引起单神经病。急性创伤多为机械性，根据临床表现和病理所见可分为：①神经失用（neurapraxia）：是神经外伤导致的暂时性神经传导阻滞，可分为2种，一种为神经短暂缺血而无解剖改变，引起轻度短暂传导阻滞；另一种为节段性脱髓鞘，轴索正常，症状可在2~3周内恢复。②轴索断伤（axonotmesis）：轴索断离使远端发生沃勒变性，围绕轴索的施万（Schwann）细胞和基底层、神经内膜结缔组织正常，轴索可再生恢复功能。③神经断伤（neurotmesis）：轴索和周围结缔组织支架均断离，仅少部分轴索可再生达到原靶器官，大多数轴索芽支因迷走而形成神经瘤，故恢复慢而不完全。

(2) 嵌压综合征（entrapment syndrome）：可以引起单神经病。压迫神经病是因为肿瘤、骨痂、滑膜增厚和纤维带等的压迫所致的周围神经损伤。在上下肢的神经通路中可能通过骨性神经纤维间隙，或纤维间隙、肌肉间隙等，这些间隙由于先天、后天的，或绝对、相对的狭窄，以及某些动力学因素可造成神经的嵌压。轻微压迫引起脱髓鞘，严重者导致轴索变性。神经通过狭窄的解剖通道并经历反复缩窄性压迫可导致脱髓鞘，称为嵌压性神经病（entrapment neuropathy）。这类疾病常见的有腕管综合征，胸腔出口综合征，肘管综合征，前骨间神经、后骨间神经麻痹，腓管、跗管综合征以及梨状肌综合征等。

(3) 肿瘤浸润：多指恶性肿瘤侵犯周围神经，如肺尖肿瘤造成的臂丛神经的压迫（潘科斯特综合征），卵巢癌造成的坐骨神经痛等。

(4) 血管炎：可导致神经的营养血管循环障碍，引起缺血性神经病。如结节性多动脉炎、系统性红斑狼疮等。

— 151 —

(5) 炎性致病因子：如细菌、病毒、寄生虫等均可侵犯周围神经。

(6) 免疫机制引起的神经脱髓鞘性传导阻滞，如多灶性运动神经病（multifocal motor neuropathy, MMN），伴有神经节苷脂周围神经抗体 GM1 的存在。

(7) 原因不明的单神经病。

（二）治疗

可根据神经外伤程度和性质选择治疗方案，神经断伤需进行神经缝合，瘢痕压迫做神经松解术，急性压迫性神经病出现感觉刺激症状，无麻痹体征可保守治疗。神经外伤急性期应用皮质类固醇如泼尼松 30 mg/d 以及 B 族维生素、神经生长因子等有助于恢复。

1. 桡神经麻痹　桡神经由 $C_{5\sim8}$ 组成，支配上肢肱三头肌、肘肌、肱桡肌、旋后肌、指伸肌及拇长展肌等，主要功能是伸肘、伸腕和伸指。

（1）病因：桡神经上段紧贴于肱骨中段背侧桡神经沟，由上臂内侧行至外侧，肱骨干骨折时极易损伤，或骨折后骨痂形成压迫受损；睡眠时以手臂代枕、手术时上臂长时间外展、上臂放置止血带不当等均可导致损伤，铅中毒和乙醇中毒也可选择性损害桡神经。

（2）临床表现：运动障碍典型症状是垂腕，损伤部位不同，表现各异。

1）高位损伤：桡神经在腋下发出肱三头肌分支以上受损产生完全性桡神经麻痹症状，上肢各伸肌完全瘫痪，肘、腕和掌指关节均不能伸直，前臂伸直时不能旋后，手掌处于旋前位；肱桡肌瘫痪使前臂在半旋前位不能屈曲肘关节；垂腕时腕关节不能固定使握力减低，伸指和伸拇肌瘫痪。

2）在肱骨中 1/3 处发出肱三头肌分支以下受损时，肱三头肌功能完好。

3）若损伤肱骨下端或前臂上 1/3 时，肱桡肌、旋后肌、伸腕肌功能保存。

4）前臂中 1/3 以下损伤仅伸指瘫痪而无垂腕。

5）接近腕关节的损伤由于各运动支均已经发出，可不产生桡神经麻痹症状。

桡神经感觉支分布于上臂、前臂、手和手指背面，但由于临近神经的重叠，感觉手背拇指和第一、第二掌间隙极小的区域。

桡神经再生功能良好，治疗后可恢复功能，预后良好。

2. 正中神经麻痹　正中神经由 $C_6\sim T_1$ 组成，支配旋前圆肌、桡侧腕屈肌、各指屈肌、掌长肌、拇对掌肌及拇短展肌。主要功能是前臂旋前和屈腕、屈指。该神经位置较深，一般不易损伤。

（1）病因：正中神经损伤常见的原因是肘前区静脉注射药物外渗，以及腕部被利器割伤，肱骨或前臂骨折及发生穿通伤。

（2）临床表现：运动障碍表现为握力和前臂旋前功能丧失。

1）上臂受损时，正中神经支配的肌肉完全身麻醉瘫，前臂旋前完全不能，屈腕力弱，拇指、示指、中指不能屈曲，握拳无力；拇指、示指也不能过伸，拇指不能对掌和外展，大鱼际肌萎缩，状如猿手；因手指功能受到严重损害，持物困难。手指大部分感觉丧失，表明手的伤残很重。

2）损伤位于前臂中 1/3 或下 1/3 时，旋前圆肌、腕屈肌、指屈肌功能仍可保存，运动障碍仅限于拇指外展、屈曲和对掌。

感觉障碍区主要在桡侧手掌及拇指、示指、中指的掌面，无名指的桡侧一半和示指、中指末节的背面。正中神经富于交感神经纤维，故损伤后易发生灼性神经痛。

腕管综合征（carpal tunnel syndrome）的压迫可致正中神经麻痹，腕管由腕屈肌支持带与腕骨沟围成，正中神经走行其间，受压可发生桡侧三指的感觉障碍及麻木、疼痛和鱼际肌瘫痪。多见于中年女性，右侧多见。劳动后加剧，休息后减轻。治疗应局部制动，掌侧用夹板固定腕关节于中间位，可服用吲哚美辛、布洛芬等非类固醇抗炎剂。严重者可在腕管内注射泼尼松龙 0.5 mL 加 2% 普鲁卡因 0.5 mL，每周 1 次。2 次以上无效且肌电图显示鱼际肌呈失神经支配，宜手术治疗。

3. 尺神经麻痹　尺神经由 C_8~T_1 组成，支配尺侧腕屈肌、指深屈肌尺侧一半、小鱼际肌、拇收肌及骨间肌等；并支配小指和环指尺侧及尺侧一半手背的感觉。

（1）病因：尺神经损害可见于压迫、外伤、麻风等，它在肱骨内上髁后方及尺骨鹰嘴处最表浅，发生刀伤或骨折时易受累；肱骨内上髁发育异常及肘外翻畸形、长期以肘支撑劳动易损伤之。

（2）临床表现：尺神经损伤的典型表现是手部小肌肉运动功能丧失，影响手指的精细动作。

1）尺侧腕屈肌麻痹而桡侧腕屈肌有拮抗作用，使手向桡侧偏斜。

2）拇收肌麻痹而拇展肌有拮抗作用，使拇指处于外展状态。

3）由于伸肌过度收缩，使手指的基底节过伸，末节屈曲，小鱼际平坦，骨间肌萎缩凹陷，手指分开、合拢受限，小指动作丧失，呈外展位，各指精细动作丧失，第 4~5 指不能伸直呈屈曲位，状如爪形手。

4）尺神经在前臂中 1/3 和下 1/3 受损时，仅见手部小肌肉麻痹。

感觉障碍在手背尺侧一半、小鱼际、小指和无名指尺侧一半。尺神经、正中神经、肌皮神经和肱动脉的起始段彼此紧密地连在一起，成为一血管神经束，常合并受伤。

（3）治疗：肘部用夹板固定，并用非类固醇抗炎剂，如 3~4 个月后无效，应考虑手术减压。

4. 腓总神经损害　腓总神经由 L_4~S_3 组成，在大腿下 1/3 从坐骨神经分出，在腓骨头处转向前方，分出腓肠外侧皮神经分布于小腿的侧面，然后形成腓浅神经和腓深神经，前者支配腓骨长肌和腓骨短肌，后者支配胫骨前肌、拇长伸肌、拇短伸肌和趾短伸肌。可使足背屈、足外展及内收、伸拇趾等。

（1）病因：腓浅神经和腓深神经可因外伤、牵拉受损。腓总神经绕过腓骨颈部最易受损，可因穿通伤、腓骨头骨折、铅中毒、各种原因的压迫（如石膏固定，盘腿坐、跪位和蹲位的时间过久）等引起。

（2）临床表现：①足和足趾不能背屈，足下垂，步行时举足高，足尖先落地，呈跨阈步态；不能用足跟行走。②感觉障碍在小腿前外侧和足背。

（3）治疗：腓神经麻痹内翻垂足可行局部封闭，2% 普鲁卡因 5~10 mL，加的士宁 1 mg 在腓骨小头前方阳陵泉穴封闭，或用加兰他敏 2.5 mg 封闭，促使肌力恢复。针灸、理疗及药物离子透入等也可应用。严重内翻垂足可带小腿矫形器或穿矫形鞋，全身麻痹保守治疗无效者可行手术矫正。

5. 胫神经损害　胫神经由 L_4~S_3 组成，胫神经支配小腿三头肌、腘肌、跖肌、趾长屈肌、胫骨后肌和足底的所有短肌。

（1）临床表现

1）足和足趾不能背屈、足尖行走困难、足内翻力弱。

2）感觉障碍主要在足底。

（2）治疗：包括如下几点。

1）急性期可用肾上腺皮质激素，如泼尼松每次 10 mg，每日 3 次；地塞米松 5~10 mg 静脉滴注或局部封闭，每日 1 次；神经营养药可用 B 族维生素、神经生长因子等。

2）垂足内翻严重者可行局部封闭，用 2% 普鲁卡因 5~10 mL，加士的宁 1 mg 在腓骨小头前侧阳陵泉穴位封闭；也可用加兰他敏2.5 mg封闭，以促使肌力恢复；也可采用针灸、理疗及药物离子透入等。

6. 枕神经痛　枕大神经、枕小神经和耳大神经分别来自C_{2-3}神经，分布于枕部，该分布区内的神经痛统称枕神经痛（occipital neuralgia）。

（1）病因：可因上段颈椎病、脊柱结核、骨关节炎、脊髓肿瘤、硬脊膜炎、转移性肿瘤等引起，也可由上呼吸道感染或扁桃体炎引起，或病因不明。

（2）临床表现

1）枕神经痛以一侧较多，起于枕部，可向头顶（枕大神经）、乳突部（枕小神经）或外耳（耳大神经）放射，呈持续性钝痛，可有阵发性加剧，也可呈间歇性发作，头颈部活动、咳嗽、喷嚏时可加剧，在枕外隆凸下常有压痛。

2）枕神经分布区可有感觉过敏或减退。

（3）治疗：除针对病因外，可用止痛剂、局部封闭、理疗等对症治疗。

7. 臂丛神经痛　臂丛由$C_5 \sim T_1$脊神经的前支组成，主要支配上肢的感觉和运动。受损时可产生其支配区的疼痛，称为臂丛神经痛（brachial neuralgia）。

（1）原发性臂丛神经痛：或称臂丛神经炎（brachial neuritis），泛指肩胛带及上肢疼痛、肌无力和肌萎缩综合征，又称"神经痛性肌萎缩"。其病因未明，多认为是一种变态反应性疾病，可能与感染和疫苗接种有关。

臂丛神经痛的诊断要点：

1）有感染或异种血清、疫苗接种史，多见于成年人。

2）急性、亚急性起病，病前及发病早期多伴有发热及全身症状。

3）病初以肩和上肢疼痛为主，继之出现肌无力和肌萎缩。

（2）继发性臂丛神经痛：病因多为臂丛邻近组织病变压迫。神经根压迫可因颈椎病，颈椎间盘突出，颈椎的结核、肿瘤、骨折、脱位、颈髓肿瘤及蛛网膜炎等引起。压迫神经干者有胸腔出口综合征、颈肋及颈部肿瘤、腋窝淋巴结肿大（如转移性癌肿）、锁骨骨折、肺沟瘤等，或因臂丛神经外伤引起。各种原因所致臂丛神经痛的临床表现是：肩部及上肢不同程度的疼痛，呈持续性或阵发性加剧；夜间及活动肢体时疼痛明显。臂丛范围内有感觉障碍、肌萎缩和自主神经障碍，腱反射减低。治疗和预后因病因而异。

（3）颈椎病：由于椎间盘退行性病变和椎体骨质的增生性病变，压迫颈神经根和（或）脊髓引起的临床综合征。其临床表现主要有颈痛和强迫头位、臂神经痛及脊髓压迫症状；这几种症状可单独或先后合并发生，其中尤以臂神经痛为多见，也是臂神经痛最常见的原因。随着年龄的增长，椎间盘髓核逐渐脱水，髓核周围的纤维环变性而弹性减少，椎间盘退行性变最终可致纤维环破裂而髓核脱出，椎间盘内压力减低而椎间隙变窄，引起前和（或）后纵韧带宽松，脱出的髓核使韧带与骨膜分离并嵌入其间，以后逐渐纤维化、钙化而形成骨赘，椎体两侧后外方的钩椎关节也可有骨赘形成，最后可影响整个椎体的周围。理论上任何脊椎都可发生骨赘，但与支持重力和活动程度有关，故以下颈及腰椎体后侧最明显。

由于胸椎比较固定，紧接其上的下颈椎（颈椎$_{4,5,6}$）的活动范围及损伤机会最大。除年龄因素外，较长时间的颈部不正确姿位，如颈部过仰或过屈（如喜卧高枕），颈部肌肉紧张（如睡眠不良、精神紧张等）、上呼吸道感染等可为颈椎病的诱因。髓核脱出和骨赘结果的形成，椎间孔及椎管变小、变形，会使经过椎间孔的神经根和（或）椎管内脊髓受压。

由于颈椎病主要影响 $C_{4~5}$ 及 $C_{5~6}$ 椎间隙，主要表现为压迫 C_5 及 C_6 神经根引起的臂神经痛。压迫感觉神经根时产生根性神经痛，压迫运动神经根产生肌痛性疼痛。根性神经痛为发麻或触电样疼痛，位于上肢远端，大多在前臂桡侧及手指，与神经根支配节段的分布一致，相应区域可有感觉减退。肌痛性疼痛常在上肢近端、肩部和（或）肩胛等区域，表现为持续性钝痛和（或）短暂的深部钻刺样不适感。大部分病例因疼痛而使肩部运动受限，病程较长者可致凝肩。病程较短者常有肩部附近肌腱压痛。肱二头肌、肱三头肌反射可减低。

颈椎病常在 40~50 岁起病，男性较多见，病程较缓慢，常可反复发作。诊断主要依据病史及体征，颈椎 X 线平片对诊断有帮助，但 X 线改变与临床症状可不一致，有时神经症状明显而 X 线检查可正常，也可相反。并需与肩周炎及脊柱转移性肿瘤鉴别。颈椎病引起的臂神经痛以保守治疗为主。头颈部位置应予纠正，平时避免颈部过伸过屈，头位固定在某一位置的时间不宜太久，平卧时枕头不宜过高，其位置应垫及部分肩部，以免颈部过屈。

药物可先试用消炎止痛剂如酮洛芬 50 mg，合并肌肉松弛剂如艾司唑仑 1 mg，每日 3~4 次。也可用 2%普鲁卡因及泼尼松龙各 0.5~1 mL 痛点局部封闭治疗。颈痛和强迫头位、肩部痛可试用理疗。用颈托支架或吊带牵引，以减少颈部活动或有帮助。

8. 肋间神经痛　肋间神经痛（intercostale neuralgia）是指肋间神经支配区内的疼痛综合征。原发性者罕见，多为继发性病变。

（1）病因：常见病因有胸腔疾病如胸膜炎、肺炎和主动脉瘤等；胸椎及肋骨外伤继发骨痂形成或骨膜炎，胸椎及肋骨肿瘤或畸形，胸髓肿瘤或炎症等。带状疱疹性肋间神经痛在相应肋间可见疱疹，疼痛可出现在疱疹之前，消退之后仍可存在相当长的时间。

（2）临床表现

1）疼痛位于一个或几个肋间，多呈持续性，可有阵发性加剧。

2）呼吸、咳嗽和喷嚏等可加剧疼痛。

3）可有相应肋间的皮肤感觉过敏和肋骨边缘压痛。

（3）治疗

1）病因治疗：如切除肿瘤、抗感染治疗等；常见为带状疱疹病毒，可选用阿昔洛韦（acyclovir）静脉滴注，或 α-干扰素肌内注射等。

2）对症治疗：可用止痛剂、镇静剂、B 族维生素和血管扩张剂地巴唑、烟酸和山莨菪碱等。以及采用胸椎旁神经根封闭、胸椎旁交感神经节封闭和肋间神经封闭等。

9. 股外侧皮神经病　股外侧皮神经病（lateral femoral cutaneous neuropathy）是最常见的一种皮神经炎。

（1）病因：主要病因有受压或外伤、各种传染病、乙醇及药物中毒、动脉硬化、糖尿病、肥胖、腹部肿瘤和妊娠子宫压迫等，有的病因不明。该神经为单纯感觉神经，由 L_2、L_3 神经组成，通过腹股沟韧带下方，在离髂前上棘以下 5~10 cm 处穿出大腿的阔筋膜，分布于股前外侧皮肤。

（2）临床表现

1）男性多于女性，约为 3∶1，常发生于一侧，可有家族倾向。

2）主要症状是大腿外侧面感觉异常，如蚁走感、烧灼感、麻木针刺感等，或出现局部感觉过敏、感觉缺失、疼痛；常呈慢性病程，预后良好。

(3) 治疗

1) 治疗糖尿病、动脉硬化、感染和中毒等全身性疾病，肥胖者减肥后症状可减轻或消失。

2) 可用 B 族维生素 100 mg 加山莨菪碱 10 mg，或 2% 普鲁卡因 5~10 mL，在腹股沟下 5~10 cm，该神经穿过阔筋膜部位行浸润封闭，可有较好效果。

3) 疼痛严重者可给予口服止痛剂、镇静剂及抗痫药苯妥英钠、卡马西平，或神经营养药如 B 族维生素。

4) 理疗、针灸、推拿和按摩等可能有效。

5) 疼痛严重、保守治疗无效者可考虑手术治疗，切开使该神经受压的阔筋膜或腹股沟韧带。

10. 坐骨神经痛　坐骨神经痛（sciatica）是沿坐骨神经通路及其分布区内的疼痛综合征。坐骨神经是由 L_4~S_3 神经根组成，是全身最长最粗的神经，经臀部分布于整个下肢。

(1) 病因及分类：可分为原发性和继发性两大类。原发性坐骨神经痛或坐骨神经炎，原因未明，可能因牙齿、鼻窦、扁桃体等感染病灶，经血流而侵犯周围神经引起间质性神经炎；继发性坐骨神经痛是因坐骨神经在其通路上受周围组织或病变的压迫所致。按病变的部位可分为根性和干性坐骨神经痛。

1) 根性者主要是椎管内和脊椎病变，远较干性者多见；最常见病因为腰椎间盘脱出症，其他如腰椎肥大性脊柱炎、腰骶段硬脊膜神经根炎、脊柱骨结核、椎管狭窄、血管畸形、腰骶段椎管内肿瘤或蛛网膜炎等。

2) 干性者主要是椎管外病变，常为腰骶丛和神经干邻近病变，病因有骶髂关节炎、骶髂关节结核或半脱位、腰大肌脓肿、盆腔肿瘤、子宫附件炎、妊娠子宫压迫、臀部肌内注射不当或臀部受伤、感染等。

(2) 临床表现

1) 常见于成年人，青壮年多见。沿坐骨神经径路的典型放射性疼痛为其特点，病变多为单侧性。疼痛位于下背部、臀部，并向股后部、小腿后外侧、足外侧放射，呈持续性钝痛，并有阵发性加剧，为刀割或烧灼样痛，夜间常加重。

2) 行走、活动或牵拉坐骨神经可诱发或加重疼痛，患者常采取减痛姿势，如患肢微屈并卧向健侧；在仰卧起立时病侧膝关节弯曲；坐下时先是健侧臀部着力；站立时脊柱向患侧方侧凸。

3) 沿坐骨神经的压痛局限于 L_4 和 L_5 棘突旁、骶髂点、臀点、股后点、腘点、腓肠肌点、踝点等。坐骨神经牵拉试验引发的疼痛为牵引痛，如直腿抬高试验（Lasegue 征）、交叉性直腿抬高试验等；还可发现轻微体征，如患侧臀肌松弛、小腿萎缩、小腿及足背外侧感觉减退、踝反射减弱或消失等。压颈静脉试验（压迫两侧颈静脉至头内感发胀时）亦可激发或加剧下肢疼痛。干性坐骨神经痛的压痛以臀部以下的坐骨神经径路明显，一般无腰椎棘突及横突压痛，压颈静脉及颏胸试验呈阴性。

(3) 诊断和鉴别诊断：根据疼痛的分布、加剧及减轻的诱因、压痛部位、感觉和踝反射减退等，诊断不难。临床上需与腰肌劳损、臀部纤维组织炎、髋关节炎等鉴别，因这些病损也可引起下背部、臀及下肢疼痛，但其疼痛和压痛都在局部，无放射、感觉障碍及肌力减退、踝反射减退等。为明确病因应详细询问有关病史，检查时注意脊柱、骶髂关节及骨盆内器官的情况；并区别根性与干性坐骨神经痛。必要时可进行脑脊液、X 线摄片、CT 或 MRI 等检查。

(4) 治疗：首先应针对病因。腰椎间盘突出和坐骨神经痛的急性期应卧硬板床休息，使用止痛剂，对严重病例可静脉滴注地塞米松 10~15 mg/d，7~10 天；一般口服泼尼松 10 mg，每日 3~4 次，10~14 天为 1 个疗程；也可用 1%~2% 普鲁卡因或加泼尼松龙各 1 mL 椎旁封闭。可配合针灸及理疗，腰椎间盘突出经保守治疗大多可缓解；疗效不佳时可用骨盆牵引或泼尼松龙硬脊膜外注射；个别无效或慢性复发病例可考虑手术治疗。

11. 股神经痛 股神经由 $L_{2～4}$ 神经组成，是腰丛中最大的分支，股神经受到刺激可产生股神经痛（femoral neuralgia），又称 Wassermann 征。

（1）病因：股神经及其分支的损伤可见于枪伤、刺割伤、骨盆骨折、股骨骨折、中毒、传染病、骨盆内肿瘤和炎症、静脉曲张和股动脉动脉瘤等。

（2）临床表现

1）股神经损伤时步态特殊，患者尽量避免屈曲膝部，行走时步伐细小，先伸出健脚，然后病脚拖拉到一起，不能奔跑和跳跃。皮支损伤可产生剧烈的神经痛和痛觉过敏现象。

2）令患者俯卧位，检查者向上抬其下肢，则在大腿的前面及腹股沟部出现疼痛；如患者蹲坐在两脚上也可引起疼痛而需伸直，膝腱反射消失；感觉障碍在大腿前面及小腿内侧，可伴有水肿、青紫和挛缩等营养性改变。

（3）治疗

1）去除病因：如神经离断伤需行神经缝合，因瘢痕等压迫应行神经松解术，盆腔肿瘤、股动脉瘤应行手术切除，解除对神经的压迫；神经外伤可用肾上腺皮质激素消除局部水肿和粘连，有助于外伤恢复；与止痛剂合用有明显的止痛作用。

2）神经营养药：如维生素（B_1、B_6、B_{12}）、地巴唑和神经生长因子等。

3）镇痛药：如索米痛片、阿司匹林和布洛芬等。

二、多发性神经病

多发性神经病（polyneuropathy）以往称为末梢神经炎，主要表现为四肢远端对称性感觉障碍、下运动神经元瘫痪和（或）自主神经障碍的临床综合征。

（一）病因和发病机制

四肢周围神经的轴突变性、神经元病及节段性脱髓鞘病变都可表现为多发性神经病。其机制以轴突变性最常见也最为典型，通常轴突变性从远端开始，逐渐向近端发展，故称远端轴突病（distal axonopathy）。引起多发性神经病的原因很多，其共同特点是这些病因都是全身性的。常见病因如下：

1. 各类毒物中毒

（1）药物：如呋喃类、异烟肼、磺胺类、氯霉素、链霉素、两性霉素、乙胺丁醇、呋喃唑酮、甲硝唑、苯妥英钠、长春新碱、顺铂、肼苯达嗪、戒酒硫、保泰松、甲巯咪唑和丙米嗪等，长期服用异烟肼可干扰维生素 B_6 的代谢而致多发性神经病。

（2）化学品：如二硫化碳、三氯乙烯、丙烯酰胺等。

（3）有机磷农药和有机氯杀虫剂。

（4）重金属：如铅、砷、汞等中毒。

（5）白喉毒素等。

2. 营养缺乏和代谢障碍 如 B 族维生素缺乏、慢性乙醇中毒、妊娠、患慢性胃肠道疾病或手术后等；代谢障碍性疾病也可继发营养障碍，如糖尿病、尿毒症、血卟啉病、黏液性水肿、肢端肥大症、淀粉样变性和恶病质等所致的代谢障碍。

3. 继发于胶原血管性疾病 如结节性多动脉炎、系统性红斑狼疮（SLE）、硬皮病、肉瘤病、类风湿性关节炎（RA）等，多由于血管炎而致病。

4. 自身免疫性 如吉兰-巴雷综合征、急性过敏性神经病（血清注射或疫苗接种后神经病）等，以及各种结缔组织病并发的多发性神经病，多为血管炎性；炎症性病变如白喉性、麻风性及莱姆病（Lyme disease）引起的多发性神经病。

5. 遗传性 如遗传性运动感觉性神经病（hereditary motor sensory neuropathy, HMSN）、遗传性共济失调性多发性神经病（Refsum病）、遗传性自主神经障碍（hereditary dysautomonia）等。

6. 其他 如淋巴瘤、肺癌和多发性骨髓瘤等引起的癌性远端轴突病、癌性感觉神经元病、亚急性感觉神经元病。

（二）病理

主要病理改变是轴突变性及节段性脱髓鞘，均以周围神经病远端最明显。轴突变性由远端向近端发展，表现为逆死性神经病。

（三）临床表现

其临床表现可因病因而不同，可分为急性、亚急性和慢性经过，但多数经过数周至数月的进展过程，病情发展由肢体远端向近端，病情缓解则由近端向远端。也可见复发的病例。

可发生于任何年龄。神经损害的共同特点是肢体远端对称性分布的感觉、运动和（或）自主神经障碍。

1. 感觉障碍 表现为肢体远端对称性各种感觉缺失，呈手套袜子形分布，也可有感觉异常、感觉过度和疼痛等刺激症状。

2. 运动障碍 为肢体远端下运动神经元性瘫痪，表现为肌无力、肌萎缩和肌束颤动等，远端重于近端；下肢肌萎缩以胫前肌、腓骨肌为明显，上肢则以骨间肌、蚓状肌、大小鱼际肌为明显；可有手、足下垂和跨阈步态，晚期因肌肉挛缩而出现畸形。

3. 四肢腱反射减弱及消失 为疾病早期的表现，以踝反射明显，并较膝反射减弱出现得早。

4. 自主神经障碍 可有肢体远端皮肤发凉，多汗或无汗，指/趾甲松脆，皮肤菲薄、干燥或脱屑，竖毛障碍，高血压及体位性低血压等，膀胱传入神经病变可出现无张力性膀胱，也可有阳痿、腹泻等。

（四）实验室检查

脑脊液除个别患者可有蛋白含量轻度增高外，一般均为正常；肌电图和神经传导速度测定有助于本病的神经源性损害与肌源性损害的鉴别，也有利于轴突病变与节段性脱髓鞘病变的鉴别，轴突病变表现为波幅降低，而脱髓鞘病变表现为神经传导速度变慢；神经组织活检对确定神经病损的性质和程度可提供较准确的证据。

（五）诊断

多发性神经病的诊断主要依据临床特点，如肢体对称性末梢型感觉障碍、下运动神经元性瘫痪和/或自主神经障碍。神经传导速度测定对亚临床型病例的早期诊断以及鉴别轴突与节段性脱髓鞘变性很有帮助，纯感觉或纯运动性的轴突性多发性神经病提示为神经元病。

本病的病因诊断颇为重要，因其决定患者的病因治疗。可根据病史、病程、特殊症状及有关实验室检查进行综合分析判定。

1. 药物性多发性神经病 以呋喃类药如呋喃妥因以及异烟肼最常见。尿路感染并有肾功能障碍患者应用呋喃类药，易致血药浓度增高而发病，症状常出现于用药后1~2周内，为感觉、运动及自主神经功能合并受损，尤以疼痛和自主神经功能障碍最明显。长期服用异烟肼的患者因干扰维生素B_6的代谢而致本病，每日剂量300 mg时本病发生率约2%，每日剂量400 mg时为17%；以双下肢远端感觉异常和感觉减退为主；服异烟肼的同时并用维生素B_6（剂量为异烟肼的1/10）可有预防作用。

2. 中毒性多发性神经病　如在一群体或工厂中群集性发病时，应考虑重金属或化学品中毒的可能。砷中毒可从患者尿、头发、指甲等测定砷含量以确诊。

3. 糖尿病多发性神经病　发生率与年龄和病程有关，初诊的糖尿病患者为8%，25年病程者可达50%。可表现为感觉性、运动性、自主神经性或混合性，以混合性最多见，但感觉障碍通常较运动障碍为重。如主要损害小感觉神经纤维则以疼痛为主，夜间尤甚；主要损及大感觉纤维引起感觉性共济失调，并可因反复的轻微外伤、感染和血供不足而发生无痛性溃疡和神经源性骨关节病。也有的病例以自主神经损害表现突出。

4. 尿毒症多发性神经病　尿毒症的毒素或代谢物潴留也可引起多发性神经病，约占透析患者的半数，典型症状与远端性轴突病相同，初期多表现为感觉障碍，下肢较上肢早且严重，透析后可好转。

5. 营养缺乏性多发性神经病　多见于慢性乙醇中毒、慢性胃肠道疾病、妊娠和手术后等。

6. 恶性肿瘤　对周围神经的损害多为局部压迫或浸润，多发性神经病也可见于副肿瘤综合征和POEMS综合征（表现为多发性神经病、脏器肿大、内分泌病变、M蛋白及皮肤损害）。

7. 感染后多发性神经病　如吉兰-巴雷综合征及疫苗接种后多发性神经病可能是一种变态反应。各种结缔组织病并发的多发性神经病多为血管炎引起的多数性单神经病发展而来，病史及全身症状可提供线索，周围神经活检也有帮助。白喉性多发性神经病是因白喉外毒素通过血循环作用于血-神经屏障较差的后根神经节及脊神经根，引起施万细胞中毒而致脱髓鞘，多为感觉运动性，常起病于白喉病后8~12周，多可于数日或数周内恢复。麻风性多发性神经病是麻风杆菌感染引起，潜伏期长，起病缓慢，特点是周围神经增粗而常可触及，肢体营养障碍较明显，可发生大疱、溃烂和指骨坏死，周围神经活检可确诊。

8. 遗传性多发性神经病　特点是起病隐袭，呈慢性进行性发展，并可有家族史。

（六）治疗

1. 病因治疗

（1）中毒性多发性神经病的治疗原则：积极采取措施阻止毒物继续进入人体，加速排出和使用解毒剂；药物引起者应立即停药，如病情需要继续用异烟肼者可用较大剂量维生素B_6；重金属和化学品中毒应立即脱离中毒环境，急性中毒应大量补液，促进利尿、排汗和通便，以尽快排出毒物；重金属砷中毒可用二巯基丙醇（BAL）3 mg/kg肌内注射，每4~6小时1次，2~3天后改为每日2次，连用10天；铅中毒用二巯丁二酸钠，每日1 g，多加入5%葡萄糖液500 mL静脉滴注，5~7天为1个疗程，可重复2~3个疗程；也可用依地酸钙钠每日1 g，稀释后静脉滴注，3~4天为1个疗程，停2~4天后再重复，一般可用3~4个疗程。

（2）营养缺乏及代谢障碍性多发性神经病的治疗原则：积极治疗原发病；糖尿病性应严格控制血糖，尿毒症性可采用血液透析和肾移植治疗，黏液性水肿性用甲状腺素有效，肿瘤并发的行肿瘤切除后可缓解，砜类药物对麻风性神经病有效，胶原血管性疾病如SLE、硬皮病和RA及变态反应如血清注射或疫苗接种后神经病，可用皮质类固醇治疗。

2. 一般治疗 急性期应卧床休息,特别是累及心肌者,如维生素 B_1 缺乏和白喉性多发性神经病;各种原因引起的均可用大剂量维生素(B_1、B_6、B_{12})等,重症病例可并用辅酶 A、ATP 及神经生长因子等;疼痛明显者可用各种止痛剂,严重者可用卡马西平和苯妥英钠。恢复期可采用针灸、理疗、按摩及康复治疗等。

3. 护理 重症患者应做好护理,四肢瘫痪者应定时翻身,并维持肢体的功能位,有手足下垂者应用夹板和支架以防瘫痪肢体的挛缩和畸形。

三、急性炎症性脱髓鞘性多发性神经病

急性炎症性脱髓鞘性多发性神经病(acute inflammatory demyelinating multiple neuropathy, AIDP)又称吉兰-巴雷综合征(Guillain-Barre syndrome, GBS),是以周围神经和神经根的脱髓鞘及小血管周围淋巴细胞及巨噬细胞的炎性反应为病理特征的自身免疫性周围神经病。

(一)流行病学

GBS 的年发病率为(0.6~1.9)/10 万人,男性略高于女性,各年龄组均可发病。白种人的发病率高于黑种人。美国的发病年龄有双峰现象,即 16~25 岁和 45~60 岁出现 2 个高峰,欧洲国家发病趋势与之相似。我国尚无大规模系统的流行病学资料,以儿童和青壮年多见。国外多无明显的季节倾向,但我国 GBS 的发病似有地区和季节流行趋势,在我国河北与河南交界地带的农村,多在夏、秋季节有数年一次的流行趋势。国外曾报告过丛集发病的情况,如美国 1977~1978 年的丛集发病与注射流感疫苗有关;约旦的丛集发病主要前驱因素为腹泻,少数为伤寒和肝炎,患者大多为青年。

(二)病因和发病机制

GBS 的病因还不清楚。GBS 患者病前多有非特异性病毒感染或疫苗接种史,最常见为空肠弯曲菌(campylobacter jejuni, CJ),约占 30%,此外还有巨细胞病毒(CMV)、EB 病毒、肺炎支原体、乙型肝炎病毒(HBV)和人类免疫缺陷病毒(HIV)等。以腹泻为前驱感染的 GBS 患者 CJ 感染率可高达 85%,CJ 感染常与急性运动轴索型神经病(AMAN)有关。CJ 是一种革兰阴性微需氧弯曲菌,有多种血清型,GBS 常见的血清型为 2、4 和 19 型,我国以 Penner 19 型最常见;CJ 感染潜伏期为 24~72 小时,最初为水样便,后变为脓血便,高峰期为 24~48 小时,1 周左右恢复,GBS 发病常在腹泻停止之后,故分离 CJ 较困难。也有白血病、淋巴瘤和器官移植后应用免疫抑制剂出现 GBS 的报告,系统性红斑狼疮和桥本甲状腺炎等自身免疫病可并发 GBS。

分子模拟(molecular mimicry)机制认为,GBS 的发病是由于病原体某些组分与周围神经组分相似,机体免疫系统发生错误的识别,产生自身免疫性 T 细胞和自身抗体,并针对周围神经组分发生免疫应答,引起周围神经髓鞘脱失。

周围神经髓鞘抗原包括:

1. P2 蛋白 是分子量为 15 kD 的碱性蛋白,因其致神经炎的作用最强,常作为诱发实验性自身免疫性神经炎(experimental autoimmune neuritis, EAN)的抗原。

2. P1 蛋白 是分子量为 18.5 kD 的碱性蛋白,它相当于 CNS 的髓鞘素碱性蛋白(MBP),用 P1 免疫动物可同时诱发 EAN 和实验性自身免疫性脑脊髓炎(EAE)。

3. P0 蛋白 是分子量为 30 kD 的糖蛋白,是周围神经中含量最多的髓鞘蛋白,致神经炎作用较弱。

4. 髓鞘结合糖蛋白(MAG) 是分子量为 110 kD 的糖蛋白,CNS 也存在。而神经节苷脂是一组酸

性糖脂，由酰基鞘氨醇和寡糖链构成，分布于神经元和轴索的质膜上，尤其在郎飞（Ranvier）结及其周围的髓鞘，抗原性较弱。

（三）临床表现及分型

1. 临床表现

（1）多数患者可追溯到病前1~4周有胃肠道或呼吸道感染症状，或有疫苗接种史。

（2）多为急性或亚急性起病，部分患者在1~2天内迅速加重，出现四肢完全性瘫痪及呼吸肌麻痹，瘫痪可始于下肢、上肢或四肢同时发生，下肢常较早出现，可自肢体近端或远端开始，多于数日至2周达到高峰；肢体呈弛缓性瘫痪，腱反射减低或消失，发病第1周可仅有踝反射消失；如对称性肢体无力10~14天内从下肢上升到躯干、上肢或累及脑神经，称为Landry上升性麻痹。

（3）发病时多有肢体感觉异常如烧灼感、麻木、刺痛和不适感，可先于瘫痪或与之同时出现；感觉缺失较少见，呈手套袜子样分布，震动觉和关节运动觉障碍更少见，约30%患者有肌肉痛。也可始终无感觉异常，有的患者出现克尼格式（Kernig）征和拉塞格（Lasegue）征等神经根刺激症状。

（4）有的患者以脑神经麻痹为首发症状，双侧周围性面瘫最常见，其次是延髓麻痹，眼肌及舌肌瘫痪较少见，因数日内必然要出现肢体瘫痪，故易于鉴别。

（5）自主神经症状常见皮肤潮红、出汗增多、手足肿胀及营养障碍，严重患者可见窦性心动过速、体位性低血压、高血压和暂时性尿潴留。

（6）所有类型的GBS均为单相病程（monophase course），多于发病4周时肌力开始恢复，恢复中可有短暂波动，但无复发-缓解。

2. 临床分型　根据GBS的临床、病理及电生理表现分成以下类型：

（1）经典吉兰-巴雷综合征：即AIDP。

（2）急性运动轴索型神经病（AMAN）：为纯运动型。主要特点是病情重，多有呼吸肌受累，24~48小时内迅速出现四肢瘫，肌萎缩出现早，病残率高，预后差。国外学者将中国发现的这种急性软瘫称作"中国瘫痪综合征"。

（3）急性运动感觉轴索型神经病（AMSAN）：发病与AMAN相似，病情常较其严重，预后差。

（4）米勒-费雪（Miller-Fisher）综合征：被认为是GBS的变异型，表现为"眼外肌麻痹、共济失调和腱反射消失（ophthalmopleda-ataxia-areflexia）"三联征。

（5）不能分类的GBS：包括"全自主神经功能不全"和复发型GBS等变异型。

（四）辅助检查

（1）脑脊液蛋白细胞分离，即蛋白含量增高而细胞数正常，是本病的特征之一；起病之初蛋白含量正常，至病后第3周蛋白增高最明显，少数病例CSF细胞数可达（20~30）×10^6/L。

（2）严重病例可出现心电图异常，以窦性心动过速和T波改变最常见，如T波低平，QRS波电压增高，可能是自主神经功能异常所致。

（3）神经传导速度（NCV）和肌电图（EMG）检查对GBS的诊断及确定原发性脱髓鞘很重要。发病早期可能仅有F波或H反射延迟或消失，F波改变常代表神经近端或神经根损害，对GBS诊断有重要意义；脱髓鞘电生理特征是NCV减慢、远端潜伏期延长、波幅正常或轻度异常；轴索损害以远端波幅减低甚至不能引出为特征，但严重的脱髓鞘病变也可表现波幅异常，几周后可恢复；NCV减慢可在疾病早期出现，并可持续到疾病恢复之后，远端潜伏期延长有时较NCV减慢更多见；由于病变的节段性及斑点状特点，运动 NCV 可能在某一神经正常，而在另一神经异常，因此异常率与检查的神经数目有关，应早期做多根神经检查。

（4）腓肠神经活检发现脱髓鞘及炎性细胞浸润可提示 GBS，但腓肠神经是感觉神经，GBS 以运动神经受累为主，因此活检结果仅可作为诊断参考。

（五）诊断和鉴别诊断

1. 诊断　可根据病前 1~4 周有感染史，急性或亚急性起病，四肢对称性弛缓性瘫，可有感觉异常、末梢型感觉障碍、脑神经受累，常有 CSF 蛋白细胞分离，早期 F 波或 H 反射延迟、NCV 减慢、远端潜伏期延长及波幅正常等神经电生理改变。

2. 鉴别诊断

（1）低血钾型周期性瘫痪：本病为遗传因素引起的骨骼肌钠通道蛋白的 α 亚单位突变所致的钾离子转运异常，表现为四肢肌肉的发作性、弛缓性瘫痪，发作时伴有血清钾的改变及相应的心电图的异常，低钾型最常见，一般发作持续 2~7 天，低钾型给以补钾治疗效果好。

（2）脊髓灰质炎：多在发热数日之后，体温尚未完全恢复正常时出现瘫痪，常累及一侧下肢，无感觉障碍及脑神经受累；病后 3 周 CSF 可有蛋白细胞分离现象，应注意鉴别。

（3）急性重症全身型重症肌无力：可呈四肢弛缓性瘫，但起病较慢，无感觉症状，症状有波动，表现晨轻暮重，疲劳试验、依酚氯铵试验阳性，CSF 正常。

（4）中毒性神经炎：包括药物、重金属以及其他化学物品中毒，此类患者常有突出的感觉症状及体征以及明显的植物营养性障碍，运动障碍不如 GBS 重，亦不如感觉障碍明显。

（5）卟啉病：又称血紫质症，是卟啉代谢障碍引起的疾病，为常染色体显性遗传的亚铁血红素生物合成酶的缺陷引起卟啉在体内的聚集。可表现为以运动障碍损害为主的多神经疾病，急性发作，女性多见，常有腹痛。除周围神经病外，患者可有头痛、癫痫发作、精神症状（特别是谵妄）。患者尿液在日晒后呈紫色，血卟啉及尿卟啉阳性。

（六）治疗

治疗方法主要包括辅助呼吸及支持疗法、对症治疗、预防并发症和病因治疗。

1. 辅助呼吸　呼吸肌麻痹是 GBS 的主要危险，抢救呼吸肌麻痹是治疗重症 GBS 的关键。密切观察患者呼吸困难程度，当出现缺氧症状，肺活量降低至 20~25 mL/kg 体重以下，血气分析动脉氧分压低于 9.3 kPa，应及早使用呼吸器；通常可先行气管内插管，如 1 天以上无好转，则进行气管切开，用外面围有气囊的导管插管，外接呼吸器。

呼吸器的管理非常重要，需根据患者的临床情况及血气分析资料，适当调节呼吸器的通气量和压力，通气量不足或过大均影响气体正常交换，甚至危及患者生命；需加强护理，预防并发症，保持呼吸道通畅，定时翻身拍背、雾化吸入和吸痰，使呼吸道分泌物及时排出，预防肺不张。

对气管阻塞发生肺不张的患者，可用纤维气管镜取出黏稠的痰块，及时发现并处理患者的憋气、烦躁、出汗和发绀等缺氧症状，一旦出现，应及时检查呼吸器及连接处有无漏气或阻塞，呼吸道有无分泌物阻塞；适当应用抗生素预防呼吸道感染。

患者有恢复迹象后可暂时脱离呼吸器，观察是否有心动过速和发绀，如能长时间脱离呼吸器，可阻塞气管插管观察 1~2 天，确定是否适合拔管；拔管前需了解患者的咳嗽反射是否恢复，否则拔管后不能咳嗽，则有痰液窒息危险。呼吸器的湿化和吸痰通常是保证辅助呼吸成功的关键。

2. 对症治疗

（1）重症患者入院后即进行持续心电监护，直至开始恢复；窦性心动过速常见，通常不需治疗；心动过缓可能与吸痰有关，可用阿托品或吸痰前给氧预防；严重心脏传导阻滞和窦性停搏少见，如发生需立即植入临时性心内起搏器。

（2）高血压可能与失神经支配后β受体上调有关，可用小剂量β受体阻滞剂；低血压可补充胶体液或调整患者体位治疗。

3. 预防长时间卧床的并发症

（1）坠积性肺炎和脓毒血症可用广谱抗生素治疗。

（2）保持床单平整和勤翻身以预防压疮。

（3）可穿弹力长袜预防深静脉血栓形成及并发的肺栓塞。

（4）早期进行肢体被动活动防止挛缩，用夹板防止足下垂畸形。

（5）不能吞咽的应尽早鼻饲，进食时和进食后30分钟取坐位，以免误入气管引起窒息。

（6）尿潴留可做下腹部加压按摩，无效时则需留置导尿，便秘者可用番泻叶代茶或肥皂水灌肠；一旦出现肠梗阻迹象应禁食，并给予肠动力药如西沙必利。

（7）疼痛很常见，常用非阿片类镇痛药，或试用卡马西平和阿米替林，有时短期应用大剂量激素有效。

（8）对焦虑和抑郁应及早识别并适当处理，可用百忧解（氟西汀，Fluoxetine）20 mg，每日1次口服；并应始终对患者进行鼓励。

4. 病因治疗
病因治疗目的是抑制免疫反应，消除致病性因子对神经的损害，并促进神经再生。

（1）血浆交换（plasma exchange，PE）：可去除血浆中致病因子如抗体成分，每次交换血浆量按40 mL/kg体重或1~1.5倍血浆容量计算，血容量复原主要靠5%清蛋白，可减少使用血浆的并发症，临床试验表明，接受PE的患者获得良好的疗效；轻度、中度和重度患者每周应分别做2次、4次和6次PE；主要禁忌证是严重感染、心律失常、心功能不全及凝血系统疾病。

（2）静脉注射免疫球蛋白（intravenous immunoglobulin，IVIG）：已证实IVIG治疗AIDP是有效的，应在出现呼吸肌麻痹前尽早施行，成人为0.4 g/（kg·d），连用5天；近年国外的临床试验比较了IVIG、PE及二者联合治疗，疗效无差异，故推荐单一治疗。禁忌证是免疫球蛋白过敏或先天性IgA缺乏，先天性IgA缺乏患者使用后可造成IgA致敏，再次应用可发生过敏反应；发热和面红等常见的不良反应，可通过减慢输液速度而减轻。有个别报告发生无菌性脑膜炎、肾衰竭和脑梗死，后者可能与血液黏度增高有关；近来发现IVIG可引起肝功能损害，但停用1个月后即可恢复。

（3）皮质类固醇（corticosteroids）：研究认为，无论在GBS早期或后期用皮质激素治疗均无效，并可产生不良反应。故目前不主张应用类固醇皮质激素治疗。

总之，IVIG和PE是AIDP的一线治疗方法，PE需在有特殊设备和经验的医疗中心进行，而IVIG在任何医院都可进行，且适合于各类患者。但2种疗法费用都很昂贵。

5. 康复治疗
可进行被动或主动运动、针灸、按摩、理疗及步态训练等应及早开始。

（七）预后

预后取决于自然因素如年龄、病前腹泻史及CJ感染，以及人为因素，如治疗方法和时机，应强调早期有效治疗的意义，支持疗法对降低严重病例的死亡率也很重要，及时合理地使用辅助呼吸至关重要。大部分 GBS 患者可完全恢复或遗留轻微的下肢无力，约 10% 患者可出现严重后遗症，多发生于病情严重、进展快、轴索变性和需长期辅助通气的患者。疾病早期的主要死因是心搏骤停、成人呼吸窘迫综合征或辅助通气意外，后期是肺栓塞和感染。条件完备医院的 GBS 死亡率已降至 3%~5%。

四、吉兰-巴雷综合征变异型

吉兰-巴雷综合征变异型（variant form of GBS）包括：①复发型急性炎症性脱髓鞘性多发性神经病。②米勒-费雪综合征。③急性运动轴索型神经病。④急性运动感觉轴索型神经病。⑤纯感觉型吉兰-巴雷综合征。⑥多数脑神经型吉兰-巴雷综合征。⑦全自主神经功能不全型吉兰-巴雷综合征。⑧GBS 伴一过性锥体束征或小脑性共济失调等。

（一）复发型急性炎症性脱髓鞘性多发性神经病

复发型急性炎症性脱髓鞘性多发性神经病（relapsing type of AIDP）是 AIDP 患者发病数周或数年后再次出现 GBS 的临床表现。研究发现有 5%~9% 的患者可能复发，其中 50% 的患者可能复发 2 次以上。病理表现与单相病程的 GBS 不同，同时可见脱髓鞘与再生以及洋葱头样改变。该型的临床表现与第一次发作基本相同，但进展缓慢，对治疗反应较好。仅少数持续进展或不完全缓解，转变成慢性型。

（二）米勒-费雪综合征

米勒-费雪综合征（MSF）或称费雪综合征，临床少见。本病以男性青壮年发病率较高，急性或亚急性发病，病前常有上呼吸道或消化道感染史，经数日或数周出现神经系统表现。眼外肌麻痹、共济失调及腱反射消失是其典型表现，称为三联征。但需注意的是个别患者可以出现腱反射活跃。该综合征患者均有抗 GQ1b 抗体存在，具有病理生理学意义。CSF 蛋白轻度或中度增高，病后 2 周最明显，可出现寡克隆带，细胞数正常，呈蛋白-细胞分离。电生理检查可见原发性脱髓鞘及轴索损害，四肢周围感觉神经损害及脑运动神经损害为主。腓肠肌神经活检节段性脱髓鞘与轴索损害并存。

MSF 的诊断主要依据眼外肌麻痹、共济失调及腱反射消失三联征表现以及 CSF 蛋白-细胞分离。应该与引起眼外肌麻痹的其他疾病相鉴别。治疗可参考 AIDP 的治疗。MSF 是一种良性病程，纯费雪综合征预后较好，大多数患者可以自愈，病后 2~3 周或数月内完全恢复。

（三）急性运动轴索型神经病

急性运动轴索型神经病（acute motor axonal neuropathy，AMAN）为纯运动性，以肢体瘫痪为主。AMAN 的病因不明，CJ 感染常与此病相关。AMAN 失神经病变主要发生在神经末梢的远端。其临床表现是病前腹泻史，血清学检查证实 CJ 感染，粪便中分离出 CJ。病情重，以肢体瘫痪为主，24~48 小时内迅速出现四肢瘫，多并发呼吸肌受累，无感觉症状，可早期出现肌萎缩。预后差。

（四）急性运动感觉轴索型神经病

急性运动感觉轴索型神经病（acute motor sensory axonal neuropathy，AMSAN）也称爆发轴索型 GBS，临床不常见。AMSAN 与 AMAN 的起病方式相似，症状较 AMAN 重，恢复慢，预后差。其电生理表现为运动、感觉神经兴奋性降低及重度失神经改变。诊断主要依据病前 CJ 感染史、临床特征及电生理检查，确诊需病理资料。治疗与 AIDP 相同，研究认为 IVIG 治疗可能要好于 PE 治疗。本病预后较差，功能恢复缓慢而不完全。

（五）纯感觉型吉兰-巴雷综合征

纯感觉型吉兰-巴雷综合征（pure sensory Guillain-Barre syndrome）主要表现为四肢对称性感觉障碍

和疼痛，深感觉障碍较突出。临床特点为起病快，四肢呈对称性感觉障碍，深感觉损害重，可伴有疼痛，无明显瘫痪或仅有轻瘫，腱反射可减弱。CSF蛋白增高，细胞少或无，呈蛋白-细胞分离，神经电生理检查符合脱髓鞘性周围神经病改变，恢复较完全。本病的治疗主要为去除病因，给予神经营养治疗。

（六）多数脑神经型吉兰-巴雷综合征

多数脑神经型吉兰-巴雷综合征（multi-cranial nerve type of Guillain-Barre syndrome）是GBS伴有多数脑神经受累。主要累及单侧或双侧的脑运动神经，面神经、舌咽及迷走神经多见，其次为动眼、滑车和展神经，舌下神经也可受累。脊神经受累较轻，可有一过性肢体无力，有的病例表现为颈-臂-咽肌无力变异性型。

（七）全自主神经功能不全型吉兰-巴雷综合征

全自主神经功能不全型吉兰-巴雷综合征（pandy sautonimia type of Guillain-Barre syndrome）是急性单纯型自主神经功能不全，表现为急性或亚急性发作的全自主神经系统功能失调。本病的临床表现是患者在病前可完全健康，部分有上呼吸道或其他病毒的感染史，病前数日已恢复正常。表现周身无汗，皮肤、鼻腔、口腔干燥，泪腺、唾液腺分泌减少，便秘及排尿困难、直立性低血压、瞳孔不等大、对光反射消失、阳痿、失张力性膀胱。无感觉障碍和瘫痪，腱反射减弱。约40%的患者出现CSF蛋白-细胞分离现象，肌电图为神经源性损害。腓肠肌活检可见脱髓鞘和部分轴索变性，施万细胞增生和胶原纤维增多，巨噬细胞及单个核细胞浸润等。本病预后良好，呈单相病程，经治疗后数月可完全或基本恢复。

（八）GBS其他变异型的诊断

GBS的其他变异型主要表现为临床症状或体征以部分孤立的形式出现、非对称性表现等。如单纯性眼肌麻痹，病变先累及颅神经或上肢后才出现下肢等的受累。目前有学者认为，任何GBS的变异型均呈急性或亚急性发病的单相病程，常伴CSF蛋白-细胞分离，电生理及病理表现符合GBS的基本特点为特征。临床需注意与某些特殊病因所致的GBS相鉴别，如继发于钩端螺旋体病的GBS。

五、慢性炎症性脱髓鞘性多发性神经病

慢性炎症性脱髓鞘性多发性神经病（chronic inflammatory demyelinating polyneuropathy，CIDP）是周围神经的慢性复发性疾病，也称慢性吉兰-巴雷综合征。CIDP的主要特点：①慢性进行性或慢性复发性病程。②起病隐匿，很少发现有前驱因素。③病理上炎症反应不明显，脱髓鞘与髓鞘再生可同时并存，施万细胞再生，出现"洋葱头样"改变。④激素的疗效较肯定。

（一）病因和发病机制

CIDP发病机制与AIDP相似而不同。CIDP的动物模型是用半乳糖脑苷脂与蛋白酶制成，CIDP患者目前只发现微管蛋白抗体、髓鞘结合糖蛋白（MAG）抗体，而无髓鞘素蛋白、GMI及其他神经节苷脂的自身免疫证据，也没有针对CJ及巨细胞病毒（CMV）等感染因子反应的证据。

（二）临床表现

（1）CIDP发病率低，国内报告占GBS的1.4%~4.7%；男女患病比率相似；各年龄均可发病，但儿童很少。

（2）隐匿发病，多无前驱因素，进展期数月至数年，平均3个月；其自然病程有阶梯式进展、稳

定进展和复发-缓解3种形式,最初病情迅速进展可与AIDP相似,当进展超过4周时,其慢性特征就变得明显了。

(3) 常见对称分布的肢体远端及近端无力,自远端向近端发展,腱反射减弱或消失;从上肢发病的罕见,躯干肌、呼吸肌及脑神经受累少见,偶见复视、构音障碍和吞咽困难等;大多数患者同时存在运动和感觉障碍;可有痛觉过敏、深感觉障碍及感觉性共济失调,步态蹒跚,容易踩空;肌萎缩较轻,部分患者可较严重;少数病例可有霍纳(Horner)征、原发性震颤、尿失禁和阳痿等。

(三) 辅助检查

(1) CSF可见蛋白细胞分离,但蛋白量波动较大,部分患者寡克隆带阳性。

(2) NCV、远端潜伏期、F波潜伏期等异常通常均较AIDP严重,病程不同时间的电生理检查显示脱髓鞘及继发轴索损害的程度不同。

(3) 因感觉神经受累较常见,故腓肠神经活检常可发现炎症性节段性脱髓鞘,典型"洋葱头样"改变高度提示CIDP;但此改变并非CIDP的特异性改变,也可见于肥大性神经炎(Deierine-Sottas)病、腓骨萎缩症(Charcot-Marie-Tooth病)、炎症性局限性肥大性单神经病、神经束膜瘤、创伤性神经瘤和神经纤维瘤等。如怀疑糖尿病性周围神经病并发CIDP,活检发现炎症性脱髓鞘反应更有确诊意义。

(4) MRI在病程较长的CIDP患者中可发现神经增粗,强化扫描有助于发现活动性病变。

(四) 诊断和鉴别诊断

1. 诊断　CIDP是一种比AIDP更具异质性的疾病,其慢性特点及不对称型CIDP使诊断更困难。CIDP的诊断主要根据临床症状和体征、电生理及CSF检查,有时需神经活检来确诊。

2. 鉴别诊断

(1) 复发型GBS:与GBS相似,多在1个月内进展至高峰,并常有面神经及呼吸肌受累;而CIDP的进展平均为3个月;复发型GBS多有前驱感染因素,而CIDP少见。

(2) 结缔组织病:如系统性红斑狼疮、血管炎和干燥综合征等由于小血管炎影响周围神经血液供应,而造成慢性进行性多发性神经病,结节病可浸润神经根导致慢性多发性神经病。

(3) 多灶性运动神经病(multifocal motor neuropathy,MMN):是仅累及运动神经的脱髓鞘性神经病,表现为不对称性、节段性NCV减慢或阻滞,激素疗效不佳,多需用环磷酰胺治疗。

(5) 副肿瘤性神经病(paraneoplastic neuropath):可见于临床发现肿瘤前,多为纯感觉性或感觉运动性,感觉症状明显,可出现感觉性共济失调。部分患者随肿瘤治疗好转,神经病也有好转。

(6) 淋巴瘤和白血病可浸润神经根造成慢性多神经病,淋巴瘤以多神经病为首发症状。

(7) 遗传性感觉运动性神经病(HSMN):家族史及手足残缺、色素性视网膜炎、鱼鳞病和弓形足等体征可帮助诊断,确诊需依靠神经活检。

(8) 中毒性周围神经病有长期暴露于可引起周围神经病的药物或毒物病史。

(9) CIDP可继发于代谢性疾病,应检查肝、肾和甲状腺功能;常与糖尿病性神经病同时存在,电生理有助于鉴别;皮肤活检及用刚果红染色标本可发现原发性和继发性淀粉样蛋白沉积所致神经病;维生素缺乏性神经病可见皮肤及黏膜溃疡、消化及中枢神经系统症状;CIDP可与这些疾病同时存在。

(五) 治疗

泼尼松是治疗CIDP最常用的药物,随机对照试验已证实有效。CIDP患者应长期口服泼尼松100 mg,每日1次,连用2~4周;后逐渐减量,大多数患者平均在2个月时临床出现肌力改善。隔日用药及隔日减量方案可减轻皮质类固醇不良反应。每2周减量15%及转换隔日用药方案见表6-1。

表6-1 泼尼松早期转换为隔日用药方案

剂量（day1/day2）	治疗的周数	用此剂量的周数
60/60	0	4
60/45	4	2
60/30	6	2
60/15	8	2
60/0	10	2
50/0	12	2
45/0	14	2
40/0	16	2
30/0	18	4
25/0	22	2
20/0	24	4
15/0	28	4
10/0	32	4
7.5/0	36	4
5/0	40	6或更多

注：初始剂量60 mg，每日1次，连用4周，逐渐减量每2周1次。早期转换为隔日方案首先是次日减量。

近来采用地塞米松40 mg静脉滴注，连续冲击4天；然后改为20 mg/d，12天；10 mg/d，12天；28天为1个疗程，经6个疗程后均有缓解，疗效可保持15~23个月。地塞米松抗感染作用强、不良反应轻，易出现激素不良反应的患者可考虑应用；因含氟，故伴有风湿性疾病患者慎用。

CIDP患者可每周接受2次PE，连用3周，3周时疗效最明显，但多数患者的反应是暂时的，可多次或定期进行PE。随机对照试验已证明IVIG有效，0.4 g/(kg·d)，连续5天。IVIG与PE短期疗效相近，但IVIG疗效维持时间较长，与小剂量激素合用疗效维持时间更长。虽然费用较高，但如条件许可时仍不失为可选择的治疗方法。

免疫抑制剂如环磷酰胺冲击治疗、硫唑嘌呤、环孢素A及全淋巴系统照射通常在其他治疗无效时使用。难治性患者的治疗始终具有挑战性，目前尚无指导性的成功方案。

（六）预后

Dyck等对52例CIDP患者进行长期观察，发病后2~19年因各种并发症死亡者占11%，3例死于其他疾病。包括最终死亡病例在内，完全恢复者占4%；有轻度神经系统症状，能正常工作和生活者占60%；有中度症状，仍能步行，但不能正常工作和生活者占8%；卧床不起或需坐轮椅者占28%。

（欧阳晓春）

第二节 脑神经疾病

一、三叉神经痛

三叉神经为十二对脑神经中的第五对脑神经，是混合性脑神经之一。三叉神经痛（trigeminal neuralgia）是指三叉神经分布区反复发作的短暂性剧痛。

（一）病因与病理

三叉神经痛分为原发性和继发性两种类型，继发性是指有明确的病因，如邻近三叉神经部位发生的肿瘤（胆脂瘤）、炎症、血管病等引起三叉神经受累，多发性硬化的脑干病灶亦可引起三叉神经痛；原发性是指病因尚不明确者，但随着诊断技术的发展与提高，研究发现主要由伴行小血管（尤其是小动脉）异行扭曲压迫三叉神经根，使局部产生脱髓鞘变化所引起；三叉神经节的神经细胞因反复缺血发作而受损导致发病；其他还有病毒感染，岩骨嵴异常变异产生机械性压迫等。

（二）临床表现

1. 年龄、性别　70%~80%发生于40岁以上中老年，女性略多于男性，约为3∶2。

2. 疼痛部位　限于三叉神经分布区内，以第二、三支受累最为常见，95%以上为单侧发病。

3. 疼痛性质　常是电灼样、刀割样、撕裂样或针刺样，严重者伴同侧面肌反射性抽搐，称为"痛性抽搐（tic douloureux）"。发作时可伴有面部潮红、皮温增高、球结膜充血、流泪等。由于疼痛剧烈，患者表情痛苦，常用手掌或毛巾紧按、揉搓疼痛部位。

4. 疼痛发作　常无先兆，为突然发生的短暂性剧痛，常持续数秒至2 min后突然终止。间歇期几乎完全正常。发作可数天1次至每分钟发作数次不等。大多有随病程延长而发作频度增加的趋势，很少自愈。

5. 扳机点　在疼痛发作的范围内常有一些特别敏感的区域，稍受触动即引起发作，称为"扳机点"，多分布于口角、鼻翼、颊部或舌面，致使患者不敢进食、说话、洗脸、刷牙，故面部及口腔卫生差，情绪低落，面色憔悴，言谈举止小心翼翼。

6. 神经系统检查　原发性三叉神经痛者，神经系统检查正常；继发性三叉神经痛者可有分布区内面部感觉减退、角膜反射消失，也可表现疼痛呈持续性，可并发其他脑神经麻痹。

（三）诊断与鉴别诊断

根据疼痛发作的部位、性质、扳机点等即可诊断。但需注意原发性与继发性的鉴别以及与其他面部疼痛的鉴别。

（1）继发性三叉神经痛，应做进一步检查，如脑CT或MRI，必要时进行脑脊液检查，以寻找病因。沿三叉神经走行的MRI检查，可发现某些微小病变对三叉神经的压迫等。

（2）与其他头面部疼痛鉴别：①牙痛，一般为持续性钝痛，可因进食冷、热食物而加剧。②副鼻窦炎，也表现持续钝痛，可有时间规律，伴脓涕及鼻窦区压痛，鼻窦摄X线片有助诊断。③偏头痛，以青年女性多见，发作持续时间数小时至数天，疼痛性质为搏动性或胀痛，可伴恶心呕吐。先兆性偏头痛患者发作前有眼前闪光、视觉暗点等先兆。④舌咽神经痛，疼痛部位在舌根、软腭、扁桃体、咽部及外耳道，疼痛性质与三叉神经痛相似，也表现短暂发作的剧痛。局麻药喷涂于咽部，可暂时镇痛。⑤蝶腭神经痛，又称Sluder综合征，鼻与鼻旁窦疾病易使翼腭窝上方的蝶腭神经节及其分支受累而发病，表现鼻根后方、上颌部、上腭及牙龈部发作性疼痛并向额、颞、枕、耳等部位扩散，疼痛性质呈烧灼样、刀割样，较剧烈，可持续数分钟至数小时，发作时可有患侧鼻黏膜充血、鼻塞、流泪。

（四）治疗

原发性三叉神经痛首选药物治疗，无效时可用封闭、神经阻滞或手术治疗。

1. 药物治疗　①卡马西平：为抗惊厥药，作用于网状结构-丘脑系统，可抑制三叉神经系统的病理性多神经元反射。初始剂量为0.1 g，bid，以后每天增加0.1 g，分3次服用，最大剂量为1.0 g/d，疼痛停止后，维持治疗剂量2周左右，逐渐减量至最小有效维持量。不良反应有头晕、嗜睡、走路不稳、口干、恶心、皮疹等。少见但严重的不良反应是造血系统功能损害，可发生白细胞减少，甚至再生障碍性贫血。罕见的有剥脱性皮炎等。②苯妥英钠：初始量为0.1 g，tid，可每天增加50 mg，最大剂量为0.6 g/d，疼痛消失1周后逐渐减量。不良反应有头晕、嗜睡、牙龈增生及共济失调等。③治疗神经病理性疼痛的新型药物有加巴喷丁、普瑞巴林、奥卡西平等，具有疗效肯定、较少不良反应等优势，可结合患者病情、经济情况及个人意愿选用。④辅助治疗可应用维生素B_1、维生素B_{12}，疗程4~8周。

2. 封闭治疗　将无水乙醇或其他药物如甘油、维生素B_{12}、泼尼松龙等注射到三叉神经分支或半月神经节内，可获镇痛效果。适应证为药物疗效不佳或不能耐受不良反应；拒绝手术或不适于手术者，疗效可持续6~12个月。

3. 半月神经节射频热凝治疗　在X线或CT导向下，将射频电极经皮插入半月节，通电加热65~80℃，维持1 min，适应证同封闭治疗。不良反应有面部感觉障碍、角膜炎和带状疱疹等。疗效可达90%，复发率为21%~28%，重复应用仍有效。

4. 手术治疗　用于其他治疗方法无效的原发性三叉神经痛，手术方式有：①三叉神经显微血管减压术：近期疗效可达80%以上，并发症有面部感觉减退，听力障碍，滑车、外展或面神经损伤等。②三叉神经感觉根部分切断术。③三叉神经脊髓束切断术。

5. γ刀或X线刀治疗　药物与封闭治疗效果不佳，不愿或不适于接受手术的，也可以采用γ刀或X线刀治疗，靶点是三叉神经感觉根。起效一般开始于治疗后1周。由于靶点周围重要结构多，毗邻关系复杂，定位需要特别精确。

二、特发性面神经麻痹

特发性面神经麻痹（idiopathic facial palsy）又称Bell麻痹或面神经炎，为面神经管中的面神经非特异性炎症引起的周围性面肌瘫痪。

（一）病因与病理

病因尚不完全清楚，多认为当风寒、病毒感染和自主神经功能障碍致面神经内的营养血管痉挛，引起面神经缺血、水肿。由于面神经通过狭窄的骨性面神经管出颅，故受压而发病。另外，神经病毒感染一直是被怀疑的致病因素，如带状疱疹、单纯疱疹、流行性腮腺炎、巨细胞病毒等。近年的研究用不同的手段如病毒分离与接种、病毒基因组检测等证实了受损面神经存在单纯疱疹病毒感染。病理变化主要是神经水肿，有不同程度的脱髓鞘。由于面神经管为骨性腔隙，容积有限，如果面神经水肿明显，则使面神经的神经纤维受压，可致不同程度轴索变性，这可能是部分患者恢复不良的重要原因。

（二）临床表现

任何年龄均可发病，男性略多于女性。发病前常有受凉史。部分患者起病前后有患病一侧的耳后乳突区轻度疼痛。起病迅速，一侧面部表情肌瘫痪为突出表现。患者常于清晨洗漱时发现一侧面肌活动不利，口角歪斜，症状在数小时至数天内达到高峰。查体可见一侧面部额纹消失，睑裂变大，鼻唇沟变浅变平，病侧口角低垂，示齿时口角歪向健侧，做鼓腮和吹口哨动作时，患侧漏气。颊肌瘫痪使食物常滞留于齿颊之间。不能抬额、皱眉，眼睑闭合无力或闭合不全。闭目时眼球向上外方转动而露出巩膜，称Bell征。由于眼睑闭合不全，易并发暴露性角膜炎。下眼睑松弛、外翻，使泪点外转，泪液不能正常引流而表现流泪。

由于面神经病变部位的差别，可附加其他症状：

（1）茎乳孔处面神经受损，仅表现同侧周围性面瘫。

（2）面神经管内鼓索神经近端的面神经受损，除面神经麻痹外，还有同侧舌前2/3味觉丧失，唾液减少，为鼓索神经受累引起。

（3）如果在镫骨肌神经近端面神经受损除面神经麻痹外，还表现同侧舌前2/3味觉丧失和重听（听觉过敏）。

（4）病变在膝状神经节时，除表现为面神经麻痹、同侧舌前2/3味觉丧失和重听（听觉过敏）外，还有患侧乳突部疼痛、耳郭和外耳道感觉减退，外耳道或鼓膜出现疱疹，见于带状疱疹病毒引起的膝状神经节炎，称Hunt综合征。

（三）辅助检查

为排除桥小脑角肿瘤、颅底占位病变、脑桥血管病等颅后窝病变，部分患者需做颅脑MRI或CT扫描。

（四）诊断与鉴别诊断

根据急性发病、一侧的周围性面瘫，而无其他神经系统阳性体征即可诊断，但需与下列疾病鉴别。

1. 吉兰-巴雷综合征　可有周围性面瘫，但多为双侧性。少数在起病初期也可表现为单侧，随病程逐渐发展为双侧。其他典型表现如对称性四肢弛缓性瘫痪与脑脊液蛋白-细胞分离等。

2. 面神经附近病变累及面神经　急、慢性中耳炎，乳突炎，腮腺炎或肿瘤可侵犯面神经，邻近组织如腮腺肿瘤、淋巴结转移瘤的放射治疗可损伤面神经。应有相应原发病病史。

3. 颅后窝肿瘤压迫面神经　如胆脂瘤、皮样囊肿、颅底的肉芽肿、鼻咽癌侵犯颅底等均可引起面神经损害。但起病较慢，有进行性加重的病程特点，且多伴有其他神经系统受累的症状及体征。

4. 脑桥内的血管病　可致面神经核损害引起面瘫。但应有脑桥受损的其他体征如交叉性瘫痪等。

5. 莱姆病（Lyme disease）　是由蜱传播的螺旋体感染性疾病，可引起脑神经损害，以双侧面神经麻痹常见，常伴皮肤红斑、肌肉疼痛、动脉炎、心肌炎、脾大等多系统损害表现。

（五）治疗

1. 急性期治疗　治疗原则是减轻面神经水肿、改善局部血液循环与防治并发症。①起病2周内多主张用肾上腺皮质激素治疗。地塞米松10~15 mg/d，静脉滴注，连用1周后改为泼尼松30 mg/d，顿服，1周后逐渐减量。泼尼松30~60 mg，于早晨1次顿服，连用7~10天，以后逐渐减量。但近来国外学者对激素治疗有争议，故其有效性尚待循证医学研究的进一步证实。②补充B族维生素，如口服维

生素 B_1、腺苷辅酶 B_{12} 或肌内注射维生素 B_1、维生素 B_{12} 等。③Hunt 综合征的抗病毒治疗可用阿昔洛韦（acyclovir）10~20 mg/（kg·d），分 2~3 次静脉滴注，连用 7~10 天。或更昔洛韦（Ganciclovir）5~10 mg/（kg·d）静脉滴注，分 1~2 次，连用 7~10 天，并注意血常规、肝功能变化。④在茎乳孔附近行超短波透热、红外线照射或局部热敷治疗。注意保护角膜、结膜，预防感染，可采用抗生素眼水、眼膏点眼，带眼罩等方法。

2. 恢复期治疗　病后第 3 周至 6 个月以促使神经功能尽快恢复为主要原则。可继续给予 B 族维生素治疗，可同时采用针灸、按摩、碘离子透入等方法治疗。

3. 后遗症期治疗　少数患者在发病 2 年后仍留有不同程度后遗症，严重者可试用面-副神经、面-舌下神经吻合术，但疗效不肯定。

三、面肌痉挛

面肌痉挛（facial spasm）又称面肌抽搐，以一侧面肌阵发性不自主抽动为特点。

（一）病因

面肌痉挛的异常神经冲动可能是面神经通路的某个部位受到压迫而发生水肿、脱髓鞘等改变。病变处纤维"短路"形成异常兴奋。国内外报道，经手术证实部分患者在面神经近脑干部分受邻近血管的压迫，以小脑后下动脉和小脑前下动脉压迫最多见。这与三叉神经痛有着相似的病理解剖机制。部分患者的病因为邻近面神经的肿瘤、颅内感染、血管瘤等累及面神经而引起。少数病例是面神经炎的后遗症。

（二）临床表现

多在中年以后发病，女性多于男性。多数患者首先从一侧眼轮匝肌的阵发性抽动开始，逐渐累及一侧的其他面肌，特别是同侧口角部肌肉最易受累。说话、进食或精神紧张、情绪激动可诱发症状加剧。入睡后抽动停止，神经系统检查可见一侧面部肌肉阵发性抽动，无其他阳性体征。

（三）辅助检查

肌电图于受累侧面肌可记录到同步阵发性高频率发放的动作电位。

（四）诊断与鉴别诊断

以单侧发作性面部表情肌的同步性痉挛为特点，神经系统检查无其他阳性体征，即可诊断。肿瘤、炎症、血管瘤引起的面肌抽搐多伴有其他神经症状和体征，应做 X 线片、脑 CT 或 MRI 检查，以明确病因。还应排除以下疾病：

1. 习惯性抽动症　多见于儿童及青壮年，为短暂的眼睑或面部肌肉收缩，常为双侧，可由意志暂时控制。其发病与精神因素有关。脑电图、肌电图正常，抽动时的肌电图所见，与正常肌肉主动收缩波形一致。

2. 部分性运动性癫痫　面肌抽搐幅度较大，多同时伴有颈部肌肉、上肢或偏身的抽搐。脑电图可有癫痫波发放。脑 CT 或 MRI 可能有阳性发现。

3. Meige 综合征　即睑痉挛-口下颌肌张力障碍综合征。老年女性多发，表现为双侧眼睑痉挛，伴口舌、面肌、下颌及颈肌肌张力障碍。

4. 功能性眼睑痉挛　常见于女性患者，多局限于双侧眼睑肌，下部面肌不受累。可伴有其他癔症症状，其发生、消失与暗示有关。

（五）治疗

1. **病因治疗** 病因明确者应针对病因积极治疗。

2. **药物治疗** ①可用抗癫痫药、镇静药，如卡马西平 0.1 g，bid 开始，渐增量至 0.2 g，tid，或苯妥英钠 0.1 g，tid，或地西泮 2.5 mg，tid，可能出现头晕、乏力、嗜睡等不良反应。②近年来发展的 A 型肉毒毒素（botulinum toxin type A，BTX）注射方法可用于治疗包括本病在内的多种局限性异常或过度肌肉收缩，是目前治疗本病的主要方法之一。其作用机制是选择性作用于局部外周胆碱能神经末梢的突触前膜，抑制乙酰胆碱囊泡的量子性释放，使肌肉收缩力减弱，缓解肌肉痉挛，注射部位常为眼轮匝肌、颊肌、颧大小肌和颏肌。多数报道有效率在 90% 以上，并发症主要是面神经炎和暴露性角膜炎。

3. **理疗** 可选用直流电钙离子透入疗法、红外线疗法或平流电刺激等。可起到缓解肌肉痉挛的作用。

4. **显微神经血管减压术** 自乳突后开颅，在手术显微镜下将血管与神经分开并垫入涤纶片、吸收性明胶海绵或筋膜等，多能收到较好的疗效。少数可并发面神经麻痹、听力下降及眩晕等。

四、多数脑神经损害

多数脑神经损害是指一侧或双侧多个脑神经同时受病变累及出现功能障碍或结构破坏。病变部位的不同可导致临床上形成特定的综合征。临床常见的多数脑神经损害综合征，见表 6-2。

表 6-2 临床常见的多数脑神经损害综合征

综合征	受累脑神经	临床表现	常见病因
眶上裂综合征	Ⅲ、Ⅳ、Ⅵ、V$_1$	①全部眼肌麻痹，表现上睑下垂，眼球固定于正中位，瞳孔散大，对光反射消失，伴调节反应障碍；②眼裂以上的面部皮肤感觉障碍	眶上裂局部的骨折、垂体瘤、蝶骨嵴脑膜瘤、脊索瘤、动脉瘤或受鼻窦炎波及
眶尖综合征	Ⅱ、Ⅲ、Ⅳ、Ⅵ、V$_1$	眶上裂综合征的表现加上视力障碍即构成眶尖综合征。视力损害可表现中心暗点与周边视野缺损	眶尖部外伤、炎症与肿瘤
海绵窦综合征	Ⅲ、Ⅳ、Ⅵ、V$_1$ 或伴有 V$_2$、V$_3$	眶上裂综合征的表现之外，眼部静脉回流障碍所致眼睑、结膜水肿充血及眼球突出	继发于蝶窦或面部感染后的感染性海绵窦血栓形成、外伤性海绵窦动静脉瘘及邻近部位的肿瘤侵犯
岩尖综合征	V、Ⅵ	外直肌麻痹，出现眼球内斜及复视；眼球后部、额部及面颊中部疼痛、感觉异常或减退	乳突炎、中耳炎、岩尖部肿瘤或外伤
脑桥小脑角综合征	V、Ⅶ、Ⅷ 可伴 Ⅵ、Ⅸ、Ⅹ	耳鸣、耳聋、眼震、眩晕与平衡障碍；面部感觉障碍，角膜反射减低或消失；周围性面瘫	听神经瘤最常见，也见于局部炎症及其他占位病变、动脉瘤与血管畸形
颈静脉孔综合征	Ⅸ、Ⅹ、Ⅺ	同侧声带麻痹而声音嘶哑，咽部肌肉麻痹而咽下困难，同侧咽反射消失，向对侧转颈无力同侧耸肩不能	局部肿瘤、炎症

多数脑神经损害治疗措施主要是针对病因治疗。

（欧阳晓春）

第七章 运动障碍性疾病

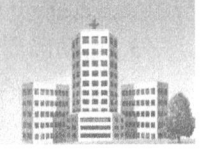

第一节 帕金森病

一、概述

帕金森病（Parkinson disease，PD）或称震颤麻痹。本病由英国医生帕金森（James Parkinson）于1817年报道；1960年，科学家在实验动物中偶然发现利血平可引起类似帕金森病的一系列症状，受这一事实的启发，他们对震颤麻痹死亡患者的脑组织进行了单胺类物质的测定，才了解到这种患者纹状体内多巴胺含量较正常人低。从此，针对该病的研究大大加速。目前，已知黑质和纹状体中多巴胺能神经元变性是本病的主要病理变化。震颤、肌强直和运动障碍为其主要特征。

PD的全群体发病率约为0.3%，但在老年人群中的发病率成倍增加。65岁以上人群发病率为1%～2%，85岁以上为3%～5%。PD的患病率随年龄增长而增高。患者寿命明显缩短，起病后10年内约2/3的患者有严重残疾或死亡，主要死亡原因是支气管肺炎和尿路感染。

二、病理

主要病理改变在黑质、苍白球、纹状体和蓝斑。黑质和蓝斑脱色是其肉眼可观察的变化特点。显微镜下最明显的变化是神经细胞变性和减少；黑色素细胞中的黑色素消失、胞体变性；黑质和纹状体中多巴胺含量显著减少，其减少与黑质变性的程度成正比，同时伴有不同程度神经胶质细胞增生。据文献报道，纹状体多巴胺含量下降到50%以上时才出现症状。残留的神经细胞胞内有路易体形成，所有这些改变以黑质最明显，且黑质的致密带改变比网状带重。另一病理变化是进行性弥漫性脑萎缩，有脑萎缩者占90%以上，并且脑萎缩程度与年龄的大小，疾病的严重程度、类型和病程的长短有明显关系。

免疫细胞化学也揭示黑质多巴胺能神经元减少。帕金森病不仅导致患者体内的多巴胺含量减少，而且基底节中多巴胺代谢产物高香草酸（homovanillic acid，HVA）、多巴胺合成的限速酶（酪氨酸羟化酶）和多巴胺脱羧酶也明显减少。脑内多巴胺能神经元大量丧失，多巴胺含量下降，使多巴胺绝对和相对不足而乙酰胆碱的兴奋作用相对增强，引起震颤麻痹。

三、临床表现

1. 震颤　为静止性、姿势性震颤，多从一侧上肢的远端开始，后渐扩展到同侧下肢及对侧上、下肢。早期随意运动时震颤减轻，情绪激动时加重，睡眠时消失。手部可形成搓丸样动作。

2. 肌强直　因患肢肌张力增高，关节被动运动时，可感到均匀的阻力，称为铅管样强直；若合并有震颤则似齿轮样转动，称为齿轮样强直。躯干、颈面部肌肉均可受累，患者出现特殊姿势，头部前倾，躯干俯屈，上肢的肘关节屈曲，腕关节伸直，前臂内收，下肢的髋及膝关节均略为弯曲。手足姿势特殊，指间关节伸直，手指内收，拇指对掌。

3. 运动障碍　指平衡反射、姿势反射和翻正反射等障碍以及肌强直导致的一系列运动障碍。运动缓慢和减少，不能完成精细动作，出现写字过小征。步态障碍较为突出，首先下肢拖曳，然后步伐变慢变小，起步困难，一旦迈步则向前冲，且越走越快，出现慌张步态。

4. 其他　自主神经系统症状可表现为大量出汗和皮脂腺分泌增加，且出汗仅限于震颤一侧。食管、胃以及小肠的运动障碍导致吞咽困难和食管反流，患者可有顽固性便秘。精神异常可表现为忧郁、多疑、智力低下及痴呆等。有时患者也有语言障碍，少数患者可有动眼危象。

四、诊断

（一）诊断要点

原发性帕金森病的诊断主要根据以下几点：①至少具备4个典型症状和体征（静止性震颤、少动、强直和位置性反射障碍）中的2个；②是否存在不支持诊断原发性帕金森病的不典型症状和体征，如锥体束征、失用性步态障碍、小脑症状、意向性震颤、凝视麻痹、严重的自主神经功能障碍、明显的痴呆伴有轻度锥体外系症状等；③脑脊液中多巴胺的代谢产物高香草酸减少。

（二）诊断分级

目前分级的方法有多种，如Hoehn-Yahr修订分级、Schwab和England日常活动修订分级、联合帕金森病评分分级和Webster评分分级。临床常用以评价病情程度和治疗效果较客观全面的是Webster评分法，其详细内容如下：

1. 手部动作和书写　0分：无异常。1分：患者自述在拧毛巾、系衣扣、写字时感到困难，检查时手内转外转动作缓慢。2分：明显或中等程度手的轮替动作缓慢，一侧或双侧肢体有中等程度的功能障碍，书写明显困难。3分：严重的轮替动作困难，不能书写，不能系衣扣，应用食具明显困难。

2. 僵硬　0分：未出现。1分：可出现颈肩部僵硬，反复运动后僵硬增加，一侧或双侧上肢有轻度休止状态下的僵硬。2分：颈肩关节中等度僵硬，患者在不服用药物情况下有休止性全身性僵硬。3分：颈肩严重僵硬，全身的休止性僵硬用药后也不能控制。

3. 震颤　0分：未出现。1分：休止状态下手、头部震颤，振幅<1英寸（1英寸=2.54 cm）。2分：振幅<4英寸，但患者能采取某种姿势控制震颤。3分：振幅>4英寸，持续不能控制（小脑性意向性震颤除外），不能自己进食。

4. 面部　0分：正常，无惊恐、嘴紧闭、忧郁、焦虑等表情。1分：面部表情障碍，嘴紧闭、忧虑、焦虑。2分：中等程度的面肌运动障碍，情绪变化引起面部表情变化迟钝，中等程度的焦虑、忧郁，有时出现张口流涎的表情。3分：面具脸，张口程度仅能张开1/4英寸。

5. 姿势　0分：正常，头部前倾，离开中线不超过4英寸。1分：驼背，头部前倾，离开中线超过5英寸。2分：开始上肢屈曲，头前屈明显，超过6英寸，一侧或双侧上肢曲线形，但腕关节的水平位置低于肘关节的水平位置。3分：猿猴样步态，手呈屈曲样，指间关节伸直，掌指关节屈曲，膝关节屈曲。

6. 上肢摆动 0分：双上肢摆动正常。1分：一侧上肢摆动不如对侧（行走时）。2分：一侧上肢在行走时无摆动，另一侧摆动变弱。3分：行走时双上肢无摆动。

7. 步态 0分：步幅18~30英寸，转身不费力。1分：步幅12~18英寸，转身缓慢，时间延长，走路有时脚跟碰脚跟。2分：步幅6~12英寸，两脚跟拖地。3分：拖曳步态，步幅<3英寸，有时走路常停步，转弯时非常慢。

8. 皮脂腺分泌 0分：正常。1分：面部出汗多，无黏性分泌物。2分：面部油光样，为黏性分泌物。3分：头面部皮脂腺分泌明显增多，整个头面部为黏性分泌物。

9. 语言 0分：声音清楚、响亮，别人可以理解。1分：声音开始嘶哑，音量、音调、语调变小，但能理解。2分：中等度嘶哑，声音弱，音量小，语调单调，音调变化迟缓，别人理解困难。3分：明显声音嘶哑，无力。

10. 生活自理能力 0分：正常。1分：能自己单独生活，甚至从事原来的工作，但缓慢。2分：生活自理能力减退（尚能缓慢地完成大多数日常工作），在软床上翻身困难，从矮椅上站起困难等。3分：生活不能自理。

以上各项分为正常（0分）、轻度障碍（1分）、中度障碍（2分）及严重障碍（3分）。临床病情轻重程度按总分值可分为：轻度（1~10分）、中度（11~20分）、重度（21~30分）。治疗效果按下列公式计算：疗效=（治疗前分数-治疗后分数）/治疗前分数，计算结果为100%表明痊愈，50%~99%为明显进步，20%~49%为进步，0%~19%为改善，0为无效。

五、治疗

帕金森病治疗的原则是使脑内多巴胺-乙酰胆碱系统重获平衡，或是补充脑内多巴胺的不足，抑或是抑制乙酰胆碱的作用而相对提升多巴胺的效应，或二者兼用，以达到缓解症状的目的。临床医生根据这一原则采用药物治疗和手术治疗。

（一）药物治疗

1. 多巴胺替代疗法 此类药主要是补充多巴胺的不足，使乙酰胆碱-多巴胺系统重新获得平衡，而改善症状。多巴胺本身不能通过血-脑脊液屏障，故选用其能够通过血-脑脊液屏障的前体——左旋多巴，或者应用多巴胺脱羧酶抑制剂。

（1）左旋多巴：可透过血-脑脊液屏障，经多巴胺脱羧酶脱羧转化为多巴胺而发挥作用。开始应用时，每次125 mg，每日3次，在1周内渐增至每次250 mg，每日4次，以后每日递增125 mg，直至治疗量达每日3~6 g。不良反应有食欲不振、恶心、呕吐、低血压及心律不齐。服药期间禁止与单胺氧化酶抑制剂和麻黄碱同时应用，与维生素B_6或氯丙嗪合用将降低疗效。

（2）卡比多巴（又称α-甲基多巴肼）：外周多巴胺脱羧酶抑制剂，本身不透过血-脑脊液屏障，仅抑制外周的左旋多巴转化为多巴胺从而使低剂量的左旋多巴即可产生有效的多巴胺脑内浓度，并降低外周多巴胺的不良反应。主要与左旋多巴合用（如复方卡比多巴，卡比多巴：左旋多巴为1∶4或者1∶10）治疗帕金森病。有10/100、25/250和25/100 3种片剂，分别含卡比多巴10 mg、25 mg和25 mg，以及左旋多巴100 mg、250 mg和100 mg。开始时用复方卡比多巴10/100半片，每日3次，以后每隔数日增加1片，直至最适剂量为止。苄丝肼也是多巴胺脱羧酶抑制剂，与左旋多巴合用（如多巴丝肼片，苄丝肼：左旋多巴为1∶4）治疗帕金森病，多巴丝肼片的用法与复方卡比多巴类似。强直、呕吐、恶心、厌食、失眠、肌痉挛、异常动作为其不良反应。妊娠期间避免使用卡比多巴和左旋多巴。

长期服用左旋多巴可产生开关现象等不良反应，"开"是指多动，"关"是指本病三主征中的不动，出现开关现象的患者可于原来不动状态中突然变为多动，或于多动中突然变为不动。产生该现象的原因尚不清楚，但多巴胺受体状况的改变是值得注意的。因为多巴胺受体一方面神经超敏，另一方面又失敏。超敏很可能是突触后多巴胺受体（D_2）亚型增多，失敏可能是突触前多巴胺受体（D_3）亚型丧失，失去反馈调控功能，不能调节多巴胺的适度释放。目前对这类患者的有效药物是多巴胺受体激动剂麦角碱类衍生物。其中溴隐亭较常用，其作用机制不同于左旋多巴。它能有效地直接兴奋突触后多巴胺受体，而不涉及突触前多巴胺受体功能；溴隐亭是伴有部分阻滞作用的混合型激动剂，有多巴胺受体激动剂与阻滞剂的双重特性，这种混合型作用可能有助于阻滞多巴胺受体出现低敏反应。

2. 抗胆碱能药物　此类药物抑制乙酰胆碱的作用，相应提升多巴胺的效应。常用的药物有：苯海索 2 mg，每日 3 次，可酌情适量增加；丙环定 5~10 mg，每日 3 次；东莨菪碱 0.2 mg，每日 3~4 次；甲磺酸苯扎托品 2~4 mg，每日 1~3 次。甲磺酸苯扎托品通过阻滞纹状体突触对多巴胺的重摄取而起作用，治疗强直的疗效比震颤好，对运动不能的疗效最差。此类药有头昏、眩晕、视物模糊、瞳孔散大、口干、恶心和精神症状等不良反应。老年人偶有尿潴留。青光眼和重症肌无力患者忌用。

3. 溴隐亭　激动纹状体的多巴胺受体，其疗效比左旋多巴差，但可用于对左旋多巴失效者。现多与左旋多巴或复方卡比多巴合用，作为它们的加强剂。与左旋多巴合用时可产生幻觉。开始剂量为每日 0.625 mg，缓慢增加，但每日量不超过 30 mg。不良反应有恶心、头痛、眩晕、疲倦。肝功能障碍时慎用，禁用于麦角碱过敏者。

各种药物治疗虽然能使患者的症状在一定时间内获得一定程度好转，但不能阻止本病的自然进展。长期服用药物均存在疗效减退或出现严重不良反应的问题。另外，约 15% 患者药物治疗无效。

（二）外科治疗

对于药物治疗无效的患者，常采用外科治疗。学者们曾进行脊髓外侧束切断术、大脑脚切断术、大脑皮质区域切除术、脉络膜前动脉结扎术、开颅破坏豆状袢和豆状束等手术，终因手术风险大、疗效差而废弃。立体定向手术治疗帕金森病始于 20 世纪 40 年代，丘脑毁损术和苍白球毁损术曾是治疗帕金森病的热门手段，但疗效不能够长期维持，且双侧损毁术并发永久性构音障碍和认知功能障碍的概率较高，逐渐被脑深部电刺激术（DBS）取代。脑深部电刺激术是 20 世纪 70 年代发展起来的，它最早用于疼痛的治疗，具有可逆性、可调节性、非破坏性、不良反应小和并发症少等优点，可以通过参数调整达到对症状的最佳控制，并保留可采取新的治疗方法的机会，现已成为帕金森病外科治疗的首选方法。该技术于 1998 年在国内开展并逐渐推广，取得了良好的临床效果。

1. 脑深部电刺激术手术原理

（1）丘脑腹中间核电刺激术：由于丘脑毁损术作用于 Vim 能减轻震颤，因而有学者认为 DBS 可能是通过使受刺激部位失活发挥作用，而这种失活可能是通过一种去极化阻滞的机制而发生的。此外，DBS 可能激活神经元，但这种激活可能通过抑制或改善节律性神经元活动来阻滞震颤性活动。

（2）内侧苍白球电刺激术：GPi 电刺激术治疗帕金森病的机制可能与丘脑电刺激术类似。GPi 电刺激术引起的帕金森病运动症状的改善，很可能是 GPi 输出减少引起的。而 GPi 输出的减少是通过去极化阻滞直接抑制（或阻滞）神经元活动，或者是激活对 GPi 神经元有抑制作用的其他环路（即逆行激活）而产生的。

（3）丘脑底核电刺激术：与 GPi 电刺激术类似，STN 电刺激术对帕金森病的治疗作用也有几种可能的机制，包括①电刺激直接使 STN 失活；②改变 GPi 的神经元活动来激活 STN，这种改变可能是降低，也可能是阻滞其传导或使其活动模式趋于正常化；③逆行激动 GPe，从而抑制 STN 及（或）丘脑的网状神经元，并最终导致丘脑神经元活动的正常化。

2. 脑深部电刺激装置与手术方法

（1）脑深部电刺激装置的组成：①脉冲发生器（IPG），它是刺激治疗的电源；②刺激电极由 4 根绝缘导线绞成一股线圈，有 4 个铝合金的电极点，每个电极长 1.2 mm，间隔 0.5 mm；③延伸导线连接刺激电极和脉冲发生器；④程控仪和刺激开关（磁铁）。

（2）手术方法：①局部麻醉下安装头架；②CT 或 MRI 扫描确定靶点坐标；③颅骨钻孔，安装导向装置；④微电极进行电生理记录及试验刺激，进行靶点功能定位；⑤植入刺激电极并测试，然后固定电极。⑥影像学核实电极位置；⑦锁骨下方植入脉冲发生器并连接刺激电极。

（3）刺激参数的设置：DBS 的刺激参数包括电极的选择，电压幅度、频率及宽度，常用的刺激参数一般为幅度 1~3 V，频率 135~185 Hz，脉宽 60~90 μs。医生可以根据患者需要自行调节，以获得最佳治疗效果而无不良反应或不良反应可耐受。可以 24 小时连续刺激，也可以夜间关机。

3. 脑深部电刺激术的优点

（1）高频刺激只引起刺激电极周围和较小范围（2~3 mm）内神经结构的失活，创伤性更小。

（2）可以进行双侧手术，而少有严重及永久性并发症。

（3）通过参数调整可以达到最佳治疗效果，并长期有效，即使有不良反应，也可通过调整刺激参数使之最小化。

（4）DBS 手术具有可逆性、非破坏性。

（5）为患者保留新的治疗方法的机会。

4. 脑深部电刺激术的并发症

（1）设备并发症，发生率为 12%，其中较轻微的并发症占了一半以上；感染的发生率仅 1%，而且仅在手术早期出现。

（2）手术本身的并发症，与毁损手术并发症类似，但发生率低于毁损手术。

（3）治疗的不良反应，包括感觉异常、头晕等，多较轻微且能为患者接受。

5. 脑深部电刺激术的应用

（1）Vim 慢性电刺激术

1）患者选择：以震颤为主的帕金森是 Vim 慢性电刺激术较好的适应证，双侧或单侧 DBS 手术都有良好的效果，但 Vim 慢性电刺激术对帕金森综合征患者的运动不能、僵直、姿势和步态障碍等症状是无效的。对一侧行毁损手术的患者，需要进行第 2 次另一侧手术以控制震颤，也是慢性电刺激术的一个较好的适应证。

2）术前准备和评价：手术前应注意进行全面的体格检查。在手术过程中需要患者的完全配合，因此，对于言语表达能力困难的患者，术前应进行必要的训练，以便在手术过程医生和患者之间能顺利交流。由于手术在局部麻醉下进行，可不给予术前用药，以保证整个手术过程中观察患者症状。一般在术前 1 日停药，对用药剂量大、药物有依赖性的患者，可逐渐停药或不完全停药，只要在术中观察到症状即可；如果在"开"状态下患者症状仍然非常明显，则没有必要停药。术中应进行监护，保持生命体征平稳。术前应进行 PD 的震颤评分。

3) 手术步骤：Vim 慢性电刺激术的靶点选择和定位程序与丘脑毁损术是完全一致的，只是在手术的最后阶段，当靶点已经确定并进行合理验证之后，采用了另外 2 种不同的技术。Vim 慢性电刺激术的手术程序可以分为 4 个步骤：①影像学解剖定位；②微电极记录和刺激；③电极植入并固定；④脉冲发生器的植入。

4) 靶点选择：同丘脑毁损术一样，进行丘脑刺激术时其刺激电极置于丘脑 Vim，其最初解剖靶点位置为 AC-PC 平面，AC-PC 线中点后方 4~5 mm，中线旁开 11~15 mm。由于丘脑的解剖位置中存在个体差异，手术过程中还需对靶点进行生理学定位。

5) 靶点定位：①安装立体定向头架，患者取坐位将立体定向头架固定于颅骨上，安装时要使头架不要左右倾斜，用耳锥进行平衡；前后方向与 AC-PC 线平行；②MRI 扫描，安装好定位框后，将患者头部放入 MRI 扫描圈内，调整适配器，使扫描线与头架保持平行；进行轴位 T_1 和 T_2 加权像扫描，扫描平面平行于 AC-PC 平面；扫描层厚为 2 mm，无间隔，将数据输入磁带或直接传输到计算机工作站；③靶点坐标计算，各种立体定向仪的靶点计算方法不尽相同，可以用 MRI 或 CT 直接计算，但较烦琐，可采用先进的手术计划系统，更加准确、直观和快速；④微电极记录和电刺激，微电极技术可以直接记录单个细胞的电活动，可以根据神经元的放电类型，提供良好的丘脑核团生理学分析基础。

一般认为，丘脑内治疗震颤有效的部位：①聚集着自发放电频率与震颤频率一致的神经元（震颤细胞）；②电极通过时，机械的损伤或小的电流刺激能够抑制震颤。试验性的靶点位置位于生理学资料确定的 Vim 核。由于 Vim 核被认为是运动觉的中继核，Vim 核高频刺激引起对侧肢体的感觉异常。刺激 Vim 核还可引起对侧肢体的运动幻觉，如果电极针位置太低，也可引起其他特殊感觉，如眩晕、晕厥或恐惧等。判断电极针是否位于正确的另一参数是震颤的反应，在 Vim 核内低频刺激（2 Hz）方可引起震颤加重，而高频刺激则可使震颤减轻，如果高频刺激在 1~4 V 电压范围内使震颤减轻，则表明电极针位置良好。在 Vim 核内存在由内到外的体表部位代表区，最靠内侧为口面部代表区，最外侧即靠近内囊部位是下肢代表区，中部为上肢代表区。靶点位置应与震颤最明显的肢体部位代表区相对应，因此上肢震颤时位置应稍偏内，下肢震颤时偏外，靠近内囊。

6) DBS 电极植入：将一个经过特殊设计的 C 形塑料环嵌入骨孔，这个 C 形环上有一个槽，可以卡住 DBS 电极，并可用一个塑料帽将电极固定在原位。将一个带针芯的套管插入到靶点上 10 mm 处，套管的内径略大于 DBS 电极针。拔出针芯，将电极针通过套管内插入，经过丘脑的脑实质推进剩余的靶点上 10 mm 到达靶点。用一个电极固定装置，用于当拔出套管时将 DBS 电极固定在原位，保证 DBS 电极不移位。去除套管后，电极嵌入骨孔环上的槽内，用塑料帽将电极固定在原位。在这一阶段，电极针通过一个延伸导线连接在一个手持式的脉冲发生器上，并进行刺激，以测试治疗效果和不良反应。在许多情况下，由于植入电极时对靶点的微小的机械性损伤，有时出现微毁损效应，即患者的症状减轻或消失，这说明靶点定位准确。如果在一个很低的阈值出现不良反应，应该将电极重新调整到一个更加适当的位置。当保证电极位于满意的位置时，将 DBS 电极连接在一个经皮导线上，待术后调试，也可直接进行脉冲发生器的植入。

7) 脉冲发生器的植入：常用的脉冲发生器是埋入式的，可程控的，配有锂电池，可以发送信号维持几年。其植入的程序类似于脑室腹腔分流，患者全身麻醉，消毒头皮、颈部及上胸部皮肤，术前给予静脉应用抗生素，患者取仰卧位，头偏向对侧，在锁骨下 3 cm 处做一长 6 cm 的水平切口。在锁骨下切口与头皮之间做一皮下隧道，将电极线从锁骨下切口经皮下隧道送到皮下切口。电极线用 4 个螺钉与脉冲发生器相连并固定，在头皮切口处将 DBS 电极与电极线相连，缝合切口。

8）手术并发症：DBS 治疗震颤的并发症主要有 3 类：①与手术过程有关的并发症；②与 DBS 装置有关的并发症；③与 DBS 刺激有关的并发症。立体定向手术导致的颅内出血发生率仅为 1%~2%。与 DBS 装置有关的并发症是皮肤溃烂及感染，并不常见，发生率为 1%~2%。与 Vim 刺激有关的并发症有感觉异常、头痛、平衡失调、对侧肢体轻瘫、步态障碍、构音不良、音调过低、局部疼痛等。需注意的是，这些并发症是可逆的，而且症状不重。如果刺激强度能良好地控制震颤，这些并发症也是可以接受的。实际上，Vim 慢性电刺激术的不良反应本质上与丘脑毁损术的并发症相似，二者最大的区别是由 DBS 引起的不良反应是可逆的，而丘脑毁损术的不良反应是不可逆的。

9）手术效果：与丘脑毁损术相比，DBS 的优点是其作用是可逆性的。治疗震颤所用电刺激引起的任何作用，可以通过减少、改变或停止刺激来控制。DBS 另一个重要特征是可调整性，完全可以通过调整刺激参数使之与患者的症状和体征相适应。因此，DBS 技术的应用为药物难以控制震颤的手术治疗提供了新的手段。

Vim 刺激的效果已得到充分的证实，对帕金森病患者，控制震颤是 Vim 刺激能够明显得到缓解的症状。治疗震颤最佳的刺激频率是 100 Hz 以上，抑制震颤的刺激强度为 1~3 V。临床研究显示，Vim 刺激使 86% 的帕金森病患者的震颤症状在术后 3 个月消失或偶尔出现轻微的震颤；6 个月时震颤控制率达到 83%。

(2) GPi 电刺激术：靶点选择和定位同苍白球毁损术。GPi 位于 AC-PC 中点前 2~3 mm，AC-PC 平面下方 5~6 mm，中线旁开 17~21 mm 处。研究发现，STN 活动的增强及其导致的 GPi 活动增强在帕金森病中起重要的作用。Laitinen 统计苍白球毁损术的并发症发生率为 14%，主要有偏瘫、失用、构音困难、偏盲等。双侧苍白球毁损术更易致严重不良反应及并发症，而应用微电极刺激术可使这些并发症的发生率略有下降。用双侧 GPi 刺激术治疗左旋多巴引起的运动障碍或开关运动症状波动时，所有患者的运动障碍都有改善。因此，GPi 刺激术为双侧苍白球毁损术的一种替代治疗，但 GPi 刺激术后患者抗帕金森药物用量无明显减少。

(3) STN 电刺激术：靶点参数为 AC-PC 中点下方 2~7 mm，中线旁开 12~13 mm，但因为 STN 为豆状，体积小（直径约为 8 mm），而且周围没有标志性结构，故难以将刺激电极准确植入 STN。

Benabid 等对有严重僵直及运动迟缓的患者进行 STN 刺激术证实，包括步态紊乱的所有 PD 特征性症状均有明显效果。一组 58 例病例综合分析显示，在双侧刺激下，统一帕金森病评定量表（UPDRS）运动评分改善率为 42%~62%，单侧为 37%~44%。双侧 STN 刺激还可缓解 PD 患者书写功能障碍，一般认为 STN 是治疗 PD 的首选靶点。

STN 电刺激术较少有严重的不良反应。年老及晚期的帕金森病患者术后可能有一段意识模糊期，偶尔也伴有幻觉，时间从 3 周到 2 个月不等。STN 刺激术已被用于临床，与丘脑电刺激术及苍白球电刺激术相比，STN 刺激术更能对帕金森病的所有症状都起作用，还可以显著减少抗帕金森药物的用量，并且其治疗效果比 GPi 电刺激术更理想，STN 电刺激术主要适应证是开关现象，也能完全控制震颤。

总之，应用 DBS 治疗帕金森病，应根据需治疗的症状选择靶点。虽然 DBS 仅仅是在功能上阻滞了某些产生特殊帕金森病症状中发挥重要作用的靶点，但由于它具有疗效好、可逆性、永久性创伤轻微、适于个人需要、能改变用药等优点，DBS 正成为立体定向毁损手术的替代治疗方法。

（庄　静）

第二节 肝豆状核变性

一、概述

肝豆状核变性又称 Wilson 病（WD），是以铜代谢障碍为特征的常染色体隐性遗传病。由于 WD 基因（位于 13q$^{14.3}$）编码的蛋白（ATP7B 酶）突变，导致血清铜蓝蛋白合成不足以及胆管排铜障碍，血清自由态铜增高，并在肝、脑、肾等器官沉积，出现相应的临床症状和体征。本病好发于青少年，临床表现为铜代谢障碍引起的肝硬化、基底节变性等多脏器病损。

二、临床表现

1. 肝症状　肝脏受累程度和临床表现存在较大差异，部分患者表现为肝炎症状，如倦怠、乏力、食欲不振，或无症状的转氨酶持续增高；大多数患者表现为进行性肝大，继而进展为肝硬化、脾肿大、脾功能亢进，出现黄疸、腹腔积液、食管静脉曲张及上消化道出血等；一些患儿表现为暴发性肝衰竭伴有肝铜释放入血而继发的 Coomb 阴性溶血性贫血。也有不少患者并无肝大，甚至出现肝缩小。

2. 神经系统症状　铜在脑内的沉积部位主要是基底节区，故神经系统症状突出表现为锥体外系症状。最常见的症状是以单侧肢体为主的震颤，逐渐进展至四肢，震颤可为意向性、姿位性或几种形式的混合，振幅可细小或较粗大，也有不少患者出现扑翼样震颤。肌张力障碍常见，累及咽喉部肌肉可导致言语不清、语音低沉、吞咽困难和流涎；累及面部、颈、背部和四肢肌肉引起动作缓慢僵硬、起步困难、肢体强直，甚至引起肢体或（和）躯干变形。部分患者出现舞蹈样动作或指划动作。

3. 精神症状　精神症状的发生率为 10%~51%。最常见为注意力分散，导致学习成绩下降、失学。其余还有：情感障碍，如暴躁、欣快、兴奋、淡漠、抑郁等；行为异常，如生活懒散、动作幼稚、偏执等，少数患者甚至自杀；还有幻觉、妄想等。

4. 眼部症状　具有诊断价值的是铜沉积于角膜后弹力层而形成的 Kayser-Fleischer（K-F）环，呈黄棕色或黄绿色，以角膜上、下缘最为明显，宽 1.3 mm 左右，严重时呈完整的环形。应行裂隙灯检查予以肯定和早期发现。7 岁以下患儿此环少见。

5. 肾症状　肾功能损害主要表现为肾小管重吸收障碍，出现血尿（或镜下血尿）、蛋白尿、肾性糖尿、氨基酸尿、磷酸盐尿、尿酸尿、高钙尿。部分患者还会发生肾钙质沉积症和肾小管酸中毒。

6. 血液系统症状　主要表现为急性溶血性贫血，推测可能与肝细胞破坏致铜离子大量释放入血，引起红细胞破裂有关。还有继发于脾功能亢进所致的血小板、粒细胞、红细胞减少，以鼻、齿龈出血、皮下出血为临床表现。

7. 骨骼肌肉症状　2/3 的患者出现骨质疏松，还有较常见的是骨及软骨变性、关节畸形、X 形腿或 O 形腿、病理性骨折、肾性佝偻病等。少数患者发生肌肉症状，主要表现为肌无力、肌痛、肌萎缩。

8. 其他　其他病变包括：皮肤色素沉着、皮肤黝黑，以面部和四肢伸侧较为明显；鱼鳞癣、指甲变形。内分泌紊乱如葡萄糖耐量异常、甲状腺功能低下、月经异常、流产等。少数患者可发生急性心律失常。

三、诊断及鉴别诊断

（一）诊断

（1）肝、肾病史：肝、肾病征和（或）锥体外系病征。

（2）铜生化异常：主要是血清铜蓝蛋白显著降低（<80 mg/L）；肝铜增高（237.6 μg/g 肝干重）；血清铜降低（<9.4 μmol/L）；24h 尿铜增高（>1.57 μmol/24h）。

（3）角膜 K-F 环阳性。

（4）阳性家族史。

（5）基因诊断。

符合（1）、（2）、（3）或（1）、（2）、（4）可确诊 WD；符合（1）、（3）、（4）而 CP 正常或略低者为不典型 WD（此种情况少见）；符合上述（1）~（4）条中的 2 条，很可能是 WD，若符合（2）、（4）可能为症状前患者，此时可参考脑 MRI 改变、肝脏病理改变、四肢骨关节改变等。

基因诊断虽然是金标准，但因 WD 的突变已有 200 余种，因此基因检测目前仍不能作为常规检测方法。

（二）鉴别诊断

应注意和小舞蹈病、青少年亨廷顿舞蹈病、肌张力障碍等疾病鉴别。

四、辅助检查

1. 实验室检查　对所有疑似患者都应进行下列检查。

（1）血清铜蓝蛋白（ceruloplasmin，CP）：CP 降低是诊断 WD 的重要依据之一。成人 CP 正常值为 270~370 mg/L（27~37 mg/dL），新生儿的血清 CP 为成人的 1/5，此后逐年增长，至 3~6 岁时达到成人水平。96%~98% 的 WD 患者 CP 降低，其中 90% 以上显著降低（0.08 g/L 以下），甚至为零。

（2）尿铜：尿铜增高也是诊断 WD 的重要依据之一。正常人每日尿铜排泄量为 0.047~0.55 μmol/24h（3~35 μg/24h）。WD 患者尿排铜量可略高于正常人甚至达正常人的数倍至数十倍，少数患者也可正常。

（3）血清铜：正常成人血清铜为 11~22 μmol/L（70~140 μg/dL），90% 的 WD 患者血清铜降低，<9.4 μmol/L（60 μg/dL）有诊断价值。

2. 影像学检查　颅脑 CT 多显示双侧对称的基底节区、丘脑密度减低，多伴有不同程度的脑萎缩。MRI 多于基底节、丘脑、脑干等处出现长 T_1、长 T_2 异常信号，约 34% 伴有轻至中度脑萎缩，以神经症状为主的患者 CT 及 MRI 的异常率显著高于以肝症状为主的 WD 患者。

五、治疗

1. 药物治疗

（1）螯合剂：①右旋青霉胺：是首选的排铜药物，以神经症状为主的患者服用青霉胺后 1~3 个月内症状可能恶化，而且有 37%~50% 的患者症状会加重，且其中又有 50% 不能逆转。使用前需行青霉素皮试，阴性者方可使用。青霉胺用作开始治疗时剂量为 15~25 mg/kg，宜从小剂量开始，逐渐加量至治疗剂量。然后根据临床表现和实验室检查指标决定逐渐减量至理想的长期维持剂量。本药应在进餐前

2h 服用。青霉胺促进尿排铜效果肯定，10%～30%的患者发生不良反应。青霉胺的不良反应较多，如发热、皮疹、胃肠道症状、多发性肌炎、肾病、粒细胞减少、血小板降低、维生素 B_6 缺乏、自身免疫疾病（类风湿性关节炎和重症肌无力等）。补充维生素 B_6 对预防一些不良反应有益。②曲恩汀或三乙撑四胺双盐酸盐：本药排铜效果不如青霉胺，但不良反应低于青霉胺。250 mg，每日 4 次，于餐前 1h 或餐后 2h 服用。本药最适合用于不能使用青霉胺的 WD 患者。③其他排铜药物：包括二巯丙醇（BAL，因不良反应大已少用）、二巯丁二钠（Na-DMS）、二巯基丁二酸胶囊、二巯基丙磺酸钠（DMPS）等重金属离子螯合剂。

（2）阻止肠道对铜吸收和促进排铜的药物：①锌制剂：锌制剂的排铜效果低于和慢于青霉胺，但不良反应低，是用于 WD 维持治疗和症状前患者治疗的首选药物；也可作为其他排铜药物的辅助治疗。常用的锌剂有硫酸锌、醋酸锌、甘草锌、葡萄糖酸锌等。锌剂应饭后服用，不良反应有胃肠道刺激、口唇及四肢麻木、烧灼感。②四硫钼酸铵（ammonium tetrathiomolybdate，TTM）：该药能在肠道内与蛋白和铜形成复合体排出体外，可替代青霉胺用作开始的驱铜治疗。

2. 对症治疗　非常重要，应积极进行。神经系统症状，特别是锥体外系症状、精神症状、肝病、肾病、血液和其他器官的病损，应给予相应的对症治疗。脾肿大合并脾功能亢进者，特别是引起血液三种系统都降低者应行脾切除手术；对于晚期肝衰竭患者肝移植是唯一有效的治疗手段。

3. 低铜饮食治疗　避免摄入高铜食物，如贝类、虾蟹、动物内脏和血、豆类、坚果类、巧克力、咖啡等，勿用铜制炊具；可给予高氨基酸或高蛋白饮食。

（刘小马）

第三节　舞蹈症

舞蹈症（来自拉丁语 choreus，意为舞蹈）是一种异常不自主运动，通常是在远端位置，简单、无节律性、突然的和不规则的，似乎是从身体的一部分流动到另一部分。这些运动出现的时机、方向和分布都是随机的、不可预测的。舞蹈症可被部分抑制；部分患者可将这些结合到被称为运动倒错的半目的性运动中。持续运动不能、无法保持持续的收缩，是舞蹈症的典型特征。

手足徐动症和投掷症有时会与舞蹈症混淆。手足徐动症是一连串缓慢的、扭动的不随意运动，通常会影响肢体远端，但它还可能累及轴向肌肉组织（颈，面部和舌头）。如果手足徐动症变快，有时会与舞蹈症混合，即舞蹈手足徐动症。投掷症是指影响四肢近端的大振幅的不随意运动，可引发投掷和挥舞肢体运动。

舞蹈症患者最初通常都没有在意这些不自主运动。舞蹈症通常首先会被观察员解释为烦躁不安。患者通常会因为自己的动作不协调或笨拙而感到沮丧。

一、病因

舞蹈症起因于丘脑皮质运动通路的基底神经节的调制受到干扰。多种病理生理机制可能参与其中。包括选择性区域中神经元变性、神经递质受体阻滞剂、基底神经节内其他代谢等因素及极其罕见的结构损伤。舞蹈症分为遗传性（主要为亨廷顿病）、免疫性（如西德纳姆舞蹈症）等多种病因。

舞蹈症的成因：

1. 遗传性

（1）亨廷顿病。

（2）神经棘红细胞增多症。

（3）Wilson 病。

（4）良性遗传性舞蹈症。

（5）橄榄体脑桥小脑萎缩。

（6）运动失调性毛细血管扩张症。

（7）自发性扭转性肌张力障碍。

（8）抽动障碍。

（9）肌阵挛型癫痫。

（10）齿状核红核苍白球丘脑下核变性。

（11）Gerstmann-Straussler-Scheinker 综合征。

2. 代谢性

（1）氨基酸紊乱（戊二酸环境）。

（2）利氏病。

（3）Lesch-Nyhan 病。

（4）脂代谢紊乱（神经节苷脂贮积病）。

（5）线粒体性肌病。

（6）非酮性高血糖症。

（7）钙、镁或葡萄糖紊乱。

3. 免疫性

（1）西德纳姆舞蹈症（小舞蹈症）。

（2）系统性红斑狼疮。

（3）抗磷脂抗体综合征。

（4）妊娠舞蹈症。

（5）免疫反应。

4. 药物因素

（1）精神安定药、血清素再摄取抑制剂。

（2）药物戒断突发综合征。

（3）拟交感神经药。

（4）可卡因。

（5）抗惊厥药。

（6）避孕药。

（7）锂。

（8）三环类抗抑郁剂。

（9）左旋多巴。

（10）金刚烷胺。

(11) 多巴胺激动药。

(12) 茶碱和 β 肾上腺素能药。

(13) 乙醇。

(14) 一氧化碳。

5. 组织病变

(1) 脑血管疾病。

(2) 多发性硬化。

(3) 外伤性脑损伤。

(4) 缺氧性脑病。

(5) 脊髓损伤、周围神经损伤。

(6) 延迟性围生期损伤。

6. 其他

(1) 脑炎（病毒、HIV 病毒、莱姆病）。

(2) 内分泌功能失调（甲状腺功能亢进症）。

(3) 代谢紊乱（低钙血症、高血糖症、低血糖症）。

(4) 核黄疸。

(5) 营养性（维生素 B_{12} 缺乏）。

二、病理生理

壳核、苍白球和丘脑下核是与舞蹈症发展有关的关键病理部位。正常运动模式依赖于直接和间接的运动通路之间关键的生理性平衡的存在。健康的人体内有一种兴奋性谷氨酸途径，起于可兴奋苍白球内部和黑质的丘脑底核。与此同时，这些区域则将信号传至丘脑内的 GABA 抑制性通路。在一个简化的模型中，底丘脑核的兴奋作用降低或消失，可导致苍白球-丘脑途径的抑制解除。

主要的神经退行性病变发生在尾状核和壳核（纹状体）内。这些变化主要影响可分泌抑制性神经递质 GABA 的中等大小的"棘状"神经元。这些神经元从纹状体投射到苍白球和黑质。这些特定细胞的选择性损失理论上可导致丘脑抑制减少，即导致活性增加。因此，这种抑制细胞耗竭会导致输出到大脑皮质的信号增加。所产生的运动活动可导致舞蹈症中混乱的、过度的（运动功能亢进的）运动模式。与此同时，患者中也有显著相关的颞叶和额叶大脑皮质神经元变性。

在西德纳姆舞蹈症中，各种链球菌蛋白或抗原（链球菌 M 蛋白）诱导机体内抗神经元 IgG 抗体的产生。这些抗体与机体内提供基底神经节内神经元抗原的自身细胞交叉反应，如尾状核和丘脑底核。

三、临床表现

舞蹈症中临床表现的范围多种多样，单独出现或伴随其他不自主运动。从最简单的程度上说，舞蹈症中出现类似烦躁不安的半目的性动作。通过这种特征性的手指、手腕、脚趾和踝关节的快速游移动作可例证。该动作可以是局部的，如在迟发性运动障碍中，这些动作会重复和更为刻板。他们可能会表现为撅嘴唇，鼓腮帮，下颌横向或向前运动，或卷舌或吐舌。

不对称舞蹈症，如偏侧舞蹈症，主要影响身体一侧的肢体。有时，舞蹈症仅影响特定功能肌肉群，如呼吸道舞蹈症。当出现更多的弥漫性基底核功能障碍时，舞蹈症常伴有震颤、抽搐和肌张力障碍。之后，舞蹈症对日常活动会造成干扰；例如，肢体舞蹈症可能导致摔倒以及干扰穿衣和进食。脸、下巴、喉部和呼吸肌的舞蹈症最终可能限制言语交流。

在神经系统检查中，有改良的指鼻测试。快速交替运动可通过笨拙的和间断的行为表现来完成。当有显著舞蹈症的患者抓住检查者的手指时，检查者会感觉到像挤奶女工挤奶样的挤压动作。这是持续运动不能的标志。与其他不自主运动一样，如各种运动障碍中所见，舞蹈症也是在行走或运动时加重。可以看到各种眼球运动异常。这些异常包括缓慢而短距眼扫视和追随扫视，眼会聚麻痹和持续凝视不能。尤其是运动迟缓和肌张力障碍类型的患者，这些特点会更明显，特别是在疾病的严重阶段。

（一）亨廷顿病

这种遗传性、进行性神经退行性疾病是舞蹈症的最常见原因。亨廷顿病（HD）的经典症状包括舞蹈样症状的发展，神经行为改变，并逐渐痴呆。症状通常在40~50岁变得很明显，虽然发病年龄为幼童时期到成年晚期。HD症状在患者中的范围和严重程度各不相同，发病年龄和临床进展的速度也是如此。早期发病、严重程度的增加和更迅速的进展相关。例如，成人HD发病时长通常持续15~20年，而青少年HD的病程往往会持续8~10年。

初期的临床表现可能是神经或精神方面的。早期特征性的表现包括轻微的人格改变的逐步发展，健忘、笨拙和舞蹈症样的发展，手指或脚趾的不停地运动。神经行为的改变包括情感和行为障碍。病人表现为更加烦躁、多疑、冲动、缺乏自制力和快感缺乏。有时，焦虑、抑郁、躁狂、强迫症行为和激动都可见于疾病早期。之后可能发展思想上的严重扭曲以及偶尔出现幻觉。相比舞蹈症本身，青少年HD更常表现为肌张力障碍、强直或小脑共济失调。

认知功能减退的特点是进行性痴呆或有关理解、推理、判断和记忆的心理过程的逐渐受损。典型的早期症状包括健忘，注意力不集中，更难以专心，以及通过情感暴发，无责任性地处理经济问题，或性滥交表现的多种形式的失控。语言交往困难，包括用语言表达想法，开始在交谈或理解别人的话并适当地做出回应方面存在问题。

运动障碍的特征是笨拙，平衡困难和坐立不安动作的逐渐发生。早期舞蹈症可能仅限于手指和脚趾，后来延伸到手臂、腿、面部和躯干。最终，舞蹈症逐渐遍及全身。有时在疾病后期可见帕金森病和肌张力障碍。许多HD患者会发展为一种具有特征性的走路方式，可能是不稳定的、不连贯的、蹒跚的和像跳舞一样的。最终，将会出现姿势不稳、吞咽困难和构音障碍。

后期疾病阶段的特点是重度痴呆症和进行性运动功能障碍；患者通常会变得无法行走，饮食摄入不良，变得无法照顾自己，最终停止说话，导致成为持续性植物人状态。危及生命的并发症可能是由于严重摔伤造成，有时甚至会导致硬膜下血肿、窒息、吸入性肺炎或心力衰竭。

（二）西德纳姆舞蹈症

西德纳姆舞蹈症与A组β-溶血性链球菌导致急性风湿热（ARF）感染的自身免疫反应有关。随着抗生素在A型链球菌感染中的广泛使用，目前在经济发达的国家这已经非常少见。疾病初期的特征通常是出现咽喉炎，随后约1~5周会突然出现急性风湿热。舞蹈症主要发生在5~15岁年龄段的患者中。它通常直到初期的咽痛症状发生1~6个月后才出现。西德纳姆舞蹈症可能作为一个孤立的状况发生或是并发于ARF的其他特异性特征。起初，这些孩子往往被描述为不寻常的躁动不安，具有攻击性，或"过分情绪化"。舞蹈症的分布通常是全身性的，而这些动作包括比较快速、不规则的、不可控的、急动的动作但在睡觉时就会消失,并可能增加压力、疲劳和兴奋。还有些孩子被证实有情绪和行为障碍。

通常,在绝大多数孩子中,西德纳姆舞蹈症是一种自限性的病症,在持续平均 9 个月至 2 年的时间内会自行消退。然而,有时舞蹈症残留的迹象和行为的异常会出现波动超过 1 年以上。在约 20% 的患者中,西德纳姆舞蹈症可能复发,一般在初次发病 2 年左右。在妊娠期间以及在儿童时期患有 ARF 的妇女服用相关药物时该病症也会复发。

四、鉴别诊断

对表现为舞蹈症的患者的诊断考虑是比较广泛的,当一个成年人具有舞蹈症、痴呆症和家族病史的典型三联征时,HD 是舞蹈症中最常见的原因,通常很容易被诊断出来。还有一些神经退行性疾病,也具有三核苷酸重复扩增,与 HD 的表型相似。这些拟表型包括脊髓小脑萎缩症(SCA2,SCA3)和齿状核红核苍白球丘脑下部核萎缩(DRPLA)。此外,还有一些其他的 HD 样疾病(HDL1,HDL2,HDL3),它们可能表现为 HD 样表型。西德纳姆舞蹈症的发病较早,缺乏特征性精神障碍,而且通常是自限性的。伴随精神功能障碍的舞蹈症也可能会出现在系统性红斑狼疮(SLE)的患者上。这些患者通常具有起病较急,伴随更多局限性的舞蹈症,以及特征性 SLE 的临床和血清学异常。既往还有复发性血管血栓形成史或自然流产史,以及在泼尼松治疗后这些症状可以消失史。

长期接受精神病药物治疗的精神病患者表现出迟发性运动障碍(TD)时,其做出的不自主运动有时也会给诊断提出一些问题。相比舞蹈症中的非重复性和流动性,这些 TD 运动通常是可重复的。TD 患者通常有显著的口-舌-颊运动障碍。与 HD 患者不同,这些患者的步态通常是正常的。类似的心理功能障碍会与一些痴呆症相伴发生,尤其是老年痴呆症或皮克病这些容易导致语言功能区受累的疾病。肌阵挛比舞蹈症更常见,特别是伴随有海绵状脑病,例如,Creutzfeldt-Jakob 病。极少数情况下,结构性基底神经核病变,尤其是梗死或出血或伴随的真性红细胞增多症,可导致急性局灶性舞蹈症,或偏侧投掷症。

如果舞蹈症的发病发生在儿童时期,需要对包括脑白质营养不良症和神经节苷脂贮积病在内的其他可遗传性病症进行区别。神经棘红细胞增多症是另一种遗传性运动障碍,也表现为轻度舞蹈症、抽动和肌张力障碍。实验室检查结果包括血清肌酸磷酸激酶和红细胞中棘红细胞的增加。在所有年龄组中,必须始终注意其对药物或毒素的可能反应。

五、诊断

(一)亨廷顿病

舞蹈症患者的评估包括详细的家族史以及测试,以排除其他可能的病理生理机制。基因检测是目前针对 HD 最精确的测试。导致该疾病的突变包括 CAG 重复序列的不稳定性扩增。该基因位于 4p16.3 并用于被称为亨廷顿蛋白的编码中。

舞蹈症的早期实验室和成像研究:

1. 甲状腺激素测定。
2. 电解质测定仪。
3. 全血细胞计数(寻找棘红细胞)。
4. 抗核抗体试验(SLE)。

5. 抗链球菌溶血素-O 抗体检测。

6. 违禁药物的尿液毒理筛选。

7. 脑部 MRI/PET。

8. 亨廷顿病基因检测。

基因检测可用于具有 HD 患病风险的症状前个体；需要进行仔细的检测前和检测后咨询来减少个体自杀风险，这些个体需要研究才能知道是否患病。其他检查并不是那么重要，但通常会进行磁共振成像（MRI）和计算机断层扫描（CT）。为了更好地描述受累的皮质下组织，头部 MRI 优于 CT 扫描。可能会看到尾状核萎缩。正电子发射断层扫描（PET）通常显示纹状体内的葡萄糖代谢减退。

（二）西德纳姆舞蹈症

诊断主要依赖于最近患有链球菌咽炎的儿童或青少年中急性舞蹈症的识别。这种组合满足了 ARF 的诊断标准。ARF 的其他表现不是诊断所必需的。由于早期感染和运动障碍的发作之间存在延迟，对急性期反应的测试的作用较小。这些测试包括红细胞沉降率、C 反应蛋白和白细胞增多。上述链球菌感染的证据包括 A 组链球菌的阳性咽拭子培养，抗链球菌溶血素 O 滴度的增加，或其他抗链球菌抗体。脑部 CT 通常无法显示异常。头部 MRI 往往是正常的，但有时也会在基底神经核显示出可逆的高信号。PET 和 SPECT 显示有可逆的纹状体代谢亢进。

六、治疗

考虑药物干预的条件是需要将舞蹈症的快速可逆因素排除。治疗取决于症状的严重程度；轻度舞蹈症通常不需要任何治疗。使用阻断多巴胺或耗竭多巴胺药物对舞蹈症进行治疗。多巴胺拮抗剂氟哌啶醇和匹莫齐特是首选药物。苯二氮䓬类药物是另一种可能的治疗方法，它可提供一种非特异性手段来抑制舞蹈症。对于严重的舞蹈症，有时可考虑多巴胺耗竭剂如利血平或丁苯那嗪。

亨廷顿舞蹈症患者的整体治疗需要一个综合多学科研究方法，包括对症支持性医疗管理，心理支持，物理、职业或言语治疗和遗传学咨询。往往更具体的附加支援服务对患者本身及其家属都会有所帮助。并无可行的特效疗法用以减缓、改变或逆转 HD 进展。丁苯那嗪是一种耗竭多巴胺的药物，可有效地减轻舞蹈症；它最近被批准用于 HD 患者的治疗。

西德纳姆舞蹈症通常不是失能障碍；然而，受累更严重的患者会伴随有更严重的舞蹈症，需要短时间的治疗，可能对多巴胺拮抗剂或丙戊酸有效。严重受累的患者可通过免疫抑制剂、血浆置换或静脉注射免疫球蛋白而改善。药物治疗时间不宜过长，因为症状缓解一定会出现。针对 ARF 的青霉素预防是可取的。

预后取决于舞蹈症的病因。药物性舞蹈症通常是暂时的。过去有风湿性舞蹈症病史的患者在妊娠期间更容易发展为舞蹈症或药物引发的舞蹈症，例如，服用苯妥英钠或口服避孕药。

七、未来发展方向

目前的研究主要针对 HD 的遗传学、病理生理学、症状和进展，以及新的治疗药物制剂。神经保护作用是指神经元结构、功能和活力的保存，因此神经保护疗法是针对 HD 的潜在病变，而不是具体的症状。因此，最终可延缓甚至阻止 HD 临床表现的疾病修饰神经保护疗法的发展对于具有遗传性风险的个体是非常适合的。HD 中临床前发现研究确定了许多不同的靶点，以及调节这些靶点的方法。其中一些

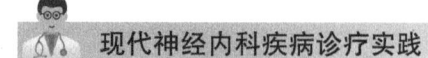

正开始在早期有症状的 HD 受试者中发展为大规模的功效研究。细胞模型也为研究突变亨廷顿 mRNA 变化的早期和直接的效应提供了一种非常重要的方法，以鉴定在 HD 的早期病理中发挥作用的基因群。与此同时，可以减缓已在临床上受累于 HD 的患者的进展的替代性治疗药物将会是非常受欢迎的。

（曾　瑞）

第八章 神经-肌肉接头和肌肉疾病

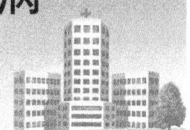

第一节 肌强直性肌病

肌强直是一种肌肉松弛障碍的病态现象,表现为骨骼肌在随意收缩或物理刺激引起收缩后不能立即松弛。其原因可能是多方面的,主要由于肌膜对某些离子的通透性异常而引起,如强直性肌营养不良症,其肌膜对钠离子通透性增加;而先天性肌强直则对氯离子通透性减退。

一、强直性肌营养不良症

强直性肌营养不良症(myotonic dystrophy, DM)由 Delege(1890 年)首先描述,肌强直表现为骨骼肌收缩后不能立即松弛,肌强直时肌电图出现连续高频后放电现象。

(一)病因与发病机制

DM 是一种多系统受累的常染色体显性遗传疾病,致病基因位于染色体 19q13.2,该病是终生疾病,基因外显率为 100%。全球患病率为(3~5)/10 万,无地理或种族的明显差异,是成年人最常见的肌营养不良症。其发病机制不清,近年来认为本病系因包括骨骼肌膜、红细胞膜、晶状体膜和血管膜等广泛的膜异常所致。除表现为多组肌群萎缩和肌强直外,还有如晶状体、皮肤、心脏、内分泌和生殖系统等多系统损害。

(二)病理

典型的肌肉病理改变为细胞核内移,呈链状排列;肌细胞大小不一,呈镶嵌分布;肌原纤维往往向一侧退缩而形成肌浆块。肌细胞坏死和再生并不显著。

(三)临床表现

1. 本病发病年龄差异较大,但多见于青春期或 30 岁以后;男性多于女性,且症状较严重,进展缓慢。
2. 主要症状是肌无力、肌萎缩和肌强直,前两种症状更为突出。肌无力出现于全身骨骼肌,前臂肌和手肌无力可伴有肌萎缩和肌强直,有足下垂及跨阈步态,行走困难而易跌跤;部分患者可有构音和吞咽困难;肌萎缩常累及面肌、咬肌、颞肌和胸锁乳突肌,故患者面容瘦长,颧骨隆起,呈斧状脸,颈部瘦长而稍前屈;肌强直往往在肌萎缩之前数年或同时发生,分布不如先天性肌强直那样广泛,多仅限于上肢肌、面肌和舌肌,如用力握拳后不能立即将手松开,需重复数次后才能放松;用力闭眼后不能立即睁眼;欲咀嚼时不能张口等。用叩诊锤叩击四肢和躯干肌肉可见局部肌球形成,尤多见于前臂和手部伸肌,持续数秒后才能恢复原状,此体征对诊断本病有重要价值。

3. 约90%以上的患者伴有白内障、视网膜变性、眼球内陷、眼睑下垂等，许多患者可有多汗、消瘦、心脏传导阻滞、心律失常、颅骨内板增生、脑室扩大、肺活量减少、基础代谢率下降等，约半数伴有智能低下。内分泌症状多见于男性，常见前额秃发和睾丸萎缩，但生育力很少下降，因此该病能在家族中传播；女性患者月经不规则和卵巢功能不全并不常见，也很少影响生育力。玻璃体红晕为早期特征性表现。本病进展缓慢，部分患者因肌萎缩及心、肺等并发症而在40岁左右丧失工作能力，常因继发感染和心力衰竭而死亡；轻症者病情可长期稳定。

（四）辅助检查

1. 肌强直时肌电图出现连续的高频强直波并逐渐衰减，为典型肌强直放电；67%患者的运动单位时限缩短，48%有多相波；心电图常可发现传导阻滞及心律失常。

2. 头颅CT检查可见蝶鞍变小及脑室扩大。

3. 肌活检表现轻度非特异性肌原性损害。

4. CPK和LDH血清肌酶滴度正常或轻度增高。

5. 基因检测有特异性，患者染色体19q13.2位点萎缩性肌强直蛋白激酶基因（DMPK）内CTG三核苷酸序列异常重复扩增超过100（正常人为5~40），且重复数目与症状的严重性相关。

（五）诊断和鉴别诊断

根据头面部肌肉、胸锁乳突肌和四肢远端肌萎缩、肌无力表现，体检时出现肌强直，叩击出现肌球，肌电图的典型肌强直放电，以及DAN分析出现异常的CTG重复，诊断不难。

临床需要与其他类型肌强直鉴别。有些患者首发症状为足下垂，并有跨阈步态，是下肢远端无力所致，易与Charcot-Marie-Tooth病混淆，也需注意鉴别。

（六）治疗

目前尚无有效的治疗方法，仅能对症治疗。

1. 膜系统稳定药：如苯妥英钠0.1 g，每日3次；普鲁卡因胺1 g，每日4次；或奎宁0.3 g，每日3次；这类药物能促进钠泵活动，降低膜内钠离子浓度以提高静息电位，改善肌强直状态；但有心脏传导阻滞者忌用普鲁卡因胺和奎宁。

2. 试用钙离子通道阻滞剂或其他解痉药也有效；或可试用肾上腺皮质类固醇和ACTH。

3. 治疗肌萎缩可试用苯丙酸诺龙以加强蛋白的合成代谢；近年来用灵芝制剂有一定的疗效。

4. 缺乏有效方法改善肌无力，康复治疗对保持肌肉功能有益；并发其他系统症状者应予对症治疗，成年患者应定时检查心电图和眼疾。

二、先天性肌强直

先天性肌强直因Thomsen（1876年）详细地描述了他本人及其家族的4代患者，而被称为Thomsen病。男女均可受累，为常染色体显性遗传，外显率高；但少数患者可为常染色体隐性遗传。

（一）临床表现

1. 症状自婴儿期或儿童期开始出现，呈进行性加重，至成年期趋于稳定。但我国患者的发病年龄一般较国外报告的要迟。

2. 该病没有肌萎缩和肌无力症状，肌强直表现与强直性肌营养不良相似，如用力握拳后需要一段时间才能将手松开，常有咀嚼第一口后张口不能，久坐后不能立即收起，静立后不能起步，握手后不能松手，发笑后表情肌不能立即收住，打喷嚏后眼睛不能睁开而引起他人的惊异等，严重者跌倒时不能以手去支撑，状如门板样倾倒。但全身肌肉肥大，貌似运动员。患者动作笨拙，寒冷和受惊均可使症状加重，温暖可使肌强直减轻。可表现为起动困难，反复运动可使症状减轻。用叩诊锤叩击肌肉时出现局部凹陷或呈肌球状，称为叩击性肌强直。如呼吸肌和尿道括约肌受累时可出现呼吸及排尿困难。有时可表现精神症状如易激动、情绪低落、孤僻、抑郁及强迫观念等。

3. 重复肌肉运动后肌强直症状不见减轻反而加重者，称为反常性肌强直；肌强直发作时伴有肌肉疼痛者称为Ⅱ型肌强直。肌电图呈典型肌强直电位。

（二）鉴别诊断

1. 与萎缩性肌强直鉴别是其无肌萎缩、肌无力，但肌强直程度更严重而致功能障碍，肌强直是无痛性的，范围较广泛，表现握拳松开困难、用力闭眼后睁眼困难、走路或跑步的始动困难、吞咽困难，但呼吸肌很少涉及。

2. 与强直性肌营养不良症鉴别，本病不伴有肌萎缩、肌无力、白内障、脱发和内分泌功能障碍。

3. 与先天性副肌强直症鉴别，没有寒冷刺激也可出现肌强直症状。

（三）治疗

同强直性肌营养不良症。

（刘迎娣）

第二节　进行性肌营养不良

一、概述

进行性肌营养不良是一组缓慢进行性加重的以对称性肌无力和肌萎缩为特点的遗传性肌肉疾病。临床上病变主要累及四肢肌、躯干肌和头面肌，少数累及心肌。大部分患者有明确的家族史，约1/3的患者为散发病例。根据遗传方式、发病年龄、受累肌肉分布、有无肌肉假肥大、病程及预后等分为不同的临床类型，包括假肥大型肌营养不良、面肩肱型肌营养不良、肢带型肌营养不良、眼咽型肌营养不良、远端型肌营养不良、眼肌型肌营养不良、埃-德型肌营养不良、脊旁肌营养不良等。以假肥大型肌营养不良最为常见，其又分为Duchenne型营养不良（DMD）和Becker型肌营养不良（BMD）。

二、诊断步骤

（一）病史采集要点

1. 起病情况　慢性起病，缓慢进行性加重。耐心询问病史，尽量掌握比较确切的起病时间，了解病程和疾病进展情况，对于疾病分型有一定帮助。DMD起病年龄约3~5岁，12岁不能走路，25岁死亡。BMD平均发病年龄为11岁，病程可达25年以上，40岁后仍可行走，死亡年龄较晚。面肩肱型肌营养不良自儿童至中年发病，多在青春期发病。肢带型肌营养不良在儿童晚期、青少年或成人早期发病。眼咽型肌营养不良常见于30~50岁患者。远端型肌营养不良多在40岁以后起病。眼肌型肌营养不良通常在30岁以前发病。埃-德型肌营养不良在儿童期发病。脊旁肌营养不良在40岁以后发病。

2. 主要临床表现　DMD主要表现为四肢近端和躯干肌无力和萎缩。下肢重于上肢，上楼及坐位站起困难，抬臂困难。1/3 的患儿有精神发育迟缓和心脏受累。BMD 临床表现与 DMD 相似，只是症状较轻，通常不伴有心肌受累和认知功能缺损。面肩肱型肌营养不良肌无力典型的局限于面、肩和臂肌，翼状肩胛常见，心肌不受累，临床严重程度差异很大。肢带型肌营养不良与 DMD 相比，肩带肌与骨盆带肌几乎同时受累。眼咽型肌营养不良表现为上睑下垂、眼球活动障碍和吞咽困难。远端型肌营养不良主要表现为四肢远端肌肉萎缩和无力。眼肌型肌营养不良表现为眼睑下垂和眼外肌瘫痪。埃-德型肌营养不良主要表现为肌萎缩、无力和挛缩。脊旁肌营养不良表现为脊旁肌无力、背部疼痛和脊柱后凸。

3. 家族史　DMD 和 BMD 均是 X 连锁隐性遗传，只有男性患者，女性为基因携带者，有些携带者可有肢体无力、腓肠肌假肥大和血清肌酶升高。面肩肱型肌营养不良为常染色体显性遗传，但是临床严重程度差别大，有的患者家属需要医师检查、判断才发现自己有问题。肢带型肌营养不良为常染色体显性或隐性遗传，也有散发病例。眼咽型肌营养不良为常染色体显性遗传，也有散发病例。远端型肌营养不良有常染色体显性变异型和隐性遗传或散发病例。眼肌型肌营养不良为常染色体显性遗传，也有散发病例。埃-德型肌营养不良多为 X 连锁隐性遗传。脊旁肌营养不良可有家族史。

（二）体格检查要点

1. 一般情况　约 1/3 的 DMD 患者有智能障碍，大多数患者有心肌损害和胃肠平滑肌有功能异常，表现为急性胃扩张和假性肠梗阻。BMD 患者通常不伴有心肌受累和认知功能障碍。埃-德型肌营养不良可出现心脏传导异常和心肌病。其余类型一般心脏不受累。

2. 神经系统检查　DMD 和 BMD 可见鸭步（骨盆带肌无力则走路左右摇摆）、Gower 征（腹肌和髂腰肌无力使患者从仰卧位站起时必须先转为俯卧位，再用双手臂攀附身体方能直立）、腰椎前凸和腓肠肌假肥大（脂肪浸润，体积增大，但无力，有时臂肌、三角肌和冈下肌也可见肥大）。面肩肱型肌营养不良查体可见面部表情肌无力（眼睑闭合不全，鼓腮和吹哨困难），斧头脸（面肌萎缩引起），翼状肩胛（肩胛带肌受累），口唇变厚而微噘（口轮匝肌假肥大）。肢带型肌营养不良见鸭步、Gower 征、腰椎前凸和翼状肩胛，但无腓肠肌假肥大。眼咽型肌营养不良可发现眼睑下垂和眼球活动障碍（瞳孔对光反射正常），咀嚼无力和吞咽困难。远端型肌营养不良可见手足小肌肉、腕伸肌、足背屈肌等萎缩和肌力减退。眼肌型肌营养不良可发现眼睑下垂和眼球活动障碍（瞳孔对光反射正常）。埃-德型肌营养不良常见于肱三头肌、肱二头肌、腓骨肌、胫前肌和肢带肌萎缩和挛缩。脊旁肌营养不良可触及背部疼痛，脊柱后凸。

（三）门诊资料分析

1. 心酶检查　DMD 患者血清肌酸肌酶（CK）、乳酸脱氢酶、谷草转氨酶和谷丙转氨酶均增高，尤其 CK 水平异常增高，可达正常值的 50 倍以上。BMD 血清肌酸肌酶水平也增高，但不如 DMD 明显。面肩肱型肌营养不良血清肌酸肌酶正常或轻度增高。肢带型肌营养不良、眼咽型肌营养不良、远端型肌营养不良、眼肌型肌营养不良、埃-德型肌营养不良、脊旁肌营养不良血清肌酸肌酶正常或轻度增高。

2. 肌电图　各类型均为典型的肌源性损害，受累肌肉主动收缩时，动作电位的幅度减低，间歇期缩短，单个运动单位的范围和纤维密度减少，多相电位中度增加。

3. 病史和体格检查　患者一般有四肢近端无力和萎缩，不伴感觉障碍，符合肌源性损害，心酶和肌电图可帮助确诊。根据临床特点、起病年龄和检查结果，可以初步判断各个类型肌营养不良。

（四）进一步检查项目

1. 心脏检查　包括 X 线、心电图、超声心电图等。DMD 和埃-德型肌营养不良患者可发现心肌损害和心功能不全。

2. 视网膜电图　DMD 患者存在视网膜电图异常。

3. 肌肉 MRI　可见变性肌肉不同程度的蚕食现象，探查变性肌肉的程度和范围，为肌肉活检提供优选部位。

4. 肌肉活检　基本病理改变为肌纤维坏死和再生，肌膜核内移，细胞间质可见大量脂肪和结缔组织增生。DMD 组化检查可见 Dys 缺失和异常。

三、鉴别诊断

本病根据临床表现和遗传方式，特别是基因检测，配合心酶、肌电图以及肌肉活检，一般均能确诊。但仍须与以下疾病相鉴别。

1. 少年近端型脊髓性肌萎缩　本病为常染色体显性和隐性遗传，青少年起病，主要表现四肢近端对称性肌萎缩，有肌束震颤，肌电图可见巨大电位，为神经源性损害，肌肉病理符合神经性肌萎缩。基因检测显示染色体 5q11-13 的 SMN 基因缺失或突变等。

2. 良性先天性肌张力不全症　本病应与婴儿期肌营养不良鉴别，特点为没有明显肌萎缩，CK 含量正常，肌电图和肌肉活检无特殊发现，预后良好。

3. 慢性多发性肌炎　病情进展较急性多发性肌炎缓慢，无遗传史，血清 CK 水平正常或轻度升高，肌肉病理符合肌炎改变，激素治疗有效。

四、治疗

（一）治疗原则

1. 对症支持治疗。

2. 康复锻炼。

3. 特异性治疗。

（二）治疗计划

1. 基础治疗

（1）日常生活注意事项：鼓励患者尽可能从事社会活动，避免长期卧床，防止病情加重或残疾；尽可能提供辅助步行的设备，防止脊柱侧弯和呼吸衰竭。增加营养，避免过劳和防止感染。

（2）康复锻炼：物理治疗可预防或改善畸形和痉挛，对维持活动功能非常重要。严重者，可行矫形治疗。

2. 特异性治疗

（1）泼尼松：可以改善患者的肌力和功能，但是长期使用会出现激素不良反应，包括体重增加、类 Cushing 综合征表现和多毛等。而且其对本病的远期效果尚不明确。

（2）别嘌呤醇：治疗 DMD 可不同程度改善临床症状，CK 值也有下降。其机制是防止一种供肌肉收缩和生长的高能化合物"腺苷三磷"的分解，从而缓解其病情的进展。效果以年龄小者为好，治疗过程应定期检查血白细胞，如低于 $3\,000\times10^6/L$ 则停用。

（3）肌酸：可能有效。

（4）神经肌肉营养药物：ATP、维生素 B、维生素 E、肌生注射液、肌苷、核苷酸、甘氨酸、苯丙酸诺龙以及中药等。

(5) 成肌细胞移植治疗有局限性，效果短暂。基因取代治疗正在研究当中，尚无明确结论。

五、病程观察

根据疾病严重程度和研究的需要，Swinyard等将肌营养不良症的运动障碍分为10级：1级为正常。2级为平地行走正常，扶住栏杆上楼。3级为平地行走正常，扶住栏杆上楼8级需25秒以上。4级为平地能行走，但不能上楼梯。5级为能独立平地行走，但不能上楼，坐椅子上不能起立。6级为搀扶才能在平地行走。7级为坐轮椅活动，能坐直并自己转动轮子，能在床上翻身。8级为坐轮椅活动，能坐直，但不能自己滚动轮子前进。9级为坐轮椅上不能坐直，生活基本不能自理。10级为生活完全依赖别人。

六、预防

主要包括携带者的检出和产前诊断。

1. 携带者检出

（1）家系分析：DMD患者的女性亲属可能为携带者，可分为：①肯定携带者，即有一名或一名以上男患者的母亲，同时患者的姨表兄弟或舅父也患同样病者。②很可能携带者，即有两名以上患者的母亲，母系亲属中无先证者。③可能携带者，指散发病例的母亲或患者的同胞姐妹。

（2）血清酶学检测：部分携带者血清酶学水平升高，但由于血清酶学在正常女性和女性携带者之间有一定的重叠，易造成误诊，故目前血清酶学水平的检测多作为携带者诊断的参考指标。

（3）肌肉活检：携带者的肌肉活检结果与患者相类同，只是程度较轻。肌活检进行抗肌萎缩蛋白的免疫荧光检测、红细胞膜的磷酸化、肌肉核糖体蛋白合成、淋巴细胞帽形凝集现象等均对女性携带者的检测有一定的帮助。

（4）分子生物学方法：可以采用不同的方法进行携带者的检测。

2. 产前诊断

对已经怀孕的携带者进行产前诊断。首先区别胎儿的性别，若是男胎，只有一半是正常，必须采用分子生物学方法进行检测，避免产出患儿。可在妊娠早期或中期取绒毛或羊水来检查，发现胎儿为患者，应行人工流产处理。

七、预后

DMD患者一般在青春期出现严重残疾，长期用脚尖走路使跟腱挛缩，通常到9~12岁时患儿不能行走。功能废用可使肘、膝关节挛缩，多数患儿心肌受累，少数患儿严重受损发生充血性心力衰竭；约20岁时出现呼吸困难，晚期需要辅助呼吸。患者多在25~30岁前死于呼吸道感染、心力衰竭或消耗性疾病。BMD预后较好，病程可达25年以上，40岁以后仍可行走。面肩肱型肌营养不良病情进展缓慢，病后约20年失去行动能力。

八、出院随访

1. 出院时带药。
2. 定期复诊和门诊取药。
3. 继续康复训练。

（於晓东）

第三节 重症肌无力

重症肌无力（myasthenia gravis，MG）是一种乙酰胆碱受体抗体（AchR-Ab）介导的、细胞免疫依赖及补体参与的神经-肌肉接头（neuromuscular junction，NMJ）传递障碍的自身免疫性疾病。也就是说重症肌无力是在某些具有遗传素质的个体中，产生抗乙酰胆碱受体抗体为代表的自身循环抗体，以神经-肌肉接头处为靶点，在补体参与下破坏突触后膜烟碱型乙酰胆碱受体（nicotinic acetylcholine receptor），造成突触间隙和突触前膜的形态和生理功能异常，神经-肌肉接头传递障碍，导致出现临床上随意肌病态的易疲劳和无力，休息或用抗胆碱酯酶抑制药后可缓解的特征表现。

英国医生 Willis 在 1672 年对一例肢体和延髓肌极度无力患者的描述，可能是最早的 MG 记述。约 200 年后，法国医生 Herard 首次描述该病肌无力的典型波动性。Goldflam 1893 年首次对本病提出完整说明，并确定延髓麻痹特点，也称为 Erb-Goldflam 综合征。Jolly 1895 年首次使用重症肌无力（myasthenia gravis）概念，还用假性麻痹（pseudo paralysis）概念说明尸检缺乏结构性改变；最早证明可通过重复刺激运动神经使"疲劳"肌肉不断应答电流刺激，可复制肌无力，建议用毒扁豆碱（physostigmine）治疗本病未被重视，直至 Reman 在 1932 年及 Walker 在 1934 年证实此药具有治疗价值。

Laquer 和 Weigert 在 1901 年首次注意到 MG 与胸腺瘤关系，Castleman 及 Norris 在 1949 年首先对胸腺病变进行了详尽描述。

Buzzard 在 1905 年发表了 MG 临床病理分析，指出胸腺异常和肌肉淋巴细胞浸润（淋巴溢，lymphorrhagia），MG 与甲状腺功能亢进（Graves 病）及肾上腺机能减退症（Addison 病）有密切关系，现已证明它们存在共同自身免疫基础。

1960 年 Simpson 及 Nastuk 等各自独立地阐明了 MG 的自身免疫机制。1973 年后 MG 自身免疫机制通过 Patrick、Lindstrom、Fambrough、Lennon 及 Engel 等一系列研究者杰出工作得到确立。

Patrick 和 Lindstrom 在 1973 年用电鳗电器官提取纯化 AchR 作为抗原，与 Freund 完全佐剂免疫家兔成功制成 MG 动物模型，为 MG 免疫学说提供有力证据。实验性自身免疫性重症肌无力（EAMG）模型 Lewis 大鼠的血清中可测到 AchR-Ab，并证明该抗体结合部位就在突触后膜 AchR，免疫荧光法检测发现 AchR 数目大量减少。

许贤豪教授总结 MG 的特点有：临床上是活动后加重，休息后减轻，晨轻暮重的选择性骨骼肌无力；电生理上是低频重复电刺激波幅递减，微小终板电位降低；单纤维肌电图上是颤抖（jitter）增宽；药理学上是胆碱酯酶抑制剂治疗有效，对箭毒类药物具有过渡敏感性；免疫学上是血清 AchR-Ab 增高；免疫病理上是神经-肌肉接头处突触后膜的皱褶减少、变平坦和突触后膜上 AchR 减少。

一、流行病学

世界各地均有发生。重症肌无力的发病率为（30~40）/10 万，患病率约 50/10 万，估计我国有 60 万 MG 患者，南方发病率较高。胸腺瘤在其发病中起一定作用。

任何年龄组均可发病，常见于 20~40 岁，40 岁前女性患病率为男性的 2~3 倍；60~70 岁，多为男性并发胸腺瘤，总的男性与女性比为 4：6。胸腺瘤多见于 50~60 岁中老年患者；10 岁以前发病者仅占 10%，家族性病例少见。

二、病因与发病机制

神经-肌肉接头由突触前膜、突触间隙和突触后膜组成，突触后膜存在乙酰胆碱受体（muscle nicotinic acetylcholine receptor，AchR）、胆碱酯酶和骨骼肌特异性的酪氨酸激酶受体（muscle-specific receptor tyrosine kinase，MuSk），AchR 在突触后膜具有聚集的作用，此外突触前膜也存在少量的 AchR。MG 和自身免疫相关，80%的患者存在乙酰胆碱受体抗体，该抗体和补体结合破坏突触乙酰胆碱受体，造成突触后膜结构破坏，使终板信息传递障碍。最近发现 20%的 MG 患者出现 AchR 抗体阴性，这些患者出现骨骼肌特异性的 MuSK 抗体阳性，导致 AchR 脱落出现症状，乙酰胆碱受体抗体的产生可能和胸腺的微环境有关，但 MuSK 抗体产生的原因不明确。病毒感染和遗传因素在发病中具一定促发作用。在严重的 MG 以及并发胸腺瘤的患者出现抗肌浆网的雷阿诺碱受体抗体（ryanodine receptor antibodies，RyR-Ab），在胸腺瘤患者常出现抗 titin 抗体（Antititin antibodies）。在少数患者可能存在抗胆碱酯酶抗体和抗突触前膜 AchR 抗体。

虽然其确切发病机制不完全清楚，但肯定的是重症肌无力是一种以神经-肌肉接头处为靶点的自身免疫性疾病。证据是：①85%~90%的 MG 患者血清可检出 AchR-Ab，正常人群及其他肌无力患者不检出，具有诊断意义。②MG 患者血清 AchR-Ab 水平与肌无力程度相关，血浆交换后 AchR-Ab 水平降低，病情随之好转，1 周后随 AchR-Ab 水平回升，病情又复恶化。③AchR-Ab 可通过血-胎盘屏障由母体传给胎儿，新生儿 MG 出生时血清 AchR-Ab 水平高，病情重，若能存活血清 AchR-Ab 水平逐渐下降，病情渐趋好转。④将 MG 患者血浆、血清、引流液及 IgG 或 AchR-Ab 注入小鼠，可被动转移 MG 使小鼠发病，若把发病小鼠血清被动转移给健康小鼠，同样可引起 EAMG。⑤NMJ 在体标本试验显示，将鼠正常腓深神经-伸趾长肌标本放在 MG 患者血清或血清提取物中孵育，用低频重复电刺激神经，肌肉复合动作电位及微小终板电位波幅明显降低，用正常血清清洗后检测，电位波幅完全恢复。⑥AchR-Ab 主要针对 AchR 的 α-亚单位细胞外区 N 端 61~76 是主要免疫源区（main immunogenic region，MIR）。自身免疫的启动及胸腺在 MG 中的作用机制目前有 3 个学说。

1. 分子模拟假说

由于先天遗传性因素决定某些个体胸腺易被某些病毒所感染，被感染的胸腺上皮细胞变成上皮样（肌样）细胞，其表面出现新的抗原决定簇。机体对此新抗原决定簇发动免疫攻击，而该抗原决定簇的分子结构与神经肌肉接头处突触后膜 AchR 相似，于是启动对 AchR 自身免疫应答。约 90%的 MG 患者有胸腺病变，胸腺增生和肿瘤发生率分别占 75%和 15%~30%。

2. 病毒感染

单纯疱疹病毒糖蛋白 D 与 α-亚单位 160~170 氨基酸相同，逆转录病毒多聚酶序列和 α-亚单位 MIR 67~76 部分序列相似。

3. 胸腺阴性选择过程被破坏和"自身模拟"假说

胸腺瘤上存在一种 15.3 万蛋白，它既不与 α-Butx 结合，也不表达主要免疫区（MIR），但与 AchR 有部分交叉反应。这也许是一种自身免疫原。

病理上约 70%的成人型 MG 患者胸腺不退化，重量较正常人重，腺体淋巴细胞增殖；约 15%的 MG 患者有淋巴上皮细胞型胸腺瘤，淋巴细胞为 T 型淋巴细胞。NMJ 病理改变可见突触后膜皱褶丧失或减少，突触间隙加宽，AchR 密度减少。免疫化学法证实，残余突触皱褶中有抗体和免疫复合物存在。

三、临床表现

（一）一般表现

重症肌无力可发生于任何年龄，多数患者的发病年龄在 15~35 岁。一般女性多于男性，女和男之比为 3：2，男性发病年龄较晚，在 60~70 岁达到发病高峰。在青春期和 40 岁以后则男女发病率相等。在 40~49 岁发病的全身型重症肌无力多伴胸腺瘤。

（二）首发症状

起病隐袭，侵犯特定随意肌，如脑干运动神经核支配肌（眼肌、咀嚼肌、面肌、吞咽肌和发音肌），以及肩胛带肌、躯干肌、呼吸肌等，表现为波动性肌无力或病态疲劳。50%~65%的患者首先眼外肌受累。最早出现症状为眼睑下垂（25%）、复视（25%）。也有以延髓部肌肉无力为首发，表情呆板、面颊无力（3%）；构音困难、进食易呛（1%）。也可以肢体症状首发，下肢无力，包括下肢酸软、上楼费力等（13%）；上肢上举和梳头无力（3%）。

（三）病程

典型病程是起病第 1 年首先影响眼肌，1 年内陆续影响其余部分的肌肉，不同肌群交替出现症状或从一处扩展到另一处。四肢近端肌疲劳重于远端，多数患者双侧同时受累。有 20%~25%的患者在病程中自发缓解。老年患者常表现为眼睑下垂、吞咽、咀嚼和讲话困难，肌无力持续存在，常合并胸腺瘤，预后较差。近年来由于治疗方法和呼吸器械的改进，重症肌无力死亡率下降为约 4%。

（四）体格检查

主要是眼球活动障碍、眼睑下垂和复视。也可有咽肌或全身肌无力。疲劳试验阳性。腱反射一般存在或较活跃，肌肉萎缩仅出现在晚期，无感觉障碍和肌肉压痛，无病理反射。

（五）加重或危象诱发因素

感染、高热、精神创伤、过度疲劳等可为诱因。一些药物使症状突然恶化，这些药物包括：抗生素如四环素、氨基糖苷类抗生素和大剂量青霉素；抗心律失常药物如奎尼丁、普鲁卡因胺、普萘洛尔、苯妥英钠；抗疟疾药如奎宁、风湿和感冒药物；精神药物；抗痉挛药物；激素类如 ACTH、皮质激素、催产素、口服避孕药和甲状腺激素；α 和 β 干扰素、青霉胺；肌松药和麻醉药物。应避免使用。

20%的患者在怀孕期间发病。30%的患者在怀孕期间症状消失，45%的患者症状恶化。分娩后 70% 症状加重。

（六）重症肌无力危象

指重症肌无力患者急骤发生呼吸肌无力、不能维持换气功能，重症肌无力危象属神经科急诊内容。由于咽喉肌和呼吸肌无力，患者不能吞咽和咯痰，呼吸极为困难，常端坐呼吸，呼吸次数增多，呼吸动度变小，可见三凹征。按危象不同的发生机制可分为 3 种。

1. 肌无力危象（Myasthenic crisis）

发生于没有用过或仅用小剂量抗胆碱酯酶剂的全身型的重症患者，由于病情加重，抗胆碱酯酶药物不足而造成。最常见，90%以上危象均为此型。多有诱发因素，常见的诱发因素有全身感染、分娩、药物应用不当（庆大霉素、链霉素等抗生素，安定、吗啡等镇静呼吸抑制剂）等。注射新斯的明或依酚氯铵可缓解症状。

2. 胆碱能危象（Cholinergic crisis）

抗胆碱酯酶药物过量造成。见于长期服用较大剂量的抗胆碱酯酶剂的患者，常有短时间内应用过多的抗胆碱酯酶药物史。有胆碱能性不良反应的表现如出汗、肉跳（肌束颤动）、瞳孔缩小、流涎、腹痛或腹泻等。注射新斯的明症状加重，用阿托品后症状可好转。发生率为1.1%~6%。近年临床上十分罕见。

3. 反拗性危象（Brittle crisis）

抗胆碱酯酶剂量未变，但突然对抗胆碱酯酶药物失效。原因不明，少数在感染、电解质紊乱、胸腺手术后等发生。无胆碱能不良反应出现。依酚氯铵、新斯的明或阿托品注射后均无变化。

3种危象可用依酚氯铵试验鉴别，用药后肌无力危象可改善，胆碱能危象加重，反拗危象无反应。

（七）重症肌无力伴发疾病

1. 胸腺瘤

80%的患者有胸腺异常，10%~40%的患者有胸腺瘤。胸腺增生多见于青年女性，胸腺髓质区有淋巴结型T细胞浸润和生发中心，有产生AchR抗体的B细胞和AchR特异性T细胞，肌样细胞合并指状树突细胞增多，并指状树突细胞与T细胞密切接触。胸腺增生。

多见于40~60岁，20岁以下患者伴发少见。一般说伴有胸腺瘤的临床症状严重。胸腺瘤在病理上可分为上皮细胞型、淋巴细胞型和混合型。也可从另一角度分非浸润型（Masaoka分期的Ⅰ、Ⅱ期）和浸润型（Masaoka分期的Ⅲ、Ⅳ期）两大类。以非浸润型占多数，非浸润型的胸腺瘤本身常无临床症状，大多是在给MG患者做纵隔CT检查时发现。

（1）WHO胸腺瘤分类临床意义

1）A型和AB型浸润性较小。

2）B型浸润性较A型和AB型浸润性强，预后差。

3）C型浸润性最强，预后更差。

4）B_2型胸腺瘤最易伴发MG（95.8%），B型胸腺瘤较A型和AB型胸腺瘤更易伴发MG。

（2）WHO胸腺瘤分型与生存分析：5年和10年总生存率分别为75.6%和36.4%。其中5年生存率：A和AB型为91.7%，B型胸腺瘤为73.1%（B_1型为84.6%，B_2型为62.5%，B_3型为60%），C型胸腺癌为33.3%，A和AB型较B型存活期长（P<0.05）。

（3）WHO胸腺瘤分类临床意义：WHO分类方法能反映肿瘤在胸腺内部所在层次，提示肿瘤性质（良性或恶性，越向皮质恶性程度越高），帮助判断预后。

然而，胸腺细胞层次的形成和分布是连续移行的，胸腺肿瘤分类是相对的。有识别困难时，最好观察多个切片，不要简单分类。遇疑难病例应全面观察，WHO分类方法只对胸腺肿瘤分类，应结合临床论证。

2. 心脏损害

约16%患者有心律失常，尸解中发现局限性心肌炎，也有报道左心室功能损害。所以重症肌无力患者的死因除考虑到呼吸道的阻塞和呼吸功能衰竭以外，尚有心脏损害应引起重视。

3. 其他自身免疫病

10%~19%的患者并发甲状腺疾病，可以并发其他结缔组织病。一般认为女性比男性多见。约2.2%~16.9%的全身型肌无力和眼肌型患者可伴发由于甲状腺炎造成的甲状腺功能亢进，而在19%的重症肌无力尸解中发现患有甲状腺炎。还可伴风湿性关节炎、系统性红斑狼疮、自身免疫性胃炎和恶性贫血、干燥综合征、溶血性贫血、溃疡性结肠炎、多发性肌炎、硬皮病、天疱疮、肾炎、自身免疫性血小板减少症、有胸腺瘤的单纯红细胞性贫血、原发性卵巢功能减退、胸腺瘤伴白细胞减少等。

（八）临床分型

根据临床症状，重症肌无力可分为不同类型。

1. 儿童肌无力型

（1）新生儿MG：12%的MG母亲的新生儿表现为吸吮困难、哭声无力，新生儿在出生后48小时内出现症状，持续数日至数周（即一过性MG）。

（2）先天性肌无力综合征：以对称、持续存在，不完全眼外肌无力为特点，同胞中可有此病。

（3）家族性婴儿MG：家族中有此病，而母亲无，出生呼吸、喂食困难。

（4）少年型MG：多在10岁以后发病，血AchR-Ab为阴性，常见。

（5）成人型：多见，可有AchR-Ab阳性。

2. Osserman分型

1958年Osserman提出MG的临床分类方法，此分型有助于临床治疗分期及判定预后。

Ⅰ型：眼肌型（15%~20%）。仅眼肌受累，一侧或双侧眼睑下垂，有时伴眼外肌无力，可有轻度全身症状。儿童多见。

Ⅱa型：轻度全身型（30%）。进展缓慢，胆碱酯酶抑制剂敏感，无危象，可伴眼外肌、球部症状和肢体无力，死亡率极低。

Ⅱb型：中度全身型（25%）。开始进行性发展，骨骼肌和延髓肌严重受累，明显咀嚼、构音和吞咽障碍等，胆碱酯酶抑制剂的效果不满意，死亡率低，无危象。

Ⅲ型：重症急进型（15%）。症状重，进展快，在几周或几月内急性发病和迅速发展，球部肌、呼吸肌其他肌肉受累及，胆碱酯酶抑制剂效果差，常伴胸腺瘤出现危象需气管切开或辅助呼吸，死亡率高。

Ⅳ型：迟发重症型（10%）。开始为眼肌型或轻度全身型，2年或更长时间后病情突然恶化，常并发胸腺瘤。胆碱酯酶抑制剂反应不明显，预后不好。

Ⅴ型：肌萎缩型。此型少见，出现在晚期。

3. 其他分型

如药源性重症肌无力：见于青霉胺治疗后，停药消失。

（九）对病情的动态变化进行描述和评估

1. "临床绝对评分法"（准确客观，总分计60分）

（1）上睑无力计分：患者平视正前方，观察上睑遮挡角膜的水平，以时钟位记录，左、右眼分别计分，共8分。0分，11~1点；1分，10~2点；2分，9~3点；3分，8~4点；4分，7~5点。

（2）上睑疲劳试验：令患者持续睁眼向上方注视，记录诱发出眼睑下垂的时间（秒）。眼睑下垂：以上睑遮挡角膜9~3点为标准，左、右眼分别计分，共8分。0分，>60；1分，31~60；2分，16~30；3分，6~15；4分，≤5。

（3）眼球水平活动受限计分：患者向左、右侧注视，记录外展、内收露白的毫米数，同侧眼外展露白毫米数与内收露白毫米数相加，左、右眼分别计分，共8分。0分，外展露白+内收露白≤2 mm，无复视；1分，外展露白+内收露白≤4 mm，有复视；2分，外展露白+内收露白>4 mm，≤8 mm；3分，外展露白+内收露白>8 mm，≤12 mm；4分，外展露白+内收露白>12 mm。

（4）上肢疲劳试验：两臂侧平举，记录诱发出上肢疲劳的时间（秒），左、右侧分别计分，共8分。0分，>120；1分，61~120；2分，31~60；3分：11~30；4分，0~10。

（5）下肢疲劳试验：患者取仰卧位，双下肢同时屈髋、屈膝各90°。记录诱发出下肢疲劳的时间（秒），左、右侧分别计分，共8分。0分，>120；1分，61~120；2分，31~60；3分，11~30；4分，0~10。

（6）面肌无力的计分：0分，正常；1分，闭目力稍差，埋睫征不全；2分，闭目力差，能勉强合上眼睑，埋睫征消失；3分，闭目不能，鼓腮漏气；4分，噘嘴不能，面具样面容。

（7）咀嚼、吞咽功能的计分：0分，能正常进食；2分，进普食后疲劳，进食时间延长，但不影响进食量；4分，进普食后疲劳，进食时间延长，已影响每次进食量；6分，不能进食，只能进半流质；8分，鼻饲管进食。

（8）呼吸肌功能的评分：0分，正常；2分，轻微活动时气短；4分，平地行走时气短；6分，静坐时气短；8分，人工辅助呼吸。

本法简单，每个患者检查及评分时间最多不超过5~6分钟。

2. 相对计分计算法

相对计分=（治疗前总分-治疗后总分）/治疗前总分。

3. 临床疗效分级

临床相对记分≥95%者定为痊愈，80%~95%为基本痊愈，50%~80%为显效，25%~50%为好转，≤25%为无效。

临床绝对计分的高低反映MG患者受累肌群肌无力和疲劳的严重程度；以临床相对计分来做病情的比较和疗效的判定。相对分数越高，说明病情变化越大，相对分数为正值，表明病情有好转，负值表明病情有恶化。

四、辅助检查

（一）血、尿、脑脊液常规检查

血、尿、脑脊液常规检查一般正常。

（二）神经电生理检查

1. 肌电图低频重复电刺激

特征是以3~5 Hz的低频率电流对神经进行重复刺激时，出现肌肉动作电位波幅的递减，递减的幅度至少在10%以上，一般对重症肌无力的检查采取3 Hz刺激5~6次的方法，常用检查部位为三角肌和斜方肌、眼轮匝肌、口轮匝肌、额肌和大小鱼际肌也可以应用于检查，如果检查的神经超过3条，则阳性率可达90%，活动后、加热和缺血情况下可以增加阳性率。

2. 单纤维肌电图

可以出现歧脱（jilter）增加，并出现间隙，称阻断（blocking）。单纤维肌电图的阳性率可达90%~95%，且不受应用胆碱酯酶抑制剂的影响，在高度怀疑重症肌无力而重复电刺激又正常时可以采用。

3. 常规肌电图

一般正常，严重的重症肌无力患者通过给予胆碱酯酶抑制剂也不能改善临床症状，在此情况下肌电图显示肌病改变。应当注意肌电图结果和依酚氯铵试验一样对重症肌无力无特异性。神经传导速度多正常。大部分全身型重症肌无力可以发现脑干听诱发电位的异常。

（三）免疫学检查

1. 乙酰胆碱受体抗体和酪氨酸激酶受体（MuSk-Ab）　用人骨骼肌提取的乙酰胆碱受体做抗原，采用放射免疫法或酶联免疫吸附试验，80%~90%的患者出现阳性，在缓解期仅24%的患者为阳性，眼肌型患者约50%为阳性，轻度全身型阳性率为80%，中度严重和急性全身型为100%阳性，慢性严重型患者89%为阳性，临床表现与AchR-Ab阳性和抗体滴度没有相关性，但如果血清抗体滴度下降50%并持续一年以上多数患者的临床症状可以缓解，而且在使用激素、免疫抑制剂、血清置换和胸腺切除后临床症状的改善和血清抗体滴度的下降相关，胆碱酯酶抑制剂对抗体滴度改变没有影响，临床上必须考虑到，不同的试验方法和抗原的不同其检查结果也不同。10%~20%的患者AchR-Ab呈现阴性。

2. 柠檬酸提取物抗体　血清中该抗体的出现提示该重症肌无力患者患有胸腺瘤。

3. 抗突触前膜抗体　仅部分患者阳性，提示突触前膜受累可能也参与了部分重症肌无力的发病机制。

4. 乙酰胆碱酯酶抗体　见于以眼肌麻痹为主的重症肌无力及肌无力综合征。

5. 其他非AchR抗体　这些抗体包括抗骨骼肌抗体、抗甲状腺抗体、titin抗体、雷阿诺碱受体抗体（ryanodine receptor antibodies，RyR-Ab）等。

（四）X线或CT检查

75%的重症肌无力患者可发现胸腺增生，约15%患者具有胸腺瘤。

（五）肌肉活检

从临床角度看肌肉活检对于重症肌无力的诊断没有意义，多数患者没有必要进行肌肉活检，少部分患者出现淋巴溢现象和个别肌纤维出现变性改变，此外可见肌病改变、神经源性肌萎缩、Ⅱ型肌纤维萎缩和弥漫性肌纤维萎缩，神经末梢出现萎缩和终板加大。电镜检查和神经肌肉接头的形态计量分析显示神经末梢和突触后膜萎缩，突触后膜变短，乙酰胆碱受体抗体脱失，出现免疫复合物沉积，此外肌间神经和毛细血管也出现异常改变。

五、诊断和鉴别诊断

（一）重症肌无力的诊断

1. 起病隐袭，侵犯特定随意肌，如脑干运动神经核支配肌，以及肩胛带肌、躯干肌、呼吸肌等，受累肌肉分布因人因时而异，表现波动性肌无力或病态疲劳。

2. 肌无力呈斑片状分布，持续活动出现，休息减轻，呈晨轻暮重规律性波动，不符合某神经或神经根支配区。

3. 疲劳试验　快速眨眼50次，观察睑裂变化；大声朗读3分钟可诱发构音不清和鼻音；双上肢平举3分钟诱发上肢无力。

4. 用抗胆碱酯酶药的良好反应（依酚氯铵试验或新斯的明试验阳性）。①Neostigmine试验：1~2 mg肌内注射，为防止腹痛等不良反应，常配以0.5 mg的阿托品进行肌内注射，20分钟后肌力改善为阳性，可持续2小时。②Tensilon试验：10 mg用注射用水稀释至1 mL，先静脉注射2 mg，再用15秒静脉注射3 mg，再用15秒静脉注射5 mg。30秒内观察肌力改善，可持续数分钟。

5. 特异性EMG异常　约80%的MG患者尺神经、腋神经或面神经低频神经重复电刺激（2~3 Hz和5 Hz）出现阳性反应（动作电位波幅递减10%以上）。单纤维肌电图显示颤抖（jitter）增宽或阻滞。

6. 血清中测得高于正常值的乙酰胆碱受体抗体，或其他神经肌肉接头传导相关自身抗体。血清nAchR-Ab滴度>0.4 mmol/L，放免法阳性率为85%，伴发胸腺瘤阳性率为93%。

7. 肌肉病理检查发现突触后膜皱褶变平，乙酰胆碱受体数目减少。

（二）确定是否并发胸腺病变

1. 影像学检查，主要依靠胸部X线照片、CT和MRI扫描等影像学检查。X线照片不能发现<2 cm的胸腺瘤，阳性率低。CT阳性率约为91%。

2. 胸腺瘤相关抗体（CAEab）的测定，阳性率约88%。

（三）有无伴发其他自身免疫性疾病

约10%的MG患者伴发其他自身免疫性疾病，女性多见。一般可伴发甲状腺功能亢进、桥本甲状腺炎、类风湿关节炎、系统性红斑狼疮、干燥综合征、溶血性贫血、溃疡性结肠炎、天疱疮、Crohn病、多发性肌炎。根据相关的病史、症状和体征，结合实验室检查可明确诊断。

（四）鉴别诊断

1. 主要与Lambert-Eaton综合征鉴别（表8-1）。

表8-1　MG与Lambert-Eaton综合征鉴别要点

疾病	MG	Lambert-Eaton综合征
发病机制	是与胸腺有关的AchR-Ab介导、细胞免疫依赖的自身免疫病，主要损害突触后膜AchR，导致NMJ传递障碍	多数与肿瘤有关累及胆碱能突触前膜电压依赖性钙通道（VGCC）的自身免疫病
一般情况	女性患者居多，常伴发其他自身免疫病	男性患者居多，常伴小细胞肺癌等癌或其他自身免疫病
无力特点	表现眼外肌、延髓肌受累、全身性骨骼肌波动性肌无力，活动后加重，休息后减轻，晨轻暮重	四肢近端肌无力为主，下肢症状重，脑神经支配肌不受累或轻，活动后可暂时减轻
疲劳试验	阳性	短暂用力后肌力增强，持续收缩后又呈病态疲劳，为特征性表现
Tensilon试验	阳性	可呈阳性反应，但不明显
电生理	低频、高频重复电刺激波幅均降低，低频更明显	低频使波幅降低，高频可使波幅增高
血清检测	AchR-Ab为主	VGCC-Ab为主
治疗	抗胆碱酯酶药对症治疗，皮质类固醇病因治疗，以及血浆置换、免疫球蛋白静脉注射、胸腺切除等	二氨基吡啶治疗，病因治疗如手术切除肺癌。也可采用血浆置换、免疫球蛋白静脉注射等

2. 肉毒杆菌中毒　肉毒杆菌毒素作用在突触前膜，影响了神经-肌肉接头的传递功能，表现为骨骼肌瘫痪。但患者多有肉毒杆菌中毒的流行病学病史，应及时静脉输葡萄糖和生理盐水，同时应用盐酸胍治疗。

六、治疗

一经确诊，进行分型，了解肌无力的程度以便判断和提高疗效；进一步检查确定有无伴发胸腺瘤和并发其他自身免疫性疾病；注意有无感染和是否使用影响神经-肌肉接头传导的药物，有无结核、糖尿病、溃疡病、高血压、骨质疏松等干扰治疗的疾病。

（一）一般支持治疗

主要是消除各种诱发因素和控制并发症。适当休息，保证营养，维持水电解质和酸碱平衡，降温，保持呼吸通畅，吸氧，控制感染，尤其注意不用影响神经-肌肉接头传导的抗生素、镇静剂和肌肉松弛剂等药物。

（二）胆碱酯酶抑制剂

使用于除胆碱能危象以外的所有患者，通过抑制胆碱酯酶，使乙酰胆碱的降解减少，神经肌肉接头处突触间隙乙酰胆碱的量增加，利于神经冲动的传递，从而使肌力增加，仅起对症治疗的作用，不能从根本上改变自身免疫过程。长期使用疗效渐减，并促进 AchR 破坏。故应配合其他免疫抑制剂治疗，症状缓解后可以减量至停药。

最常用为溴吡斯的明，对延髓支配的肌肉无力效果较好，成人起始量 60 mg，口服，每 4 小时 1 次；按个体化原则调整剂量，根据患者具体情况用药，如吞咽困难可在饭前 30 分钟服药，晨起行走无力可起床前服长效溴吡斯的明 180 mg，可改善眼肌型眼睑下垂，但有些患者复视持续存在起效较慢，不良反应较小，作用时间较长。不良反应为毒蕈碱样表现，如腹痛、腹泻、呕吐、流涎、支气管分泌物增多、流泪、瞳孔缩小和出汗等，预先肌内注射阿托品 0.4 mg 可缓解症状。新斯的明常用于肌无力急性加重时。

（三）免疫抑制剂

1. 皮质类固醇　适应证为所有年龄的中、重度 MG 患者，对 40 岁以上成年人更有效，常同时合用抗胆碱酯酶药。常用于胸腺切除术前处理或术后过渡期。值得注意的是，应用肾上腺皮质激素治疗重症肌无力在治疗开始时，有可能使病情加重，因而最好能在病房中进行，准备好病情加重时的可能抢救措施。

（1）泼尼松大剂量递减隔日疗法：60~80 mg/d 或隔日开始，1 个月内症状改善，数月疗效达高峰，逐渐减量，直至隔日服 20~40 mg/d 维持量。较推荐此法。

（2）泼尼松小剂量递增隔日疗法：20 mg/d 开始，每周递增 10 mg，直至隔日服 70~80 mg/d 至疗效明显时。病情改善慢，约 5 个月疗效达高峰，病情加重的概率少，但日期推迟，风险较大。

（3）大剂量冲击疗法：甲基泼尼松龙 1 g/d，连用 3 日；隔 2 周可重复治疗，2~3 个疗程。

2. 其他免疫抑制剂　激素治疗半年内无改善，可试用。

（1）硫唑嘌呤（azathioprine）：成人初始剂量 1~3 mg/（kg·d），维持量 3 mg/（kg·d）。抑制 T 细胞，IL-2 受体，每日 50~200 mg，3 个月起效，12~24 个月高峰。应常规检查血常规，发现粒细胞减少，及时换药和对症处理。

（2）环磷酰胺（cyclophosphamide，CTX）：1 000 mg + NS 500 mL，静脉滴注每 5~7 天 1 次。10 次后改为半月 1 次，再 10 次后改为每月 1 次。大剂量主要抑制体液免疫，小剂量抑制细胞免疫。冲击疗法疗效快，不良反应小。总量≥30 g。疗程越长效果越佳，疗程达 33 个月可使 100% 的患者达完全缓解而无复发，这说明记忆 T 细胞也受到了抑制。不良反应为骨痛，对症治疗好转后不复发。若 WBC<4×10^9/L 或 PLT<60×10^9/L 应暂停治疗 1~2 周，再查血常规，若正常可继用 CTX。

（3）环孢素（cyclosporine）：影响细胞免疫，多用于对其他治疗无效者，每天 3~6 mg/kg，3~6 个月为 1 个疗程。常见不良反应为高血压和肾功能损害。

（四）血浆置换

是通过清除血浆中 AchR 抗体、细胞因子和免疫复合物起作用。起效迅速，但疗效持续时间短，一般持续 6~8 周。多用于危象抢救、新生儿肌无力、难治性重症肌无力和胸腺手术前准备。每次平均置换血浆约 2 000~3 000 mL，连续 5~6 次为 1 个疗程。缺点是医疗费用太高。

（五）大剂量丙种球蛋白

治疗机制尚不完全明了，可能为外源性 IgG 使 AchR 抗体结合紊乱。常用剂量为每天 400 mg/kg，静脉滴注，连续 5 天。多用于胸腺切除术后改善症状、危象抢救和其他治疗无效时。起效迅速，可使大部分患者在注射后症状明显的好转，疗效持续数周至数月，不良反应少，但价格昂贵。

（六）胸腺切除

胸腺切除术能切除胸腺内肌样细胞表面上的始动抗原，切除抗体的主要来源（因胸腺是合成抗体的主要部位），胸腺切除后可见血中淋巴细胞迅速减少。适应于：①伴胸腺瘤的各型重症肌无力（包括眼型患者），应尽可能手术。②60 岁以下全身型 MG，疗效不佳宜尽早手术，发病 3~5 年内中年女性手术疗效佳。对胸腺肥大和高抗体效价的年轻女性患者效果尤佳。③14 岁以下患者目前尚有争议。症状严重患者风险大，不宜施行。

术前用肾上腺皮质激素疗法打好基础，再行胸腺切除术，术后继续用肾上腺皮质激素疗法巩固，本手术疗效的特点：①女性优于男性。②病情越轻、病程越短越好。③胸腺内的生发中心越多，上皮细胞越明显，手术疗效越好。④术前术后并用肾上腺皮质激素和放射治疗效果好。因胸腺切除的疗效常延迟至术后数月或数年后才能产生。

胸腺手术本身死亡率极低，有的学者甚至认为是 0，死亡的发生主要是由于术后可能出现的危象。为使胸腺手术疗效好，手术前后的处理是十分重要的。一般来讲，希望患者能在肌无力症状较轻的状况下进行手术，以减少术后的危象发作。因而术前应使用适量的抗胆碱酯酶药或激素，把患者病情控制到较理想的程度，必要时可在术前使用血浆置换。

由于胸腺手术后的疗效一般需数月至数年才能有效，因而术后应继续给以内科药物治疗。非胸腺瘤患者，术后 5 年有效率可达 80%~90%，而胸腺瘤患者亦可达 50% 左右。

胸腺瘤与重症肌无力的并存：既不是胸腺瘤引起了 MG，也不是 MG 引起了胸腺瘤，那只是并存关系，是免疫功能紊乱所导致的两个相伴疾病，30%MG 患者有胸腺肿瘤。

对伴胸腺瘤的 MG 患者手术疗法的确切疗效尚未能做出结论。而对 MG 患者的胸腺的手术切除的缺点和危害性却发现了许多。①术后 MG 患者的病情恶化。②术后 MG 患者的抗乙酰胆碱受体抗体效价增高。③术后 MG 患者发生危象的机会增多。④术中死亡时有发生。⑤术后长期疗效并不理想。手术切除胸腺瘤不仅存活率较低，而且存活质量也较差。

伴有胸腺瘤的胸腺确实具有免疫调节作用，而且主要是免疫抑制作用，切除了这种具有免疫抑制作用的胸腺瘤以后使原来的 MG 症状恶化，抗体增高，甚至本来没有 MG 而术后诱发了 MG 等现象就不难理解了。对伴良性胸腺肿瘤的肌无力患者，特别是尚处于 Ⅰ、Ⅱ 期的良性胸腺瘤患者则应尽可能久地采用非手术的保守疗法。而对伴有浸润型（Ⅲ、Ⅳ期）胸腺瘤的 MG 患者应积极采用手术治疗，且尽可能地采用广泛的胸腺瘤和胸腺的全切手术。术前就尽快采用免疫抑制疗法，把 MG 患者的病情调整到最佳状态再进行手术，术后继续给予类固醇疗法、化学疗法和放射疗法等。

另外尚需提出的一个问题是部分原来没有重症肌无力临床症状的胸腺瘤患者，在手术切除胸腺瘤后临床上出现了重症肌无力，部分重症肌无力患者切除胸腺瘤后肌无力症状反而加重。这是一个临床事实，目前对此有多种解释，如认为胸腺瘤细胞可分泌抗肌无力因子，术后使已存在着的轻症重症肌无力（可能被临床漏诊）表现加重而被发现。也有人认为手术是促发产生重症肌无力的一种诱因等。

（七）胸腺放疗

可直接抑制胸腺增生及胸腺瘤的发生，MG 药物疗效不明显者，最好于发病 2~3 年内及早放疗，巨大或多个胸腺，无法手术或术前准备治疗，恶性肿瘤术后追加治疗。^{60}Co 每日 200~300 cGy，总量 5 000~6 000 cGy。有效率达 89.4%。大多在放疗后 1~4 年，完全缓解及显著好转率为 66.5%，2~20 年随访，疗效较巩固。以往文献报告疗效欠佳多与剂量偏小有关。为预防放射性肺炎，对 60 岁左右的患者总量≤5 200 cGy，在放疗的同时最好不并用化疗。

（八）伴胸腺瘤的 MG 患者的治疗

1. 伴胸腺瘤的 MG 患者的治疗　采用手术、激素、放疗和环磷酰胺化疗综合治疗，提高远期生存率。原则上应针对胸腺肿瘤手术切除治疗，并清扫纵隔周围脂肪组织。即使年老患者也可争取手术或放疗。对拒绝手术或有手术禁忌证患者，采用地塞米松治疗，病情缓解后针对胸腺进一步采用胸腺区放射治疗，经长期随访，疗效稳定。5 年和 10 年生存率分别达到 88.9% 和 57.1%。

Masaoka 分期Ⅲ期和Ⅳ期患者，2 年和 5 年生存率分别达到 81.3% 和 50%，而未放疗患者仅为 25% 和 0。2 例经活检和 3 例复发者放疗后肿瘤明显缩小。

2. 伴恶性胸腺瘤的 MG 患者　对恶性胸腺瘤手术和放疗后，仍反复出现 MG 危象，肿瘤复发转移，按细胞周期采用联合化疗治疗。MG 患者伴恶性胸腺肿瘤，虽手术切除肿瘤、放疗及激素治疗，患者仍易反复出现危象，并且 MG 症状难以控制，针对肿瘤细胞增殖周期，对手术病理证实恶性胸腺瘤，术后反复出现危象的 MG 患者，选用抗肿瘤药物组成联合化疗。

（九）危象的治疗

一旦发生危象，应立即气管切开，并进行辅助呼吸、雾化吸入和吸痰，保持呼吸道通畅，预防及控制感染，直至康复。

1. 调节抗 AchR 剂的剂量和用法　一般装上了人工呼吸器应停用抗胆碱酯酶剂 24~72 小时。可明显减少唾液和气管分泌物，这些分泌物与支气管痉挛和肺阻力增加有关。然后重新开始给予适量的新斯的明肌内注射或溴吡斯的明鼻饲或口服。应从小剂量开始。

2. 诱因治疗　积极抗感染、降温、停用能加重 MG 的药物等。链霉素、卡那霉素、新霉素、黏菌素、多黏菌素 A 及 B、巴龙霉素及奎宁、氯仿和吗啡等均有加重神经-肌肉接头传递及抑制呼吸肌的作用，应当禁用。地西泮、苯巴比妥等镇静剂对症状较重、呼吸衰竭和缺氧者慎用。

3. 大剂量免疫球蛋白疗法　外源性 IgG 使 AchR 抗体结合紊乱，常用剂量为每天 400 mg/kg，静脉滴注，连续 5 天。

4. 血浆交换疗法　有效率 90%~94%。通常每次交换 2 000~3 000 mL，隔日 1 次，3~4 次为 1 个疗程。

5. **大剂量糖皮质激素疗法**　一般可用泼尼松每日 60~80 mg，晨顿服，特大剂量甲基泼尼松龙（每次 2 000 mg，静脉滴注，每隔 5 天 1 次，可用 2~3 次）停药过早或减量过快均有复发的危险。拔管后继续用激素（下楼法）、化疗、放疗或手术疗法。

6. **环磷酰胺**　1 000 mg 静脉滴注每周 1 次（15 mg/kg）以促进 T、B 淋巴细胞的凋亡。不良反应：第二天呕吐。可用甲氧氯普胺 10~20 mg 肌内注射，每日 2 次。骨痛可用止痛药。

由于辅助呼吸技术的高度发展，死于呼吸困难的危象已日益减少。从总体上讲，约 10% 的重症肌无力患者可发生危象，大多有促发诱因，胸腺切除术为促发危象之最重要原因，上呼吸道感染亦是一个重要的促发原因。危象的定义是症状的突然恶化并发生呼吸困难，因而危象的最基本治疗是进行辅助呼吸，控制诱因，保持生命体征及控制可能合并的感染。由于临床上实际很难区分肌无力危象及胆碱能危象，因而在危象时，原则上主张暂停用乙酰胆碱酯酶抑制剂，但可继续使用肾上腺皮质激素。只要辅助呼吸进行得顺利，也不一定使用血浆置换或大剂量丙种球蛋白。当然治疗危象是血浆置换的重要适应证之一。危象前如已应用抗胆碱酯酶药物，则危象解除后应重新给以抗胆碱酯酶药物。

（十）选择合理治疗的原则

1. 确诊为重症肌无力后首先要合理安排活动与休息，原则上在不影响患者生活质量前提下尽量鼓励多活动，以多次小幅度活动为好。

2. 防止各种肌无力危象的诱发因素。

3. 抗胆碱酯酶剂和肾上腺皮质激素两大主要治疗都是"双刃剑"。

抗胆碱酯酶剂具有两重性，治标不治本，治标疗效明显，可暂时缓解症状、改善吞咽和呼吸，勉强维持生命，为进一步进行免疫治疗争取时间。但不能从根本上改变自身免疫过程。长期使用疗效渐减，并可使神经肌接头损害加重，故应配合其他免疫抑制剂治疗。

肾上腺皮质激素治本不治表，见效慢，甚至可使病情一过性加重，免疫抑制剂的长远效果可使病情根本缓解，应是最根本的治疗措施。渐减法出现疗效快，但早期出现一过性加重者较多，适用于Ⅰ型和Ⅱa 型；渐增法出现疗效慢，但一过性加重者较少，适用于Ⅱb、Ⅲ和Ⅳ型患者。一过性加重的出现是由于大剂量激素可抑制 Ach 释放。可用下列措施减轻肌无力加重现象：酌情增加溴吡斯的明的剂量和次数；补充钾剂和钙剂。不良反应：胃出血；股骨头坏死（为缺血性，做"4"字试验可早发现，行手术减压）。

4. 血浆置换和丙种球蛋白疗法疗效确切，但效果为一过性，用于危重情况，以避免气管切开和上呼吸器。

5. 胸腺切除术是治疗 MG 最根本的方法。全部胸腺及周围的淋巴组织彻底清扫干净。手术有效率达 70%~90%。手术前后并用激素疗法，术后 3 年缓解率达 100%，而对伴胸腺瘤的 MG 患者手术疗法的确切疗效尚未能做出结论。

七、预后

除上述力弱的波动性外，原则上讲重症肌无力并不是一个进行性发展的疾病。全身型患者，通常在第一个症状出现后数周至数月症状即会全部表现出来。眼肌型患者，如发病后 2 年仍局限于眼肌，则很少转变为全身型。自发性的缓解亦似乎主要发生在发病后的头 2 年内，因而头 2 年内对症状的观察及治疗是十分重要的。大多数 MG 患者用药物治疗可有效处理。常死于呼吸系统并发症如吸入性肺炎等。

  典型病程是起病第 1 年首先影响眼肌，1 年内陆续影响其余部分的肌肉。有 20%~25% 的患者于病程中自发缓解。近年来由于治疗方法和呼吸器械的改进，重症肌无力死亡率约 4%。一般说来 40 岁以上、起病急而严重、有胸腺瘤者预后较差。

（张　园）

第九章 脊髓疾病

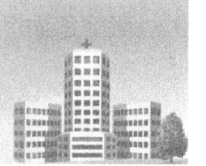

第一节 急性脊髓炎

急性脊髓炎是指脊髓的一种非特异性炎性病变，多发生在感染之后，炎症常累及几个髓节段的灰白质及周围的脊膜，并以胸髓最易受侵而产生横贯性脊髓损害症状，导致急性横贯性脊髓损害，也称为急性横贯性脊髓炎，以病损水平以下肢体瘫痪、传导束性感觉障碍和尿便障碍为临床特征。

一、病因及分类

脊髓炎通常包括脊髓的感染性和非感染性炎症。主要包括病毒性脊髓炎，继发于细菌、真菌、寄生虫感染的脊髓炎，继发于原发性肉芽肿疾病的脊髓炎和非感染性脊髓炎等。若炎症限于灰质称为脊髓灰质炎；若为白质则为脊髓白质炎。若脊髓整个断面受累，称为横贯性脊髓炎；若病变多发，在脊髓长轴内充分伸展，则称播散性脊髓炎。根据病变的发展速度又可分为急性、亚急性和慢性脊髓炎。急性脊髓炎的症状在数天之内达极期；亚急性常在2~6周；而慢性则在6周以上。

本节主要讨论急性脊髓炎，本病的病因尚不清楚，多数患者在出现脊髓症状前1~4周有上呼吸道感染、发热、腹泻等病毒感染症状，但脑脊液未检出抗体，脊髓和脑脊液中未分离出病毒，可能与病毒感染后变态反应有关，并非直接感染所致，为非感染性炎症型脊髓炎。

二、病理

本病可累及脊髓的任何节段。以胸髓（$T_{3\sim5}$）最常见，其次为颈髓和腰髓。病损可为局灶性、横贯性等。肉眼可见受损节段脊髓肿胀、质地变软、软脊膜充血或有炎性渗出物，切面可见脊髓软化、边缘不整、灰白质界限不清。镜下显示髓内和软脊膜的血管扩张、充血，血管周围炎性细胞浸润，以淋巴细胞和浆细胞为主；灰质内神经细胞肿胀、碎裂和消失，尼氏体溶解；白质髓鞘脱失和轴突变性。病灶中可见胶质细胞增生。

三、临床表现

急性起病，常在数小时至2~3天内发展至完全性截瘫。可发病于任何年龄，青壮年较常见，无性别差异，散在发病。病前数日或1~2周常有发热、全身不适或上呼吸道感染症状，可有过劳、外伤及受凉等诱因。首发症状多为双下肢麻木无力、病变节段束带感或根痛，进而发展为脊髓完全性横贯性损害（胸髓最常受累），病变水平以下运动、感觉和自主神经功能障碍。

1. 运动障碍　病变早期常见脊髓休克，表现为截瘫、肢体肌张力低和腱反射消失，无病理征。休克期多为2~4周，脊髓损伤严重或有并发症，则休克期更长。休克期过后肌张力逐渐增高，腱反射亢进，出现病理征，肢体肌力由远端逐渐恢复。

2. 感觉障碍　病变节段以下所有感觉缺失，在感觉消失水平上缘可有感觉过敏区或束带样感觉异常，病变节段可有根痛或束带感。随病情恢复感觉平面可逐步下降，但较运动功能恢复慢。

3. 自主神经功能障碍　早期可有尿便潴留，但尿潴留时无膀胱充盈感，呈无张力性神经源性膀胱，膀胱充盈过度出现充盈性尿失禁；随着脊髓功能恢复，膀胱容量缩小，尿液充盈到300~400 mL时自主排尿，称为反射性神经源性膀胱。还可有受损平面以下无汗或少汗、皮肤脱屑和水肿、指甲松脆和角化过度等。

如脊髓病损由较低节段向上发展，瘫痪和感觉障碍由下肢迅速波及上肢或延髓支配肌群，出现呼吸肌瘫痪、吞咽困难、构音障碍，则为急性上升性脊髓炎。其特点是起病急骤，病变迅速进展，病情危重，甚至导致死亡。

四、辅助检查

（一）腰穿

CSF压力正常，外观无色透明，细胞数、蛋白含量正常或轻度增高，淋巴细胞为主，糖、氯化物正常。压颈试验通畅，少数病例可有不完全梗阻。

（二）电生理检查

1. 视觉诱发电位（VEP）正常，可与视神经脊髓炎鉴别。

2. 下肢体感诱发电位（SEP）波幅可明显减低；运动诱发电位（MEP）异常，可作为判断疗效和预后的指标。

3. 肌电图呈失神经改变。

（三）影像学检查

1. 脊柱X线平片正常。

2. MRI典型显示病变部脊髓增粗，病变节段髓内多发片状或斑点状病灶，呈T1低信号、T2高信号，强度不均，可有融合。有的病例可无异常。

五、诊断及鉴别诊断

（一）诊断

根据急性起病，迅速进展为脊髓横贯性或播散性损害，常累及胸髓。病变水平以下运动、感觉和自主神经功能障碍。结合脑脊液和MRI检查可以确诊。

（二）鉴别诊断

1. 视神经脊髓炎　如患者首先出现脊髓病损，则很难预测是否为视神经脊髓炎。能常规进行视觉诱发电位、MRI检查则有利于鉴别。

2. 脊髓出血　多由脊髓外伤或血管畸形引起。起病急骤，迅速出现剧烈背痛、截瘫和括约肌功能障碍。腰穿CSF为血性，脊髓CT可见出血部位高密度影，脊髓DSA可发现脊髓血管畸形。

六、治疗

本病无特效治疗，主要采取减轻脊髓损害、防治并发症及促进功能恢复等治疗。

（一）药物治疗

1. 肾上腺皮质激素　目的是减轻可能致病的免疫反应，减轻脊髓损害。急性期可应用大剂量甲泼尼龙短程疗法，500~1 000 mg 静脉滴注，1 次/天，连用 3~5 天，控制病情发展；或用地塞米松 10~20 mg 静脉滴注，1 次/天，10~20 天为一疗程；用上述两药后可改用泼尼松口服，40~60 mg/d，维持 4~6 周后或随病情好转逐渐减量停药。

2. 免疫球蛋白　急性上升性脊髓炎或横贯性脊髓炎急性期应立即使用，成人用量 0.4 g/（kg·d），静脉滴注，连用 3~5 天为一疗程。

3. 抗生素　防治泌尿道或呼吸道的感染。

4. 其他　如 B 族维生素、神经细胞保护剂、扩血管药物的应用可有助于神经功能恢复。

（二）对症治疗

急性上升性脊髓炎和高颈段脊髓炎可发生呼吸肌麻痹，轻度呼吸困难可用化痰药和超声雾化吸入，重症呼吸困难者应及时注意保持呼吸道通畅，必要时气管切开，用呼吸机辅助呼吸。

（三）加强护理

1. 勤翻身、叩背，防止坠积性肺炎；瘫痪肢体应保持功能位，防止肢体痉挛和关节挛缩。

2. 在骶尾部、足跟及骨隆起处放置气圈，保持皮肤干燥清洁，经常按摩皮肤，活动瘫痪肢体，防止褥疮发生；皮肤发红可用酒精或温水轻揉，涂以 3.5% 安息香酊；已发生褥疮者应局部换药并加强全身营养，促进愈合；忌用热水袋以防烫伤。

3. 排尿障碍应留置尿管，定期膀胱冲洗，注意预防尿路感染。

4. 高位脊髓炎吞咽困难应鼻饲饮食。

（四）早期康复训练

对肢体功能恢复及生活质量的提高有十分重要的意义。可采取肢体被动活动和按摩，改善肢体血液循环，促进肌力的恢复，并鼓励患者尽早主动活动。对于遗留痉挛性瘫痪的可口服巴氯芬，也可采取适当的康复性手术治疗。

七、预后

本病的预后与病情严重程度有关。无并发症者通常 3~6 个月可基本恢复，生活自理。合并泌尿系感染、褥疮、肺炎常影响恢复，导致恢复时间延长，遗留后遗症。完全性截瘫 6 个月后肌电图仍为失神经改变、MRI 显示髓内广泛信号改变、病变范围多于 10 个脊髓节段者预后不良。急性上升性脊髓炎和高颈段脊髓炎预后差，可死于呼吸循环衰竭。约 10% 的患者可演变为多发性硬化或视神经脊髓炎。

（刘利宁）

第二节　脊髓压迫症

脊髓压迫症是椎管内占位性病变或脊柱、脊髓的多种病变引起脊髓压迫，随病变进展出现脊髓半切综合征和横贯性损害及椎管梗阻，脊神经根和血管可不同程度受累。

一、临床表现

（一）急性脊髓压迫症

病情进展迅速，常于数小时至数日内脊髓功能完全丧失。多表现脊髓横贯性损害，出现病变平面以下运动、感觉、自主神经功能缺失症状和体征，可有脊髓休克。

（二）慢性脊髓压迫症

病情缓慢进展，临床上髓外与髓内病变表现完全不同。髓外压迫病变通常可分为3期。根痛期，表现为神经根痛及脊膜的刺激症状；脊髓部分受压期，表现为脊髓半切综合征的临床表现；脊髓完全受压期，出现脊髓完全横贯性损害的症状和体征。

1. 神经根症状　病变较小，压迫尚未及脊髓，主要表现是根性痛或局限性运动障碍。根性痛是早期病变刺激引起沿受损后根分布的自发性疼痛，疼痛剧烈难忍，改变体位可使症状减轻或加重，有时出现相应节段束带感。脊髓腹侧病变使前根受压，早期可出现前根刺激症状，支配肌群出现肌束颤动，以后出现肌无力或肌萎缩。

2. 感觉障碍　传导束性感觉障碍，一侧脊髓受压出现同侧病变水平以下深感觉障碍，对侧痛温觉障碍；脊髓前部受压出现病变水平以下双侧痛温觉丧失，触觉存在；脊髓后部受压出现病变水平以下深感觉障碍；晚期表现脊髓横贯性损害，病变水平以下各种感觉缺失。

3. 运动障碍　一侧锥体束受压引起病变以下同侧肢体痉挛性瘫痪，双侧锥体束受压初期双下肢呈伸直样痉挛性瘫痪，晚期呈屈曲样痉挛性瘫痪。

4. 反射异常　受压节段后根、前根或前角受累时出现病变节段腱反射减弱或缺失；腹壁反射和提睾反射缺失；锥体束受累出现损害平面以下腱反射亢进并出现病理反射。

5. 自主神经症状　圆锥以上病变早期出现尿潴留和便秘，晚期出现反射性膀胱；圆锥、马尾病变出现尿便失禁。病变水平以下血管运动和泌汗功能障碍。

6. 脊膜刺激症状　多因硬膜外病变引起，表现为脊柱局部自发痛、叩击痛，活动受限如颈部抵抗和直腿抬高试验阳性等。

二、辅助检查

欲确定病变的节段、性质及压迫程度，除根据临床神经系统的症状、体征外，常常需借助于适当的辅助检查。

（一）脑脊液检查

脑脊液常规、生化检查及动力学变化对确定脊髓压迫症和脊髓受压的程度很有价值。椎管严重梗阻时脑脊液蛋白-细胞分离，细胞数正常，蛋白含量超过10 g/L时，黄色的脑脊液流出后自动凝结，称为Fromn征。

（二）影像学检查

1. 脊柱X线平片　可发现脊柱骨折、脱位、错位、结核、骨质破坏及椎管狭窄。

2. CT及MRI　能清晰显示脊髓压迫的影像，尤其是MRI可提供脊髓病变部位、上下缘界线及性质等。

3. 椎管造影及核素扫描　前者可显示椎管梗阻界面，后者做脊髓全长扫描能较准确判断阻塞部位。

三、鉴别诊断

1. 急性脊髓炎　急性起病，病前多有感染病史，数小时或数日后出现脊髓横贯性损害，急性期脑脊液动力学试验一般无梗阻，脊髓MRI有助于鉴别。

2. 脊髓空洞症　起病隐袭，病程时间长，典型表现为病损节段支配区皮肤分离性感觉障碍。MRI可显示脊髓内长条形空洞。

3. 亚急性联合变性　多呈缓慢起病，出现脊髓后索、侧索及周围神经损害体征。血清中维生素 B_{12} 缺乏、有恶性贫血者可确定诊断。

四、治疗

1. 脊髓压迫症的治疗原则是尽快去除病因，可行手术治疗者应及早进行，如切除椎管内占位性病变；恶性肿瘤或转移癌可酌情手术、放疗或化疗。

2. 急性脊髓压迫更需抓紧时机，在起病6小时内减压，如硬脊膜外脓肿应紧急手术并给予足量抗生素，脊柱结核在行根治术同时给予抗结核治疗。

3. 瘫痪肢体应积极进行康复治疗及功能训练，长期卧床者应防治泌尿系感染、压疮、肺炎和肢体挛缩等并发症。

五、预后

脊髓压迫症预后的影响因素很多，如病变性质、治疗时机及脊髓受损程度等。髓外硬膜内肿瘤多为良性，手术彻底切除预后良好；髓内肿瘤预后较差。通常受压时间愈短，脊髓功能损害愈小，愈可能恢复。急性脊髓压迫因不能充分发挥代偿功能，预后较差。

（丁　佳）

第十章 中枢神经系统脱髓鞘疾病

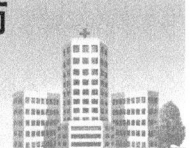

第一节 多发性硬化

多发性硬化（MS）是一种由于自身免疫异常导致中枢神经系统白质炎性化的脱髓鞘性疾病。病理特点是白质脱髓鞘病变在空间上具有多发性及病程在时间上也具有多发性。

一、诊治流程

1. **主诉** 出现一个或多个肢体麻木无力、共济失调。患者常在数月或数年内肢体运动、感觉、视力、言语等功能障碍复发-缓解交替发生。
2. **病史** 患者急性或亚急性起病，复发与缓解交替出现肢体瘫痪无力、麻木或疼痛等症状。
3. **体征** 肢体运动、感觉障碍、视力下降、眼球震颤、共济失调。
4. **急救措施** ①卧床休息。②保持大小便通畅：尿潴留者予以导尿管、便秘者用开塞露排便。③减轻痛性痉挛发作：口服卡马西平片，每次 0.1~0.2 mg，止痛。④静脉滴注地塞米松 20 mg 或按 0.4 mg/kg 静脉滴注丙种球蛋白。
5. **辅助检查** ①腰椎穿刺：脑脊液寡克隆带 IgG（+）。②头颅 MRI：脑白质区多个病灶。③视觉或脑干或体感觉诱发电位异常。
6. **诊断** 根据交替出现的临床症状、体征、腰椎穿刺和头颅 CT 或 MRI 检查即可诊断多发性硬化及病变部位。
7. **制订详细的治疗方案** ①一般治疗。②激素治疗。③大剂量免疫球蛋白治疗。④干扰素治疗。⑤血浆置换治疗。⑥其他药物治疗。

二、临床分类

根据病情发展过程，临床上可将 MS 分为下列四种类型。

1. **温和型** 此类病例常局限于一次典型发作，并且没有持续性功能丧失。最常见症状为肢体麻木和视神经受累引起的暂时性视力障碍，大约 20% 的多发性硬化患者属这种温和型。
2. **复发-缓解型** 此型及下一型均源于有再发作、再缓解的发作缓解周期，这种类型病例包括突然的具有很强破坏力的发作，紧接着几乎是完全缓解的时期，大约 25% 多发性硬化患者属于此类型。
3. **复发-渐进型** 这种类型的患者，发作不太严重，但亦不能完全康复，许多的周期性发作累积效应可慢慢导致某种程度的功能不全，这是多发性硬化中最常见类型，数量约占全部患者的 40%。

4. **慢性-渐进型** 这种多发性硬化症类型患者很快被致残而且没有缓解期。此类患者数量占全部病例的15%。多发性硬化不仅有无法预见的发作-缓解模式和他的许多的症状，而且有不均衡表现形式，从而给人留下较深的印象。女性患者的发病数是男性的2倍，高加索地区的发病率为非洲、美洲的2倍，而且北部地区发病率较高，如加拿大的多发性硬化患者数为美国的2倍。

三、辅助检查

1. **腰椎穿刺CSF检查** 显示压力多正常，蛋白含量增高，以球蛋白为主。
2. **脑电图** 可异常。
3. **电生理检查**
（1）视觉诱发电位（VEP）：可检测视神经或视通路及紧邻的病灶和亚临床病灶。
（2）脑干听觉诱发电位（BAEP）：可检测听觉通路或其紧邻的病灶和亚临床病灶。
（3）体感诱发电位（SEP）：可检出深感觉通路或其紧邻的病灶和亚临床病灶。
（4）三叉神经-颈反射（TCR）：有助于脑干损伤定位。
（5）瞬目反射（BR）：可发现MS脑干（亚）临床病变。
4. **磁共振检查** 常规MRI检查对MS的临床确诊阳性率>95%。MRI检查可见大小不一，类似圆形的T_1低信号、T_2高信号，常见于侧脑室前角与后角周围，半卵圆中心及胼胝体，或为融合斑，多位于侧脑室体部；脑干、小脑和脊髓可见斑点状不规则T_1低信号及T_2高信号斑块；病程长的多数患者可伴脑室系统扩张，脑沟增宽等白质萎缩征象。
5. **免疫学检查**
（1）脑脊液（CSF）
1）CSF单个核细胞轻度增高或正常，一般不超过（50~100）×10^6/L；过高应考虑其他疾病。
2）CSF-IgG指数 MS的CSF-IgG增高主要为CNS合成，IgG指数>0.7则提示鞘内合成，见于70%~80%的MS患者。
3）CSF-IgG寡克隆带 MS的阳性率可达95%以上。
（2）周围血：疾病急性期或活动期周围血中CD_8^+T淋巴细胞计数降低，CD_4^+T淋巴细胞计数增高，CD_4^+/CD_8^+比值增高；血清及CSF中碱性髓鞘蛋白含量增高，且与病情严重程度呈正相关。
（3）尿液：每日尿新蝶呤含量的增高可先于临床症状7~14日出现，故测定其含量可预测病变的复发。

四、诊断

1. **首发症状** 该病起病形式可急可缓，多数为急性或亚急性起病，急性发病者于数小时或数日内出现局灶性症状，缓慢发病者可在1周至1个月内病情达高峰，其首发症状和体征发生频率总的来说最常反映锥体束（无力和反射亢进）、小脑（共济失调和协调障碍）、脑干受累（脑神经障碍等）和异常感觉，也可以出现膀胱和直肠功能障碍，视物模糊（视神经受累）相对常见。
2. **情感障碍** 由于精神、心理因素的存在，多发性硬化（MS）患者的情感障碍发生率相对较高，例如：右侧视神经炎的患者主诉左眼视物困难，手部的麻木被夸大成整个上肢的麻木，或者患者主诉单眼复视或三重复视、四重复视甚至多重复视。
3. **运动障碍** 造成运动功能障碍的基础包括皮质脊髓束损害引起的痉挛性瘫痪，小脑或脊髓小脑通路病损造成的小脑性共济失调，以及感觉障碍导致的感觉性共济失调。

（1）疲劳：是常见的早期症状，应引起足够的重视，疲劳可分易疲劳和持续性疲劳两种，前者体温升高时表现为重复运动后单个肌肉或一组肌群的无力，休息后恢复正常，易疲劳也可表现为感觉系统，如长时间阅读，视物能力和清晰度下降；稍加休息后好转。持续性疲劳患者呈现持久的疲倦感，足够的睡眠也不能使其恢复到良好的状态，甚至很容易的工作也难以完成，此种常见于病变恶化时，也见于神经系统症状并无改变而 MRI 上出现新的、大的损害时。两种疲劳在 MS 患者中均常见，有器质性和功能性因素。MS 的疲劳与其他症状一样，可在热水浴后加剧；体温升高，气候炎热等可引起症状恶化。

（2）另外，反映皮质脊髓束受累的患者表现出典型的腱反射亢进、无力和痉挛，通常在早期就可以出现单瘫、偏瘫、四肢瘫，以不对称的瘫痪最常见。并且运动受累较早者无论其首次发作是否完全恢复，基本都将进一步加重瘫痪肢体的发展趋势。

（3）小脑及其与脑干之间的通路受累后可引起构音障碍，共济失调步态、震颤及躯干或肢体运动不协调；头部及躯体的震颤可呈持续性；熟睡后消失。其中，躯干性小脑共济失调尤易致残。

（4）MS 的另一个特征性的症状是言语口吃，是由于发音和构音器官肌肉运动不协调造成的，通常还同时伴有构音障碍。

4. 感觉障碍　常见肢体、躯干或面部的针刺感、麻木感、蚁行感、束带感、手套和袜套样末梢型感觉障碍。若出现痛性抽搐，则考虑神经根进入脊髓处的硬化斑；双下肢不对称无力的患者常有背痛，可加速其椎间盘变性。部分患者有伸肌-屈肌痉挛或痛性强直性痉挛发作、构音障碍、复视、共济失调、视力下降、眩晕、感觉异常等。MS 疼痛是某一肢体的束带样的疼痛，烧灼感、压迫感或头痛、假性风湿痛、肌肉痛、关节痛或下肢、腹部的放射痛。

5. 脑干及视觉障碍　视神经功能障碍常起因于球后视神经炎，患者以急性视神经炎作为首发症状，先于其他神经系统症状数月、数年甚至数十年。临床多见急性视力下降或丧失，在 3~7 日进行性加重，后经数周或数月逐渐改善。患者诉视物不清，似透过一层雾玻璃看东西，视力减退轻重不一，但很少致盲。MS 患者有眼肌麻痹及复视；展神经的功能障碍；眼球颤动较常见；三叉神经受累症状；眩晕、轻度吞咽困难等。

6. 自主神经功能障碍　MS 患者可有非括约肌性自主神经功能障碍表现，如直立性低血压、出汗障碍和心律失常、肢端微循环不良或交感神经性皮肤异常反应的症状。尿频、尿急、尿潴留、尿失禁、便秘等括约肌功能障碍及性功能障碍等也较常见，女性表现为性欲减退、性高潮减少，男性表现为阳痿及性欲减退。

7. 内分泌障碍　50% 的 MS 患者有地塞米松抑制试验异常。

8. 发作症状　MS 患者有单眼闪光幻觉，发作性感觉异常，构音不良、无力、复视和共济失调等，暂时性大脑或脑干缺血发作。

五、鉴别诊断

1. 部分年轻患者表现为三叉神经痛，仅根据其年龄较轻和有些患者出现双侧疼痛即可怀疑为 MS，其后出现面部感觉缺失及其他神经体征而被确认。

2. 有些患者出现臂、胸或腰骶部疼痛，系痛温觉传导路径病变刺激所致，常使诊断发生困难，直至发现新病灶才被确诊为 MS。

3. 起病较急的右偏瘫、失语常首先想到脑血管病，有的患者表现缓慢进展的偏瘫，可误诊为脑神经胶质瘤，当又出现其他脑和脊髓损害征时才明确诊断。

4. MS 患者可在复发期内发生昏迷，最后常导致死亡。

5. 有的患者可长期表现为单纯脊髓型，以下肢上行性瘫痪迅速起病，累及躯干及膀胱，并伴有骶尾部剧烈疼痛，反射消失，易想到脊髓病变。

6. 有的患者首发症状是精神错乱伴有嗜睡，后来病情复发并累及小脑和脊髓；智力缓慢减退伴轻度小脑性共济失调也是常见的综合征。

7. MS 晚发型病例的首发症状出现于 50~60 岁，有些晚期病例表现类似缓慢进展的颈髓病变。

六、治疗

（一）治疗关键

对急诊患者应让其卧床休息，尽量保持大小便通畅，减轻痛性痉挛发作，尽快静脉滴注激素、丙种球蛋白或其他免疫抑制剂治疗。

（二）一般治疗

1. 休息 在急性发作期卧床休息有利于疾病的恢复。另外，在急性发作期患者常易疲劳，必要时服用金刚烷胺。100 mg 每日 2 次，以缓解疲劳。

2. 改善膀胱功能 患者常常有膀胱功能障碍，如尿潴留或尿频、尿急（痉挛性膀胱所致）。对尿潴留者；可留置导尿管，每 3~5 小时放尿 1 次，并每周 2 次用呋喃西林液或无菌生理盐水 500 mL 冲洗膀胱，每 2 周更换 1 次导尿管。另外，可使用氯化氨甲酰胆碱 0.25 mg，每日 2 次，皮下注射以治疗尿潴留。对于尿频、尿急者，可使用松弛逼尿肌药物普鲁苯辛，每次 15~30 mg，每日 3 次。无论是对尿潴留还是尿频；尿急者，每日都要进行会阴区消毒擦洗，尽量保持干燥卫生。

3. 帮助排便 很多患者有便秘症状，应嘱其多喝水，吃蔬菜水果以减轻大便干结。必要时每次用开塞露 1~2 支，直肠内给药以帮助患者排便。对顽固性便秘者采用灌肠通便治疗。

4. 减轻痛性痉挛发作 常用卡马西平片每次 0.1~0.2 mg，每日一次服用；巴氯酚开始剂量每日 5~10 mg，分 3 次服用，可根据治疗效果逐渐加量至每日 40~80 mg，每 6 小时给药 1 次；而对于难治性痉挛者可考虑鞘内应用巴氯芬治疗；氯硝西泮每次 0.5~1 mg，每日 2~3 次；

5. 减轻震颤 部分患者表现为意向性震颤。可选用；氯硝西泮片每次 0.5~1 mg，每日 2~3 次；普萘洛尔每次 10~20 mg，每日 3 次。

6. 控制癫痫发作 约 5% 患者出现癫痫发作。对于部分发作者，可选用卡马西平 0.2 mg，每 6~8 小时服用 1 次；对于全身性发作者，可选用丙戊酸钠片 0.2 mg，每 6~8 小时服用 1 次。

（三）激素治疗

1. 治疗原则 控制该病急性发作，阻止病情进展加重，缩短急性发作病程。

2. 适应证 多发性硬化患者急性发作或复发。

3. 禁忌证 ①严重高血压控制不良。②严重胃与十二指肠溃疡出血不能控制者。③糖尿病。④骨质疏松症。⑤严重低血钾。⑥严重全身感染难以控制者。

4. 常用药物

（1）甲泼尼龙：具有免疫调节和抗感染作用，且不良反应较小、效果持久。在急性期采用大剂量冲击疗法；1 000 mg 加入 5% 葡萄糖液或生理盐水 250 mL（并补充 10% 氯化钾注射剂 5~7.5 mL），静脉滴注，每日冲击治疗 1 次，连用 3~5 日后改用泼尼松片，每日 60~80 mg 口服维持，再每隔 5 日减半量至停药。

（2）地塞米松：每次 20~40 mg 加入 5% 葡萄糖液或生理盐水 250 mL（并补充 10% 氯化钾注射剂 5~7.5 mL），静脉滴注，每日 1 次，连用 5~7 日后改用泼尼松片，按照上面方法口服治疗。

5. 监测项目

（1）在激素治疗前要查血常规，治疗 5~7 日及治疗结束后复查血常规，观察是否有改变，如果改变显著则考虑将激素减量或停药。

（2）治疗过程中每隔 3~5 日查血电解质，特别关注血钾是否降低；如果血钾降低，则应及时补钾。

（3）每日测血压及血糖变化，如过高则适当进行降压及降血糖处理。

（4）必要时在用药期间进行骨 X 线片检查以判断是否有骨质疏松。

（5）每隔 3~5 日查粪隐血试验，如发现隐血试验阳性则应使用胃黏膜保护剂（如达喜片）护胃治疗。

（6）情绪检测：在用药期间注意患者情绪变化，可用焦虑或抑郁量表测定，对于那些精神改变明显的患者应该给予心理疏导，或者尽量减少激素用量和时间，必要时药物治疗。

（四）大剂量免疫球蛋白治疗

1. 适应证

（1）多发性硬化急性发作期。

（2）脑脊液寡克隆带 IgG（+）。

2. 禁忌证

（1）对球蛋白有严重过敏史。

（2）有抗 IgA 抗体的选择性 IgA 缺乏者。

3. 常用药物　人血丙种球蛋白，每日 0.4 g/kg，静脉滴注，滴注前后用 100 mL 5% 葡萄糖液或生理盐水冲管，连续 5 日为一个疗程，可根据病情需要必要时每月加强治疗一次，可连续 3~6 个月。

4. 监测项目　由于丙种球蛋白为血液制品，虽经过筛检及灭活病毒处理，但不能完全排除血源性疾病传播的可能，故在使用之前及使用后 6 个月应进行肝炎全套及性病全套检查。

（五）干扰素治疗

1. 适应证

（1）复发-缓解型多发性硬化。

（2）继发进展型多发性硬化。

2. 禁忌证

（1）有天然或重组干扰素过敏史者。

（2）抑郁症患者。

（3）癫痫患者。

（4）骨髓抑制者。

（5）水痘或带状疱疹感染患者。

（6）有酮症酸中毒倾向的糖尿病患者。

3. 常用药物　干扰素-1b：对于复发-缓解型多发性硬化第 1~2 周每次 0.062 5 mg 皮下注射，隔日

1次；第3~4周增至每次0.125 mg；第5~6周增至每次0.187 5 mg；7周以上每次0.25 mg，使用2年。对于继发进展型多发性硬化，每次0.25 mg，隔日1次，皮下注射，使用2年。

4. 监测项目

（1）在开始治疗的第1、3、6个月进行全血细胞计数、血生化检查。如果白细胞及血小板明显减少及肝功能明显异常，应考虑将干扰素减量或停药。

（2）用药期间检测血压、心率、体温及注射部位是否有皮疹情况。用药期间可出现血压升高、心悸、发热、注射部位红斑，一般不严重，但如果患者不能耐受，则可考虑停药。

（3）有甲状腺功能障碍病史者每半年进行1次甲状腺功能检测，如出现甲状腺功能严重减退应考虑停药。

（六）血浆置换治疗

1. 适应证 多发性硬化急性发作期。
2. 禁忌证 严重感染；严重心率失常；严重心功能不全；凝血系统疾患。
3. 方法 每次交换血浆量40~50 mL/kg，每周1~2次，共10次。

（七）其他药物治疗

1. 硫唑嘌呤 每次口服50 mg 每日2次，依病情可增量至每日200 mg，可连用1~2年。
2. 环磷酰胺 初始剂量400~800 mg/m^2，静脉滴注，每4周1次。可根据B细胞和CD4细胞计数逐渐增量，每次增量200 mg/m^2，最大剂量1 000 mg/m^2，使用时间5~12个月。
3. 环孢霉素A 具有强力免疫抑制作用，该药有一定肾毒性及影响血压不良反应。每日使用剂量应小于2.5 mg/kg较安全，分2~3次口服。在用药期间注意监测肾功能及血压情况。
4. 氨甲蝶呤 该药具有抑制细胞及体液免疫相抗感染作用。使用剂量按每周7.5 mg，分3次口服，治疗2年。

（尚雨露）

第二节 脑桥中央髓鞘溶解症

脑桥中央髓鞘溶解症（CPM）是一种以脑桥基底部对称性脱髓鞘为病理特征的疾病，于1959年由Adams等首次报道。1962年，学者发现，脑桥外结构（如丘脑、纹状体、小脑、膝状体）亦可发生相同的病理改变，即脑桥外髓鞘溶解症（EPM），并将CPM和EPM统称为渗透性脱髓鞘综合征。常见于慢性乙醇中毒、抗利尿激素分泌异常、烧伤、肝脏疾病、肾衰竭、胰腺炎、器官移植、营养不良、脓毒症、艾滋病、糖尿病等。

一、诊治流程

1. 主诉 突发四肢（或双下肢）无力、吞咽困难、吐词不清神志不清。
2. 病史 长期饮酒、低钠血症快速纠正史、营养不良、烧伤肝移植、糖尿病酮症酸中毒。
3. 体征 意识障碍（常见昏迷；谵妄）、横向凝视麻痹、后组脑神经麻痹、四肢或双下肢锥体束征、共济失调。肌张力障碍、舞蹈手足徐动症或帕金森综合征。
4. 急救措施 ①吸氧、保持呼吸道通畅。②建立静脉通路：5%葡萄糖液或生理盐水250 mL以备抢救给药。③针对原发病的急救：如糖尿病酮症酸中毒，需及时静脉滴注胰岛素 0.1U/（kg·h）。

5. 辅助检查　检查血生化，明确血钠水平、肝肾功能；MRI（包括 DWI）明确脑桥中央对称性蝙蝠翅样长 T_2 病灶和（或）脑桥外长 T_2 病灶，为诊断提供依据。

6. 诊断　长期饮酒、电解质紊乱、肝脏移植术后或其他慢性疾病患者，如出现假性球麻痹、四肢或双下肢瘫痪或锥体外系病征，结合头颅 MRI 的特征性改变，可考虑此诊断。

7. 制订详细的治疗方案　①一般治疗和对症治疗。②血钠异常的处理。③促甲状腺激素释放激素及免疫抑制治疗。④防止并发症。

二、辅助检查

1. 实验室检查　血钠升高或降低出现肝、肾功能异常或血糖异常。
2. 脑脊液检查　CSF 压力升高，蛋白水平升高，单个核细胞增多。
3. 影像学检查　通常在发病 2 周后才能显示脱髓鞘病灶；CT 显示脑桥中央对称性低密度影，可强化；常规 MRI 可见 CPM 表现为双侧脑桥中央对称性、三角形（或蝙蝠翅样）长 T_2 信号，边界清晰，无占位效应；在病程中期，病灶可强化，EPM 常见的病变部位包括丘脑、基底节、小脑、膝状体，呈对称性长 T_2 信号；DWI 可在发病 24 小时内即显示脑桥和脑桥外高信号病灶；ADC 图示扩散系数值下降。
4. 听觉诱发电位　Ⅰ~Ⅴ波间潜伏期延长，但特异性及敏感性均较低。
5. PET　F-脱氧葡萄糖 PET 显像可见脱髓鞘病灶呈早期高代谢、晚期低代谢征象。

三、诊断与鉴别诊断

低钠血症患者血钠纠正后，或肝移植、酒精戒断、糖尿病酮症酸中毒患者，若出现假性球麻痹、四肢或双下肢无力，需考虑 CPM；出现锥体外系病征，则提示 EPM；少数患者为 CPM 合并 EPM，则临床表现更为复杂。诊断 CPM/EPM 时，需与脑干梗死、脑干肿瘤、酒精中毒性脑病、多发性硬化鉴别。

四、治疗

（一）治疗关键

本病重在预防，若有血钠异常，不能过快纠正；相关病史明确的患者，需积极治疗原发病；有意识障碍、球麻痹、肢体瘫痪较重的患者，注意预防吸入性肺炎、压疮、深静脉血栓等并发症。

（二）一般治疗和对症治疗

1. 治疗原发病　长期饮酒的患者，通常伴有维生素 B_1 缺乏，需给予维生素 B_1 100 mg，每日 1 次，肌内注射；肾衰竭患者要控制补液量、记录 24 小时出入量，避免使用肾毒性药物；糖尿病酮症酸中毒患者，需根据血糖水平静脉输注适量的胰岛素，并补液、纠正低钾和酸中毒；对肝脏疾病患者，给予病因治疗及对症处理。

2. 对症治疗　烦躁不安者予以镇静药物，常用的有：①氟哌啶醇 5~10 mg，肌内注射。②再普乐 2.5~5 mg，口服。③地西泮 10 mg，肌内注射或静脉注射。肌张力障碍、舞蹈手足徐动症时可酌情使用氟哌啶醇 2 mg 每日 2 次；帕金森综合征可试用美多芭 125~250 mg，每日 3 次或氯烯雌醚 50 mg，每日 1~2 次。

3. 护理

（1）翻身：肢体瘫痪较重或有意识障碍的患者，需勤翻身。

（2）饮食：球麻痹症状较重的患者，需鼻饲饮食，谨防误吸致吸入性肺炎。有意识障碍宜禁食24~48小时，然后酌情留置胃管。

（3）保持大小便通畅。常用的缓泻剂有：①开塞露或肥皂水灌肠。②果导片1~2片，每日1次，口服。③番泻叶适量代茶饮。④六味安消胶囊3片，每日3次。有尿潴留的患者，需留置导尿管。

（三）血钠异常的处理

一般而言，CPM/EPM的发生与过快纠正低钠血症有关。低钠血症时脑组织处于低渗状态，过快地补充高渗盐水、纠正低钠血症，钾、钠以及有机溶质不能尽快地转移至脑细胞，引起脑细胞急剧脱水，导致少突胶质细胞损伤、髓鞘剥离；另一方面，脑组织间隙渗透压急骤升高，可致血管内皮细胞发生渗透性损伤，继而髓磷脂毒性因子释放，同时，血-脑脊液屏障开放，诱发血管源性水肿或有害物质透过血-脑脊液屏障，最终都导致神经髓鞘脱失。

然而，流行病学资料显示，低钠血症、高钠血症及正常血钠的患者，均可合并CPM/EPM。目前认为，髓鞘溶解与渗透压的快速变化有关。因此，对于低钠血症和高钠血症的纠正，均不宜过快，以防止CPI/EPM的发生。

低钠血症可分为以下两种类型：病程不超过48小时，或血钠以大于 0.5 mmol/（L·h）的速度下降，为急性低钠血症；病程超过48小时，或血钠以小于 0.5 mmol/（L·h）的速度下降，为慢性低钠血症。补钠治疗需遵循以下原则：轻度低钠血症（125~130 mmol/L），主要给予口服补钠，并限制饮水；血钠低于125 mmol/L的患者，对于急性低钠血症，静脉补钠使血钠升高的速度不宜超过1~2 mmol/（L·h），而慢性低钠血症纠正速度不宜超过 0.5 mmol/（L·h），且最大速度均不宜超过 8 mmol/（L·d）。若血钠升高的速度超过上述界限且未出现神经系统症状，可及时给予低张液体使血钠降至治疗前水平；若超过10~15 mmol/（L·d），则多在7日内发生 CPM/EPM。

高钠血症的纠正：急性高钠血症，血钠下降不超过 1 mmol/（L·h）；慢性高钠血症，血钠下降不超过 0.5 mmol/（L·h）或 10 mmol/（L·h）。

（四）促甲状腺激素释放激素及免疫抑制剂治疗

临床上尚缺乏有效的治疗药物，可试用以下药物进行治疗。

1. 促甲状腺激素释放激素 0.6 mg/d×6周，作用机制可能与增强左旋多巴的作用、增加局部血液供应有关。

2. 甲泼尼龙 1 000 mg/d 冲击治疗3日后，改为口服，并逐渐减量。

3. 免疫球蛋白 0.4 g/（kg·d）×5天，可减少髓鞘毒性物质和抗髓鞘抗体，并能促进髓鞘的修复。

（五）防治并发症

1. 感染 伴有意识障碍的患者；可给予预防性抗生素治疗留置尿管时，定期用2%呋喃西林冲洗膀胱。CPM患者多有假性或真性球麻痹症状，易出现误吸致吸入性肺炎，故需早期识别和处理患者的吞咽和误吸问题。吞咽功能应在入院24小时内用一种有效的临床方法进行评估，常用的、简单有效的床旁试验为吞咽水试验。吞咽功能受损较轻的患者，为防止误吸，患者进食时应坐起，一般采用软食、糊状或冻状的黏稠食物，并置于舌根部以利于吞咽。此外，为预防食管反流致误吸，进食后应保持坐立位

0.5~1小时以上。吞咽困难的患者可予鼻饲饮食；且鼻饲前要清除咽部分泌物，若有分泌物和呕吐物，则应立即处理。已有肺部感染的，可根据痰培养药敏结果选择敏感的抗生素。

2. 压疮　CPM患者出现肢体瘫痪多累及双侧，且瘫痪程度较重，需防止压疮的发生。可给予患者气垫床护理，并防止尿便污染，保持皮肤干燥和清洁。骶尾部、双侧髂骨、外踝及枕骨等骨骼突出部位放置气枕或气圈。每1~2小时翻身1次，对于受压部位的皮肤定时使用50%乙醇按摩，防止压疮发生。发生压疮时，需根据皮损的程度给予相应的处理。

3. 下肢深静脉血栓形成　可被动活动或抬高瘫痪肢体。已经发生深静脉血栓的患者，及时给予低分子肝素抗凝治疗（那曲肝素钠4 100 U，每12小时1次，皮下注射），用药过程中注意监测血小板计数、肝功能、粪常规。

(　　)

参考文献

[1] 王强. 神经内科疾病临床诊治与进展 [M]. 北京：中国纺织出版社有限公司，2020.

[2] 庞潇虎，包华，李艾. 神经内科疾病临床诊治 [M]. 南昌：江西科学技术出版社，2020.

[3] 岳丽青，陶子荣，李育，等. 神经内科专科护理 [M]. 北京：化学工业出版社，2021.

[4] 胡志强，洪涛，杨进华. 神经内镜手术治疗高血压性脑出血 [M]. 北京：人民卫生出版社，2023.

[5] 徐运，陈晓春. 神经内科临床病例精解 [M]. 北京：人民卫生出版社，2023.

[6] 王维治，王化冰. 临床神经病学 [M]. 北京：人民卫生出版社，2021.

[7] 李金元. 神经重症监护学精要 [M]. 北京：科学出版社，2021.

[8] 郭毅. 神经系统疾病经颅磁刺激治疗 [M]. 北京：科学出版社，2021.

[9] 张卓伯，徐严明. 神经内科疑难病例解析 [M]. 北京：科学出版社，2022.

[10] 夏健，陈华，袁叶. 神经内科疾病全病程管理 [M]. 北京：化学工业出版社，2022.

[11] 王刚. 神经病学诊断思路 [M]. 上海：上海交通大学出版社，2022.

[12] 胡春荣. 神经内科常见疾病诊疗要点 [M]. 北京：中国纺织出版社，2022.

[13] 华扬. 脑卒中血管超声 [M]. 北京：人民卫生出版社，2021.

[14] 包新华，姜玉武，张月华. 儿童神经病学 [M]. 北京：人民卫生出版社，2021.

[15] 王丽娟，陈海波. 帕金森病临床诊治新进展 [M]. 北京：人民卫生出版社，2022.

[16] 刘初容，曾昭龙. 神经系统疾病康复评定与治疗 [M]. 郑州：河南科学技术出版社，2022.

[17] 范进. 脑血管变异DSA图谱及临床实例解析 [M]. 北京：科学技术文献出版社，2022.

[18] 刘鸣，崔丽英，谢鹏. 神经内科学 [M]. 3版. 北京：人民卫生出版社，2021.